# PRANAYAMA
## Der Atem des Yoga

# PRANAYAMA
## Der Atem des Yoga

Gregor Maehle

Kaivalya Publications 2025

Lektorat: Gauri Daniela Reich

Von demselben Autor:

*Ashtanga Yoga: Practice and Philosophy*

*Ashtanga Yoga Die Erste Serie*

*Ashtanga Yoga: The Intermediate Series*

*Yoga Meditation: Durch Mantra, Chakras und Kundalini zur spirituellen Freiheit*

*Samadhi The Great Freedom*

*How To Find Your Life's Divine Purpose – Brain Software For A New Civilization*

*Chakras, Drugs and Evolution – A Map of Transformative States*

*Mudras: Seals of Yoga*

*Bhakti Das Yoga der Liebe*

Herausgegeben von Kaivalya Publications PO Box 181
Crabbes Creek, 2483 NSW, Australien

Englische Ausgabe © Gregor Maehle 2012

Dieses Buch ist urheberrechtlich geschützt. Abgesehen von dem nach dem Urheberrechtsgesetz zulässigen fairen Umgang zu privaten Studien-, Forschungs-, Kritik- oder Rezensionszwecken, darf kein Teil ohne schriftliche Genehmigung des Autors vervielfältigt werden.

Deutsche Ausgabe erstmals veröffentlicht 2025
© Gregor Maehle 2025
Übersetzung DeepL
Lektorat Gauri Daniela Reich

ISBN: 978-1-7635825-6-9

Illustrationen von Roxanne Cox
Textbearbeitung von Allan Watson

Autor/in: Maehle, Gregor

Titel: Pranayama: der Atem des Yoga / von Gregor Maehle; Illustrationen von Roxanne Cox

Anmerkungen: Enthält bibliografische Hinweise

Themen: Pranayama, Hatha Yoga, Atemübungen

Es wurden alle Anstrengungen unternommen, um die Inhaber der Urheberrechte der zitierten Materialien zu kontaktieren, aber das war nicht in allen Fällen möglich.

# Widmung:

An den Ursprung und die Quelle dieser heiligen und uralten Lehre, an den Höchsten Lehrer. An Dich, der Du diese unendliche Vielzahl von Universen zu Beginn eines jeden Weltzeitalters hervorbringst und sie während ihrer gesamten Existenz mit Leichtigkeit aufrechterhältst, ohne durch diese gigantische Anstrengung im Geringsten beeinträchtigt zu werden. Der Du sie dann ohne zu wanken wieder in Dich aufnimmst und sie für die ewig erscheinende brahmische Nacht auslöschst, in der diese ewige und höchst kostbare befreiende Lehre des Yoga in Deinem Intellekt ruht. Ich verneige mich vor Dir, der Du diese Vielzahl von Universen wieder in ein neues Weltzeitalter und die glorreiche Dämmerung eines neuen brahmischen Tages schickst. Ich verneige mich vor Dir, der Du in jedem Weltzeitalter dieses befreiende Juwel des Yoga hervorbringst. An Dich, der unseren wichtigsten Lehrer Patanjali und all die anderen, die vor mir waren, gelehrt hat. An Dich, der Du auch das führende Licht in diesem niedrigsten Deiner Schüler, diesem Autor, bist.

Wenn in meinen Schriften über Yoga etwas Wahres steht, dann verdanke ich das nur Dir, der Du das leuchtende Licht meines Verstandes bist, und meinen Lehrern. Wenn es in meinen Schriften Unwahrheiten gibt, dann liegt das ausschließlich an meinen eigenen Fehlern, die ich in meinem verblendeten Geist durch fehlerhafte

Handlungen in der Vergangenheit verursacht habe. Denn es gibt keinen Fehler und keine Hässlichkeit im Yoga, der in ewiger Vollkommenheit in Dir, oh erster und ältester aller Lehrer, enthalten ist.

# Haftungsausschluss

Dieses Buch stellt keine medizinische Beratung dar. Wenden Sie sich an einen Arzt, um festzustellen, ob diese Yogaübungen für Sie geeignet sind.

*Pranayama* kann nicht durch Medien wie dieses Buch, das kein Feedback geben kann, erlernt werden, sondern muss von einem qualifizierten Lehrer vermittelt werden. Dieses Buch kann nur zum Studium und als Ergänzung zum persönlichen Unterricht verwendet werden. Es wird auch als Zusatzausbildung für Lehrer/innen angeboten.

Es richtet sich an den durchschnittlichen Schüler, der nur in der Theorie existiert. In der Realität muss die Lehrkraft die Praxis an den Einzelnen anpassen.

Das hier beschriebene *Pranayama* dient der spirituellen Einsicht für Menschen mit durchschnittlicher Gesundheit, die bereits eine Asana- (Körperhaltung) Praxis etabliert haben. Obwohl *Pranayama* vielfältige therapeutische Vorteile hat, ist das hier beschriebene *Pranayama* nicht speziell für die Linderung von Krankheiten gedacht.

## DEFINITIONEN

Der Begriff Ashtanga Yoga bezieht sich in diesem Text auf den achtgliedrigen Yoga von Patanjali, der neben der Körperhaltung auch Komponenten wie Meditation und *Samadhi* umfasst. Der traditionelle Yoga der aufeinanderfolgenden Körperhaltungen mit ähnlichem Namen wird durchgehend Ashtanga Vinyasa Yoga genannt, um ihn von Patanjalis Yoga zu unterscheiden.

Der Begriff *Yogi* wird für männliche und weibliche Praktizierende verwendet, wobei die männliche Form von Yogi *Yogin* und die weibliche Form *Yogini* ist.

Die Begriffe Gott, Höchstes Wesen und Göttlich werden verwendet, um das Männliche, das Weibliche und das Neutrum gleichzeitig zu bezeichnen, genau in dem Sinne, wie das Sanskritwort Brahman alle drei Geschlechter gleichzeitig enthält.

# Danksagung

Vielen Dank an meine Frau Monica Gauci und an die Lehrer und Schüler von 8 Limbs in Perth, Australien, die mich während eines dreijährigen Praxis- und Forschungsrückzugs unterstützt haben. Obwohl sie mich in dieser Zeit kaum zu Gesicht bekamen, haben sie durch ihre Unterstützung wahrscheinlich mehr zu diesem Buch beigetragen als ich selbst.

Ich möchte dem verstorbenen Yoga Visharada Shri K. Pattabhi Jois meine Dankbarkeit ausdrücken. Ich hatte das große Glück, 14 Monate lang von ihm unterrichtet zu werden, und es war diese Zeit, die mich fest in der täglichen Asanapraxis verankert hat. Ohne dieses Fundament von *Asana*, auf dem alle anderen Glieder des Yoga ruhen, so erhaben sie auch sein mögen, kann man nur wenig erreichen und, was noch wichtiger ist, nur wenig behalten.

Dankbar bin ich auch Yoga Ratnakara Shri B.N.S. Iyengar, der mir acht Monate lang oft zweimal täglich Einzelunterricht in *Pranayama*, *Kriya* und *Mudra* gab. Es war sein Unterricht, der mich in diesen Aspekten des Yoga fest verankert hat.

Vor allem danke ich dem Meister von beiden, dem verstorbenen Shri Tirumalai Krishnamacharya, der aus unserer begrenzten Sicht heute wie ein überragender Riese aussieht, der alle Teile des Yoga gemeistert hat.

Dank an den verstorbenen Swami Kuvalayananda, den Gründer von Kaivalyadhama, und seinen derzeitigen Direktor, O.P. Tiwari. Kaivalyadhama hat seit den 1920er

Jahren eine enorme Menge an yogischer Forschung und Schriften veröffentlicht und tut dies auch weiterhin.

Dank an den verstorbenen Dr. M.L. Gharote, den Gründer des Lonavla Yoga Institute und seinen derzeitigen Direktor, Dr. M.M. Gharote. Das Lonavla Yoga Institute ist auf die Übersetzung von Yoga *Shastras* spezialisiert. Ohne Kaivalyadhama und das Lonavla Yoga Institute hätten die meisten modernen Yogis neben dem *Yoga Sutra*, der *Hatha Yoga Pradipika*, der *Shiva Samhita* und der *Gheranda Samhita* kaum authentische Informationen zur Verfügung.

Ich danke den alten Weisen Indiens, den Autoren der Yoga *Shastra*, die in einem unaufhörlichen Strom von Lehren die vielen alten Yogaschriften zusammengestellt und weitergegeben haben. Es war das tägliche Studium ihrer Lehren, das mich fest in der yogischen Philosophie, der Meditation und der Hingabe an das Göttliche verankert hat.

# Inhaltsverzeichnis

Widmung: ................................................................................... vii
Haftungsausschluss ................................................................... ix
Danksagung................................................................................. xi
Einführung ................................................................................... xv
Liste Der Shastras, Die In Diesem Text Zitiert Werden: ........... xxxi
DEFINITION UND ZWECK VON PRANAYAMA ....................... 3
PRANA ....................................................................................... 27
SVARA UND NADI BALANCE ................................................. 47
KUMBHAKA ............................................................................... 65
ALGEMEINE RICHTLINIEN FÜR PRANAYAMA ................... 89
MITAHARA ................................................................................ 145
ASANA ...................................................................................... 169
    Padmasana ........................................................................ 180
    Siddhasana ........................................................................ 183
    Svastikasana ..................................................................... 185
    Virasana ............................................................................. 187
BANDHAS ................................................................................. 195
    Jalandhara Bandha .......................................................... 200
    Uddiyana Bandha ............................................................. 213
    Mula Bandha .................................................................... 228
    Jihva Bandha .................................................................... 232
KRIYAS ..................................................................................... 235
    Nauli .................................................................................. 240
    Kapalabhati ....................................................................... 256
    Neti .................................................................................... 266

BEFREIUNG DES ATEMMUSTERS DURCH ATEMWELLEN .................................................. 273
   Liegende Wellen ............................................274
   Sitzende Wellen .............................................288

VOLLSTÄNDIGER YOGISCHER ATEMZYKLUS ................... 295

UJJAYI ................................................................................ 307

REINIGUNG DER NADIS ................................................. 321
   Vasishtas Nadi Shuddhi ................................324
   Ujjayi mit Kumbhakas ..................................336
   Gorakshas Nadi Shodhana ............................345
   Externes Kumbhaka ......................................359

BHASTRIKA ....................................................................... 365

DOSHA-VERÄNDERNDE PRANAYAMAS......................... 393
   Surya Bhedana ..............................................395
   Chandra Bhedana ..........................................404
   Shitali ............................................................416
   Sitkari ............................................................422
   Ujjayi Kumbhaka ..........................................425

KUNDALINI- UND MEDITATIONS- PRANAYAMAS .......... 431
   Shakti Chalana Pranayama ...........................431
   Bhutashuddhi Kumbhaka .............................434
   Kevala Kumbhaka .........................................437
   Anhang ..........................................................442

MÖGLICHE REIHENFOLGE DER PRANAYAMA-TECHNIKEN................................................. 447

Bibliography ...................................................................... 453

Informationen Zum Autor ............................................... 461

# Einführung

Dieses Buch ist das Ergebnis von fast 20 Jahren Forschung über *Pranayama* und seiner Praxis. Ich habe in Indien aus verschiedenen Traditionen und Quellen persönlichen Unterricht in *Pranayama* erhalten, vor allem 8 Monate lang täglichen, hauptsächlich persönlichen Unterricht von Shri B.N.S. Iyengar, einem Schüler von Shri T. Krishnamacharya. Das weckte in mir ein großes Interesse daran, *Pranayama* tiefer zu erforschen. Ich studierte ausgiebig alte yogische Abhandlungen (*Shastras*) und integrierte ihre Lehren mehr und mehr in meine Pranayama-Praxis. Viele der komplizierten yogischen Lehren werden nicht mehr persönlich überliefert, sondern sind in den Schriften verborgen und warten darauf, von denen gefunden zu werden, die bereit sind zu suchen.

Mit diesem Buch vertrete ich keine bestimmte Linie oder Lehrerin, sondern versuche, die Essenz der Schriften in die Praxis umzusetzen.

Dieses Buch wurde in dem Geist geschrieben, das weiterzugeben, was das traditionelle indische Yoga über *Pranayama* lehrt, anstatt etwas Neues zu erfinden. Ich musste jedoch Wege finden, die ursprünglichen Lehren so zu präsentieren, dass ein modernes Publikum sie verdauen kann, ohne dass ihre Essenz verloren geht.

Ich habe versucht, die Atmosphäre, in der ich *Pranayama* in Indien gelernt habe, so authentisch wie möglich wiederzugeben, ohne sie zu verwässern. Im Zweifelsfall habe ich mich lieber an die ursprüngliche Form gehalten, als der Versuchung zu erliegen, das Buch zu modern und kommerziell attraktiv zu gestalten. Deshalb mögen einige Themen in diesem Buch zunächst etwas unerwartet erscheinen, aber bleibe bitte dran und du wirst einen Schatz in diesen Seiten finden. Ich fürchte, je mehr wir Yoga modernisieren und kommerzialisieren, desto mehr verlieren wir seine Essenz. Meine Mission ist es, zu einer Renaissance des ursprünglichen und wahren Yogas beizutragen, jenseits der modernen Übungsmoden und des Hypes um einen schlanken, sexy Körper.

## WARUM WEDER KÖRPERHALTUNGEN NOCH MEDITATION NOCH BEIDES ZUSAMMEN AUSREICHEN

Obwohl Yoga acht Glieder hat[1] können wir drei Hauptschichten der Praxis unterscheiden, von denen die anderen Unterteilungen oder Hilfstechniken sind. Diese drei Ebenen sind Körperhaltung (*Asana*), Atemarbeit (*Pranayama*) und Meditation (*Dhyana*). Zwei von ihnen, Körperhaltung und Meditation, werden heute sehr häufig praktiziert, sind aber normalerweise nicht miteinander verbunden. Schulen, die yogische Körperhaltungen lehren, unterrichten entweder keine Meditation oder, falls doch, lehren sie oft Meditationstechniken, die historisch nicht mit der Haltungspraxis verbunden sind, wie z.B. buddhistische Meditation und *Vipassana*. Die Schulen, die sich auf Meditation spezialisieren, verzichten meist ganz auf die Asana-Praxis oder verwechseln sie mit dem simplen Halten von Rumpf, Nacken und Kopf in einer Linie. Derzeit gibt es nur eine Handvoll Lehrerinnen und Lehrer auf der Welt, die

---

[1] *Yoga Sutra* II.29

Yoga so anbieten, wie es ursprünglich konzipiert wurde, d.h. eine Kombination aus einer durchdachten Haltungspraxis mit technisch verfeinertem *Pranayama* und zusätzlich mit den ausgefeilten und kraftvollen Kundalini erweckenden Meditationstechniken des Yoga.

Warum sollten wir uns die Mühe machen, drei völlig unabhängige Schichten von Techniken zu üben? Überfordert das nicht die Lehrer und Schüler? Ist es nicht zu viel verlangt, dass die Lehrer/innen drei verschiedene Techniken beherrschen und die Schüler/innen sie üben?

Der Grund für diesen recht komplexen Ansatz liegt in der Tatsache, dass bereits die alten *Upanishaden* erklärten, dass der Mensch nicht aus einer einzigen, sondern aus fünf Schichten besteht.[2] Diese fünf Schichten sind kurz gefasst:

| Sanskrit-Name | Übersetzung | Bereich | Technik |
|---|---|---|---|
| *annamaya kosha* | Nahrungshülle | Körper | Haltungen |
| *pranamaya kosha* | Pranahülle | Atem | *Pranayama* |
| *manomaya kosha* | Geisteshülle | Geist | Meditation |
| *vijnanamaya kosha* | Intelligenzhülle | Intelligenz | objektiver *Samadhi* |
| *anandamaya kosha* | Ekstasehülle | Bewusstsein | objektloser *Samadhi* |

---

[2] *Taittiriya Upanishad* II.2-II.5

Das Leiden und die geistige Sklaverei haben ein Ende, wenn die Natur der fünften, innersten Schicht des Menschen offenbart wird. Diese Schicht ist das Bewusstsein, der Sitz des Gewahrseins, und ihre Natur ist Ekstase. Die Methode, mit der diese Natur dem Yogi offenbart wird, heißt objektloser *Samadhi* (*asamprajnata samadhi*). In diesen höchsten *Samadhi* kann man eintreten, wenn die Intelligenz des Yogis voll entwickelt ist. Die Entwicklung der Intelligenz wird durch objektiven *Samadhi* (*samprajnata samadhi*) erreicht. Für die Zwecke dieses Textes können wir beide *Samadhis* einfach als Erweiterungen der Meditation (*Dhyana*) betrachten. Da es sich um fortgeschrittene yogische Techniken handelt, die die Beherrschung der anderen, grundlegenderen Methoden voraussetzen, brauchen wir uns hier nicht mit ihnen zu befassen.

Der Großteil der Arbeit des Yogis findet in den drei unteren Hüllen statt, einfach weil sich dort die Hindernisse befinden. Das Bewusstsein selbst enthält keinerlei Hindernisse, und die Intelligenz wird sich bis zu einem gewissen Grad automatisch entwickeln, sobald die drei unteren Hüllen entwickelt sind. Diese drei unteren Hüllen, die alle entwickelt werden müssen, sind Körper, Atem und Geist. Der Yogi verwendet normalerweise den Begriff *Reinigung* anstelle von Entwicklung, denn die Entwicklung findet von selbst statt, sobald die so genannten Unreinheiten beseitigt sind.

Unreinheit ist in diesem Zusammenhang kein moralischer Begriff wie Sünde, sondern meint Krankheiten und Ungleichgewichte des Körpers, neurotische Atemmuster, unterbewusste Prägungen, geistige Konditionierung, *Karma*, Glaubenssätze und vergangene Formen des Leidens, an denen wir festhalten. Da die Schichten, die die

## EINFÜHRUNG

Hindernisse enthalten - Körper, Atem und Geist - so unterschiedlich sind, gibt es keine Technik, die alle Hindernisse aus allen drei Hüllen entfernen kann. Es ist absolut wichtig, das zu verstehen. Wenn dein Körper zum Beispiel krank ist, gehst du zum Arzt, wenn du psychische Probleme hast, gehst du zum Psychologen und wenn dein Auto kaputt ist, gehst du in eine Werkstatt. Du erwartest nicht, dass ein und derselbe Eingriff alle deine Probleme löst.

Um körperliche Hindernisse zu beseitigen, müssen laut Yoga *Asanas* (Körperhaltungen) geübt werden. Um Hindernisse in der Pranahülle und im Atemmuster zu beseitigen, wird *Pranayama* empfohlen. Um Hindernisse im Geist zu beseitigen, wird yogische Meditation praktiziert. Um einen schnellen Erfolg zu erzielen, müssen diese drei Methoden miteinander kombiniert werden (und von zusätzlichen Techniken wie *Kriya*, *Bandha*, *Mudra*, *Mantra* und *Chakra* begleitet werden).

Die wichtige Information, die hier verstanden werden muss, ist, dass *Asanas* allein nur den Körper und nicht den Geist vorbereiten können. Die Meditation selbst kann nur den Geist entwickeln und nicht den Körper. Du kannst einen Asana-Praktizierenden sehen, dessen Körper voll entwickelt ist, dessen Geist aber hinterherhinkt. Du kannst auch einen Meditierenden mit großen geistigen Fähigkeiten sehen, aber einem Körper, der noch in der Steinzeit ist. Mehr Nutzen entsteht, wenn beides zusammen praktiziert wird, aber selbst dann ist der Nutzen nicht miteinander verbunden, denn was Körper und Geist verbindet, ist der Atem, die Pranahülle.

Weder Haltungsübungen noch Meditation können den Atem, das *Prana*, die Lebenskraft, nutzbar machen.

Und genau dafür ist *Pranayama* gedacht. Ohne *Prana* ist der Körper tot und ohne *Prana* ist der Geist völlig träge. Es ist *Prana*, das beide bewegt. Aus diesem Grund wurde *Pranayama* immer als das axiale yogische Glied betrachtet. *Pranayama* ist die Achse, um die sich das Rad des achtgliedrigen Yogas dreht. *Pranayama* führt zum Erfolg in allen anderen yogischen Gliedern und ist auch die Achse, die *Asana* und Meditation miteinander verbindet. Das Ziel dieses Buches ist es, zu einer Renaissance von *Pranayama* beizutragen und diese drei kraftvollen Yogatechniken wieder zusammenzuschweißen, die viel wirkungsvoller sind, wenn sie nacheinander und kombiniert praktiziert werden.

## WARUM DAS MODERNE HALTUNGSYOGA (HAUPTSÄCHLICH) AM THEMA VORBEIGEHT

Im Patanjali Yoga[3] wird der Körper in ein perfektes Fahrzeug auf dem Weg zur Freiheit oder in ein perfektes Gefäß, um den Ozean der konditionierten Existenz zu überqueren, verwandelt. Schauen wir uns die Fahrzeug-Metapher genauer an.

Angenommen, der Weg in die Freiheit führt durch verschneite Berge, Wüstenpisten, Sümpfe usw. Du bräuchtest ein Fahrzeug, das robust und in bestem Zustand ist und mit dem du durch sehr unterschiedliches Terrain fahren kannst. Da der Weg an sich schon anspruchsvoll genug ist, brauchst du ein Fahrzeug, das dir dient und nicht eines, das dich braucht, um ihm zu dienen. Das Letzte, was du brauchst, ist ein Fahrzeug, das dir ständig

---

[3] Patanjali ist der historische Weise, der die fundamentalen Grundsätze des Yoga aufgeschrieben hat.

zu verstehen gibt, dass es Aufmerksamkeit braucht, dass es verwöhnt, verschönert, aufgerüstet und überholt werden muss und dass es ein Fotoshooting mit sich selbst als Model möchte.

Im Yoga wird der Körper in ein solches vervollkommnetes Fahrzeug verwandelt. Im Patanjali Yoga ist das Ziel der Asanas (und ihrer Hilfstechniken), einen Körper zu schaffen, der nicht ständig Aufmerksamkeit braucht, weil er krank ist oder Schmerzen oder Unbehagen signalisiert. Denn Schmerzen, Unwohlsein und Krankheit zwingen uns dazu, uns immer mehr mit dem Körper zu beschäftigen, so dass die Identifikation mit ihm zunimmt. Wenn du ständig zum Arzt gehen musst, medizinische Eingriffe vornehmen lässt, täglich eine Vielzahl von Chemikalien schluckst, wird es immer wahrscheinlicher, dass du dich für den Körper hältst. Ohne dieses Konzept aufzugeben, ist spirituelle Freiheit nicht möglich. Aus diesem Grund lockert Yoga die Identifikation mit dem Körper immer mehr, indem es dir keinen Grund gibt, dich mit ihm zu identifizieren. Der Körper ist einfach da, er funktioniert und unterstützt dich perfekt, ohne dass du dich ständig um seine Bedürfnisse kümmern musst.

Ganz anders ist der Gedanke hinter dem modernen posturalen Yoga. Es ist ein Prozess der Körperformung und -verschönerung, ja sogar des Bodybuildings. Es gibt jetzt Yoga für Bauchmuskeln und Yoga für das Hinterteil. Hochglanzmagazine verkaufen den schönen Körper als Marketinginstrument. Modernes Haltungsyoga scheint zu mehr Identifikation mit dem Körper zu führen, nicht zu weniger. Aber wahres Yoga war immer darauf ausgerichtet, uns als das zu erkennen, was ewig, unendlich und unveränderlich ist. Wenn wir modernes Haltungsyoga praktizieren, wird es uns wahrscheinlich nicht besser gehen als der Durchschnittsbevölkerung, wenn wir alt werden und irgendwann auf dem Sterbebett liegen. Verängstigt, weil das, was wir als unser Selbst kennen, der Körper, versagt. Besorgt, weil wir nicht wissen, wohin wir gehen, oder weil wir glauben, dass wir ausgelöscht werden.

Du wirst dich selbst, dein innerstes Wesen, das nicht durch den Tod zerstört werden kann, nicht allein durch das Üben von *Asanas* finden. Sie sind nur ein Sprungbrett, eine Vorbereitung und Grundlage, um sich auf die höheren Stufen zu wagen. Es gibt keine einzige yogische *Shastra* (Schrift), die der *Asana* die Rolle zuschreibt, die moderne Yogis ihr zuschreiben. Leider haben viele moderne Yogis diese Tatsache nicht bemerkt, weil sie die klassischen yogischen Texte oft nicht studieren. Es ist von größter Wichtigkeit, dass moderne Yogis entweder die yogischen Schriften studieren oder einen Yoga praktizieren, der tatsächlich auf den Erkenntnissen der Schriften beruht und nicht eine Form von Yoga ist, die zu einer Modeerscheinung verwässert wird. Das bringt mich zu den Schriften.

## VERWENDUNG VON HEILIGEN SCHRIFTEN UND ZITATEN

Du wirst in diesem Buch viele Zitate aus heiligen Schriften des Yoga finden, was für manche befremdlich sein mag. Ich habe in Indien gelernt, dass es für Yogalehrer/innen sehr wichtig ist, aus den Schriften zu zitieren. So bleibt die Lehrerin oder der Lehrer demütig. Sie sagt nicht: „Ich denke dies und deshalb ist es richtig" oder „Ich sage dies und deshalb tust du es", sondern sie sagt: „Jene Großen, die vor mir waren, sagten ..." „Jene Giganten, auf deren Schultern ich stehe und ohne die ich heute nicht hier wäre, sagten ..."

Es ist sehr einfach, eine Form des Yoga zu unterrichten, bei der sich der Lehrer als Autorität präsentiert, weil die Schüler ihn nicht herausfordern oder in Frage stellen können. Nach *Shastra* (Schriften) zu unterrichten, ist dagegen eine Angelegenheit, die Demut erfordert. Der Lehrer verweist ständig auf eine Autorität, die größer ist als er selbst, und muss sich dann oft erklären, wenn belesene Schüler Fragen stellen wie: „Du lehrst dies, aber in der Schrift steht, dass ..." Manche dieser Fragen kann der Lehrer vielleicht nicht sofort beantworten. In diesem Fall ist es gut, einfach zu sagen: „Ich komme mit der Antwort darauf zurück". Manchmal muss der/die Lehrer/in vielleicht noch mehr lernen und meditieren, und das Nachfragen des Schülers/der Schülerin kann sogar eine Veränderung bewirken. Das ist einer der wichtigsten Aspekte des Yogalehrens: Das Unterrichten auf der Grundlage der Schriften macht den Lehrer/die Lehrerin rechenschaftspflichtig und zwingt ihn/sie zu wachsen.

Die Wahrheit ist, dass wir heute kaum noch wissen, was Yoga ist. Wenn wir die heiligen Schriften studieren, müssen wir zugeben, dass die historischen Weisen größere Yogis waren als wir heute. Wenn wir ihre Lehren studieren, wissen wir zumindest, in welche Richtung wir gehen müssen. Ohne die Schriften werden wir den Yoga verlieren und am „Yoga-Gesäß" stehen bleiben.

Nun zu meiner Verwendung des Begriffs *„Schrift"*: Ich verwende ihn, um das Sanskritwort *Shastra* frei zu übersetzen. *Shastra* bedeutet eigentlich „Weg zur Wahrheit".

Laut Yoga *Shastra* wurde Yoga ursprünglich durch göttliche Offenbarung gelehrt.[4] Damals war er am reinsten und größten. Von dieser Quelle ausgehend, beschrieb ein schier endloser Strom historischer Lehrer wie Patanjali, Vyasa, Yajnavalkya, Shankara und Goraksha Natha diese großartige Lehre immer detaillierter. Dieser gesamte Kanon von Texten stellt eine heilige Tradition dar; daher bezeichne ich ihn als Schrift, wohl wissend, dass es in diesem Kanon Details gibt, die weniger als heilig, oder gar eindeutig sind, aber das ist wahrscheinlich in allen heiligen Traditionen auf der Erde so.

Meine Gewohnheit, die heiligen Schriften zu zitieren, ist ein Versuch, dieser ursprünglichen Reinheit und Vision des Yoga gerecht zu werden, denn es ist nur zu leicht, in diesem modernen Meinungsdschungel den eigenen Weg zu verlieren. Wenn wir Yoga nicht auf das stützen, was in den Schriften gelehrt wird, verlieren wir es und reduzieren es auf eine Besessenheit von Körperhaltung, Gesundheit und Schönheit. Aber Yoga ist so viel mehr. Durch das Erlernen von *Asana*, *Pranayama* und Meditation, wie sie in den Schriften gelehrt werden, können wir etwas erlangen, das uns der Tod nicht nehmen kann. Durch das Üben der gesamten Bandbreite yogischer Methoden kann das erfahren werden, was nicht von Klingen geschnitten, von Dornen durchbohrt, von Feuer verbrannt oder von Wellen ertränkt werden kann.[5] Und es ist diese Lehre, die die Schriften für uns bewahrt haben. Wir müssen aufpassen, dass wir nicht in die reduktionistischen Fallen der modernen Modeerscheinungen tappen.

---

[4] *Yoga Sutra* I.26, , *Bhagavad Gita* IX.55
[5] *Bhagavad Gita* II.23, *Yoga Sutra* III.39

# EINFÜHRUNG

## WARUM DIESES BUCH WICHTIG IST UND DU TROTZDEM EINEN LEHRER BRAUCHST

Genau wie beim Erlernen von *Asanas* steht der Schüler oder die Schülerin auch beim Erlernen von *Pranayama* vor folgendem Dilemma: Eine typische Yogastunde dauert 90 Minuten und ist vollgepackt mit Schülern. Es passiert so viel, dass der Lehrer keine Zeit hat, sich abgesehen davon, dass er deine offensichtlichsten Fehler korrigiert, mit dir hinzusetzen und dir die kleinsten Details zu erklären, die du verstehen musst. In einer Klassensituation wird die Lehrkraft die grundlegendsten Informationen immer und immer wieder wiederholen und sie auf die unerfahrensten Schüler/innen zuschneiden. In einer Klasse kann Yoga nur auf den kleinsten gemeinsamen Nenner reduziert werden.

Früher traten die Schüler in den Haushalt des Lehrers ein und arbeiteten dort, während sie Unterkunft, Essen und Unterricht dafür bekamen. Solche Vereinbarungen dauerten mehrere Jahre bis zu einigen Jahrzehnten. Der Lehrer hatte viel Zeit, die Details zu erklären und die Praktiken der Schüler/innen zu korrigieren. Diese alte Institution ist heute auf der Strecke geblieben. Es gibt keine Haushalte mehr, in die du für mehrere Jahre eintreten und all dieses Wissen als Gegenleistung für das Hüten des Feuers und das Hüten des Viehs erwerben kannst. Du brauchst aber noch mehr Informationen als die, die du im Unterricht erhältst, denn sonst wäre das Erlernen von Yoga so unerreichbar wie das Erlernen des Fliegens eines großen Verkehrsflugzeugs, indem du dem Piloten ein paar Stunden lang über die Schulter schaust.

Um erfolgreich zu sein, musst du neben deiner Praxis auch ein gewisses Maß an formalem Studium betreiben.

Denn obwohl etwa 90 % aller Sanskrit *Shastras* verloren gegangen sind, gibt es immer noch mehr als 100.000. Auf dem Höhepunkt der indischen Kultur, dem *Satya Yuga*, waren schätzungsweise 1.000.000 Shastras im Umlauf. Was glaubst du, warum all dieses Wissen aufgezeichnet wurde? Damals gab es noch keine Eitelkeitsverlage. In vielen Fällen schrieben die Weisen unter Pseudonymen, so dass wir heute nicht einmal sicher sein können, wer genau der Autor ist. Der Grund für die Aufzeichnung dieses Wissens war einfach, dass die Schüler es brauchten, um im Yoga oder anderen heiligen Disziplinen Erfolg zu haben.

Du musst in deinem Kopf eine innere Karte des Gebiets haben, durch das du navigierst. Stell dir vor, du fährst durch eine große Metropole oder über Land ohne eine Karte, egal ob elektronisch oder in Papierform. Wenn du nicht weißt, wohin du fährst, wirst du ganz woanders landen. In dem Beispiel, das ich hier schon mehrmals verwendet habe, wirst du, wenn du nicht weißt, dass Yoga zu spiritueller Freiheit führt und wie genau du dorthin kommst, stattdessen nur zu physischer Ermächtigung und einem durchtrainierten Körper kommen. Deshalb ist es wichtig, dass du nicht nur persönlichen Unterricht bekommst, sondern dich auch mit dem Thema auseinandersetzt, damit du es verstehst.

Betrachten wir nun das umgekehrte Szenario. Selbst wenn du alte yogische Abhandlungen oder moderne Bücher, die darauf basieren, wie dieses hier, studierst, brauchst du immer noch einen Lehrer. Kürzlich habe ich eine Rezension über ein Yogabuch gelesen, in der sich der Rezensent darüber empörte, dass der Autor, nachdem er

17 Dollar für das Buch bezahlt hatte, zusätzlich den Unterricht durch einen Lehrer empfahl.

Es ist nicht so einfach, wie ein paar Dollar für ein Buch zu bezahlen. Hier ist der Grund: Wenn du jemals eine Yogastunde unterrichtet und eine Haltung vorgemacht hast und dann beobachtet hast, wie die Klasse deine Handlungen nachahmt, wirst du feststellen, dass es so viele Versionen deiner Haltung gibt, wie es Schüler gibt. Was jemand mit Worten und Handlungen zu vermitteln versucht und was jemand anderes glaubt, verstanden und nachgemacht zu haben, sind zwei völlig unterschiedliche Dinge. Wenn die Lehrkraft zum Beispiel bestimmte Wörter, Sätze oder Metaphern verwendet, die für dich keine Bedeutung haben, wirst du sie einfach streichen. Du verstehst diesen Teil der Kommunikation der Lehrerin oder des Lehrers nur, wenn sie oder er die Wörter mit genau derselben Bedeutung verwendet wie du. Aber sehr oft verwenden wir Wörter, die für jeden von uns eine andere Bedeutung haben.

Aus diesem Grund muss ein Lehrer oder eine Lehrerin beobachten, was du tust, und dir Feedback geben, je nachdem, ob deine Handlungen auch nur annähernd dem entsprechen, was in der Anleitung steht. Es wäre toll, wenn man eine komplexe Kunst wie *Asana* oder *Pranayama* aus einem $17 oder sogar einem $150-Buch lernen könnte. Genauso würde ich mich freuen, wenn ich einen Pilotenschein (und viele andere Dinge auch) mit einem solchen kleinen Beitrag erwerben könnte. Die Realität sieht jedoch so aus, dass ich auch nach 30 Jahren Praxis und 17 Jahren Lehrtätigkeit noch keinen Schüler gesehen habe, der allein durch das Lesen von Büchern und das Ansehen von DVDs eine nennenswerte Praxis erlangt hat. Obwohl die Verkaufszahlen meines Buches steigen würden, wenn ich es *The Definitive Step-by-Step Guide to Pranayama* nennen könnte, fürchte ich, dass ich weder dir noch dem Thema einen Dienst erweisen würde.

## SEQUENZIELLE UND GLEICHZEITIGE NATUR DER YOGISCHEN GLIEDER

In den Einführungen zu meinen früheren Büchern, *Ashtanga Yoga: Praxis und Philosophie* und *Ashtanga Yoga: Die Weiterführende Serie*, habe ich ausführlich sowohl die sequentielle als auch die simultane Natur der acht Glieder des Yogas von Patanjali erklärt. Zunächst wird in den *Asanas* eine gewisse Basis geschaffen. Ohne diese Basis wird der Körper ständig Unbehagen signalisieren und auf diese Weise jede Sitzpraxis behindern. Wenn du eine gewisse Stufe in *Asana* erreicht hast, kannst du mit *Pranayama* beginnen. Und wenn du diese Stufe integriert hast, gehst du weiter und lernst die Meditation. Nachdem du die grundlegende Methode erlernt hast, wird die Meditation in das *Pranayama* integriert, das wiederum im *Asana* angesiedelt ist. Auf diese Weise werden die yogischen Glieder wie russische Puppen ineinander gestapelt. Das anfängliche Lernen findet in aufeinanderfolgenden Schritten statt, aber die Anwendung ist ein simultaner Prozess.

Aus diesem Grund ist es sehr wichtig, die yogischen Glieder richtig und nacheinander zu lernen. Ohne Pranayama bringt Asana nur Gesundheit hervor. Ohne Asana kann der Nutzen von Pranayama nicht aufrechterhalten und in den Körper integriert werden. Ohne Asana und Pranayama ist die Meditation ein zahnloser Tiger. Ja, sie befreit von Stress, Leiden und übermäßiger Anhaftung, aber das ist so, als würde man die Körperhaltung auf ihre gesundheitlichen Vorteile reduzieren.

Wenn alle drei zusammen durch direkten praktischen Unterricht erlernt werden, zusammen mit einem Verständnis der zugrundeliegenden Philosophie, das durch Studium gewonnen wird, dann wird Yoga erfolgreich sein. In diesem Sinne biete ich diese neue Präsentation des klassischen yogischen *Pranayama* an. Möge sie dazu beitragen, dass Yoga als ein bodenständiger, praktischer und realistischer Weg zur spirituellen Befreiung neu bewertet wird.

# Liste Der Shastras, Die In Diesem Text Zitiert Werden:

*Amrita Nada Upanishad*
Balakrishnas Kommentar zur *Hatha Yoga Pradipika* (10 Kapitel)
*Bhagavad Gita*
*Brahma Sutra*
Brahmanandas Kommentar zur *Hatha Yoga Pradipika* (4 Kapitel)
*Brhad Aranyaka Upanishad*
*Brhadyogi Yajnavalkya Smrti*
*Chandogya Upanishad*
*Darshana Upanishad*
*Dhyana Bindu Upanishad*
*Gheranda Samhita*
*Goraksha Shataka*
*Hatha Ratnavali von Shrinivasayogi*
*Hatha Tatva Kaumudi von Sundaradeva*
*Hatha Yoga Manjari von Sahajananda*
*Hatha Yoga Pradipika* (4 Kapitel)
*Hatha Yoga Pradipika* (10 Kapitel)
*Jogapradipyaka von Jayatarama*
*Kumbhaka Paddhati von Raghuvira Mahabharata*
*Mandala Brahmana Upanishad*
*Manu Smrti*
*Ramayana*
*Shandilya Upanishad*
*Shatapatha Brahmana*

*Shiva Samhita*
*Shiva Svarodaya*
*Taittiriya Upanishad*
*Vasishta Samhita*
**Vyasas Kommentar zum** *Yoga Sutra Yoga Chudamani Upanishad*
*Yoga Kundalini Upanishad*
*Yoga Rahasya von Nathamuni*
*Yoga Sutra von Patanjali*
*Yoga Taravali von Shankaracharya Yoga Yajnavalkya Yuktabhavadeva von Bhavadeva Mishra*

# Die Grundlagen des Pranayama

# DEFINITION UND ZWECK VON PRANAYAMA

## DEFINITION

Pranayama ist ein zusammengesetztes Substantiv, das sich aus *prana* und *ayama* zusammensetzt. Der Begriff Prana kann Atem bedeuten, aber meistens bezieht er sich auf seine subtile Entsprechung, die Lebenskraft. *Ayama* bedeutet Ausdehnung. *Pranayama* bedeutet also die Ausdehnung der Lebenskraft. Obwohl der Begriff *Pranayama* etymologisch gesehen nicht als „Kontrolle des *Pranas*" gelesen werden kann (wegen des langen *a* in der Mitte), haben viele spätere traditionelle Autoren ihn genau so interpretiert. Ramana Maharishi ging sogar so weit, den Begriff *Prana Rodha* zu verwenden, der eindeutig Kontrolle des *Pranas* bedeutet. Aus diesem Grund muss auch „Kontrolle des Pranas" oder „Lenkung des Pranas" als Bedeutung des Begriffs akzeptiert werden, denn das ist es, was du schließlich im *Kumbhaka* (Atem anhalten) tun wirst.

Yoga ist auf der ganzen Welt sehr populär geworden, aber leider erstreckt sich diese Popularität nur auf *Asana* (Körperhaltungen). Das geht so weit, dass Schüler/innen den Begriff Yoga nur noch für *Asana* verwenden und *Pranayama* als etwas Exotisches oder Fremdes ansehen. In der yogischen Tradition stand *Pranayama* jedoch schon immer im Mittelpunkt und *Asana* wurde nur als Vorbereitung oder Grundlage für *Pranayama* betrachtet. Ich werde versuchen, die Vorrangstellung von *Pranayama* durch Zitate aus der Geschichte des Yoga und von modernen Autoritäten zu belegen. Ich hoffe, dass dadurch das Interesse an dieser wirkungsvollsten Technik des Yoga wieder geweckt wird.

## PATANJALI ÜBER PRANAYAMA

Der Autor des *Yoga Sutra* bietet mehrere Definitionen von *Pranayama*. Erstens beschreibt er es als die Beseitigung von Unruhe und Turbulenzen bei der Ein- und Ausatmung.[6] Das Fehlen von Unruhe und Turbulenzen im Atemmuster ist gleichbedeutend mit einem gleichmäßigen Fluss des Geistes, wodurch Meditation möglich wird. Wenn dies erreicht ist, werden verschiedene Kumbhakas (Anhalten des Atems) wie inneres, äußeres und mittleres Anhalten unter Berücksichtigung der geistigen Konzentration, der Zeitspanne und der Anzahl geübt, bis der Atem lang und subtil ist.[7] Diese zweite Definition macht deutlich, dass Patanjali *Pranayama* nicht nur als eine Erweiterung des *Pranas* durch die Ujjayi-Atmung ansah, sondern auch als formales *Kumbhaka*, dessen Länge durch Zählen gemessen wird, während man in einer Meditationshaltung wie *Padmasana* sitzt.

Die absichtliche Manipulation des Atems wird überwunden, sobald das vierte, spontane *Kumbhaka* erfahren wird, das andere Texte *Kevala Kumbhaka* nennen.[8] Mit diesem letzten *Kumbhaka* werden *Tamas* (Trägheit) und *Rajas* (Aufregung) aus dem Geist entfernt und das

---

[6] *Yoga Sutra* II.49

[7] *Yoga Sutra* II.50

[8] *Yoga Sutra* II.51

ursprüngliche *Sattva* (Intelligenz) kommt zum Vorschein (Patanjalis Bezeichnung für *Sattva* ist *Prakasha*).[9] Wenn diese Hindernisse beseitigt sind und der ursprüngliche Zustand des Geistes wiederhergestellt ist, ist der Yogi nun in der Lage, die inneren Glieder, d.h. den höheren Yoga der Meditation, auszuführen.[10]

Patanjali hat in nur fünf spärlichen *Sutren* beschrieben, wie geistige Hindernisse den höheren Yoga behindern, dass die Hindernisse durch *Pranayama* beseitigt werden können, dass die Beseitigung vollständig ist, wenn die spontane Transzendenz vom Atemmuster eintritt (verschiedene Schulen unterscheiden sich in ihrer Interpretation dieses *Sutras*) und dass dieser Transzendenz eine kluge Praxis der verschiedenen *Kumbhakas* vorausgehen muss. Solch eine Praxis berücksichtigt die Anpassung der technischen Parameter in Verbindung mit der Schaffung eines langen und gleichmäßigen Atemrhythmus, der zu einem entsprechenden Fluss von Lebenskraft und Geist führt.

Genau wie bei den *Asanas*, die er in nur drei *Sutras* beschrieb, beschreibt Patanjali die Wirkung einer korrekten Pranayama-Praxis, aber nicht, wie man die eigentlichen Techniken ausübt. Dies sollte ein echter Lehrer tun, und mehr als eine Methode wurde akzeptiert.

## MANU UND YAJNAVALKYA ÜBER PRANAYAMA

Dass *Pranayama* der wichtigste Teil des Yoga ist, wurde bereits von vielen der bedeutendsten Weisen Indiens wie

---

[9] *Yoga Sutra* II.52
[10] *Yoga Sutra* II.53

Manu, Yajnavalkya, Vyasa und Shankaracharya bestätigt. Manu, der historische indische Gesetzgeber, erklärte in seinem *Manu Smrti*, dass jeder angesammelte Makel (d.h. schlechtes *Karma*) durch *Pranayama* gelöscht und beseitigt werden muss.[11] Das liegt daran, dass schon das alte indische Recht auf das wichtigste Ziel des menschlichen Lebens ausgerichtet war - die spirituelle Befreiung, d.h. *Mukti*, zu erreichen. Die Weisen stellten fest, dass jedes Wort, jeder Gedanke und jede Handlung eine unterbewusste Prägung hinterlässt. Diese Prägung ist besonders schädlich für die spirituelle Freiheit, wenn die Handlung, die sie hervorruft, nicht tugendhaft, sondern lasterhaft ist. Manu sagt auch, dass *Pranayama* die größte *Tapas* ist, die größte spirituell reinigende Übung von allen.[12] Generationen von Weisen haben bestätigt, dass *Pranayama* das wirksamste Mittel zur Beseitigung unerwünschter unterbewusster Prägungen war und ist. *Pranayama* ist also das ideale Mittel, um negative Konditionierungen zu löschen und das Unterbewusstsein so zu rekonditionieren, dass es die spirituelle Freiheit unterstützt.

Diese Ansicht wird auch in dem alten Text *Brhadyogi Yajnavalkya Smrti* bestätigt, in dem der Weise Yajnvalkya verkündet, dass das Üben von 100 Runden *Pranayama* alle karmischen Lasten auslöschen wird.[13]

Sowohl in den vedischen als auch in den tantrischen Schriften wird bestätigt, dass *Pranayama* karmische Belastungen vernichten kann. In der *Yoga Chudamani Upanishad* heißt es, dass karmische Last durch *Pranayama* zerstört

---

[11] *Manu Smrti* VI.71-72
[12] *Manu Smrti* II.83
[13] *Brhadyogi Yajnavalkya Smrti* VIII.36

wird.¹⁴ und der *Siddha* Goraksha Natha hat in seinem Text *Goraksha Shataka* die gleiche Behauptung aufgestellt, mit den gleichen Worten.¹⁵

## PRANAYAMA IN DER BHAGAVAD GITA

Die *Bhagavad Gita* ist die einflussreichste der indischen Schriften. Sie enthält die Lehren von Lord Krishna und definiert *Pranayama* auf zwei Arten.¹⁶ Erstens heißt es darin, dass manche *Pranayama* praktizieren, indem sie *Apana* (den vitalen Abwärtsstrom) in *Prana* (den vitalen Aufwärtsstrom) und *Prana* in *Apana* aufopfern und so den Atem anhalten. Die *Gita* verwendet den Begriff *prana apana gati*. *Prana gati* ist die innere Abwärtsbewegung, die in der aufsteigenden Einatmung enthalten ist. *Apana gati* ist der innere Aufstieg, der in der absteigenden Ausatmung enthalten ist. Dies impliziert die tiefe Lehre, dass jede Kraft im Universum ihre eigene Gegenkraft enthält. Die pranische Bewegung wird hier gestoppt, indem man sich auf das *gati* konzentriert, das das innere Gegenteil der scheinbaren äußeren Kraft ist. *Apana gati*, die innere Aufwärtsbewegung, die in der Ausatmung enthalten ist, ist einer der Hauptmotoren, um Kundalini (die gewundene Lebenskraft, die die spirituelle Befreiung vorantreibt) aufwärts zu bewegen.

Die zweite Definition von *Pranayama*, die in der *Gita* erwähnt wird, ist die Aufopferung der Sinne für *Prana*. Während der Bewegung des *Pranas*, d.h. beim Ein- und Ausatmen, strecken sich die Sinne aus und hängen an verschiedenen Objekten der Begierde oder Abneigung.

---

[14] *Yoga Chudamani Upanishad* Strophe 108

[15] *Goraksha Shataka* Strophe 54

[16] *Bhagavad Gita* IV.29

Während des *Kumbhaka* werden die Sinne auf natürliche Weise nach innen gezogen und der Yogi unterstützt dies, indem er sich zum Zeitpunkt des *Kumbhaka* auf das Göttliche konzentriert. Der Yogi gibt die normale, nach außen gerichtete Aktivität der Sinne auf und „opfert" sie so dem *Prana*, das durch *Kumbhaka* angehalten und gestoppt wird. Wie das *Yoga Sutra* sieht die *Gita Pranayama* also sowohl als Vervollkommnung des Ein- und Ausatmens als auch als geistige Operation, die während des *Kumbhaka* (Atem anhalten) durchgeführt wird.

## MITTELALTERLICHE TEXTE ÜBER PRANAYAMA UND KARMA

Als nächstes finden wir in den mittelalterlichen Hatha-Yoga-Texten die Vorstellung, dass *Pranayama* schlechtes *Karma* auslöscht. Laut der *Hatha Yoga Pradipika* wird alles *Karma* zerstört, wenn *Pranayama* gemeistert wird.[17] Das *Hatha Tatva Kaumudi von Sundaradeva* stimmt zu, dass *Pranayama* Berge von karmischer Last auflöst[18], während Jayataramas *Jogapradipyaka* (ein Text, der nicht in Sanskrit, sondern in Hindi geschrieben ist) dies dahingehend erweitert, dass *Pranayama* alle Arten von Karma zerstört.[19] Wenn in den Texten von allen Arten von *Karma* die Rede ist, beziehen sie sich darauf:
- *Karma*, das wir in der Vergangenheit erschaffen haben, das aber noch nicht gefruchtet hat, d.h. im karmischen Lagerhaus wartet (*sanchita karma*)

---

[17] *Hatha Yoga Pradipika* (10 Kapitel) VII.18
[18] *Hatha Tatva Kaumudi von Sundaradeva* XXXVIII.57
[19] *Jogapradipyaka von Jayatarama* Strophen 505-510

- *Karma*, das wir in der Vergangenheit geschaffen haben und das bereits Früchte trägt oder aktiviert ist und unseren jetzigen Körper geformt hat (*prarabdha karma*)
- *Karmas*, die wir jetzt erschaffen und die zu zukünftigen Verkörperungen führen werden (*Kriyamana-Karma*).

Diese werden alle zusammen durch *Pranayama* zerstört.

Ohne in einem Buch, in dem es hauptsächlich um *Pranayama* geht, zu sehr ins Detail gehen zu wollen, möchte ich anmerken, dass, wie du vielleicht schon bemerkt hast, immer dann, wenn man im Leben neu anfängt oder sich in eine neue Richtung entwickelt, alte Tendenzen dazu neigen, sich durchzusetzen, nachdem die anfängliche Begeisterung abgeklungen ist. Das kann sich darin äußern, dass man immer mehr Techniken ausprobiert, es aber nie schafft, ein bestimmtes Maß an Hindernissen zu überwinden. Der Grund dafür ist, dass es bestimmte *Karmas* (*prarabdha karmas*) gibt, die mit der Erschaffung deines jetzigen Körpers und Geistes verbunden sind. Diese *Karmas* sind schwer zu überwinden und werden sich automatisch wieder durchsetzen, wenn sie die Chance dazu haben. Sie sind so tief verwurzelt, dass einige indische Schulen vorschlagen, sie als vorherbestimmt zu betrachten und zu akzeptieren.

Genauso gibt es *Karmas*, die wir in der Vergangenheit angesammelt haben, die aber noch nicht gefruchtet haben. Das Problem mit diesen *Sanchita-Karmas*, die im karmischen Lagerhaus auf den passenden Auslöser warten, ist, dass wir nicht wissen können, was sie für uns bewirken werden. Selbst wenn unsere derzeitige Situation glücklich ist, können diese *Karmas* negativ sein. Es gibt den weit verbreiteten Glauben, dass man, nur weil man jetzt in einer glücklichen Lage ist, für immer ein Anrecht darauf hat. Nach der Karma-Lehre könntest du aber tatsächlich dein letztes bisschen Verdienst in diesem Moment aufbrauchen. Die Moral lautet daher, sich nie auf seinen Lorbeeren auszuruhen und stets nach spirituellem Wachstum zu streben. Der Yogi zielt darauf ab, diese *Karmas* abzufangen, bevor sie Früchte tragen.

Die dritte Art von *Karmas*, *kriyamana karmas*, sind diejenigen, die wir jetzt erzeugen und die in der Zukunft Früchte tragen werden. *Kriyamana* bedeutet, dass wir heute unser Schicksal gestalten. Was wir in der Zukunft sein werden, wird durch unsere heutigen Gedanken, Äußerungen und Handlungen bestimmt.

Die *Rishis* und *Siddhas* von einst haben uns versichert, dass diese drei Arten von *Karma* im Feuer des *Pranayama* verbrannt werden können, was zu einer vollständigen Befreiung von unserer Vergangenheit führt. Sundaradeva macht dies in seinem Text *Hatha Tatva Kaumudi* besonders deutlich.

Er erklärt zunächst, dass der Yogi die drei Arten von *Karma* durch die Erweckung der Kundalini wahrnimmt.[20] Durch *Pranayama* löscht er sie dann aus. Später im selben Text bekräftigt er, dass intensive Praxis alle unterbewussten Prägungen (*samskaras*) und das *Karma*, das bereits begonnen hat, Früchte zu tragen (*prarabdha karma*), beseitigt.[21] Diese klare Aussage ist besonders wertvoll, da diese Art von *Karma* am schwierigsten zu löschen ist, da es

---

[20] *Hatha Tatva Kaumudi von Sundaradeva* XLVI.30
[21] *Hatha Tatva Kaumudi von Sundaradeva* LI.20

bereits zur Bildung unseres jetzigen Körpers geführt hat und stark mit ihm verbunden ist. Um einen modernen Ausdruck zu verwenden, könnten wir sagen, dass dieses *Karma* in unserer DNA steckt oder die DNA unseres jetzigen Körpers gebildet hat.

## MODERNE BEZEUGUNGEN

Die wunderbaren Eigenschaften von *Pranayama* wurden nicht nur von längst vergangenen Autoritäten bestätigt, sondern auch von den modernen. Swami Niranjanananda, der Nachfolger von Swami Satyananda, sagt, dass *Pranayama* Karmas zerstört[22] und Yogeshwaranand Paramahamsa, der Gründer von Yoga Niketan, bestätigt, dass die Konzentration auf den Herzlotus im *Kumbhaka* das *Karma* aus früheren Leben zerstört.[23]

Der große Yogi Nathamuni sah die aktuelle Entwicklung voraus, nach der Yoga auf die Ausführung von *Asana* reduziert wird. In seinem *Yoga Rahasya*, das durch T. Krishnamacharya überliefert wurde, unterscheidet er zwischen denen, die nur *Asana* üben, und denen, die dem gesamten Weg des Ashtanga Yoga folgen.[24] Der Weise wollte damit zum Ausdruck bringen, dass die Beschränkung des Yoga auf das Üben von Körperhaltungen nicht Patanjalis traditionellem achtfachem Yoga (Ashtanga Yoga) entspricht. Außerdem legt auch Nathamuni großen Wert auf *Pranayama*.

---

[22] Swami Niranjanananda, *Prana and Pranayama*, Yoga Publications Trust, Munger, 2009, S. 46 und 136
[23] 23Yogeshwaranand Paramahamsa, *First Steps to Higher Yoga*, Yoga Niketan Trust, New Delhi, 2001, S. 355
[24] *Yoga Rahasya von Nathamuni* III.36

T. Krishnamacharya, der Begründer des modernen Yoga, muss kaum vorgestellt werden. Er war der Lehrer von B.K.S. Iyengar, K. Pattabhi Jois, B.N.S. Iyengar, Srivatsa Ramaswami, T.K.V. Desikachar und A.G. Mohan. Er sagte, *Pranayama* sei das wichtigste der acht Glieder und das wichtigste Mittel zur Verlängerung der Lebensspanne.[25] Dies geschieht, indem es Krankheiten entgegenwirkt, was wiederum durch den Ausgleich der drei *Doshas* (Körpersäfte) erreicht wird.[26] Krishnamacharya erklärte auch, dass *Pranayama* zu den höheren Gliedern von *Dharana* und *Dhyana* führt, und er ging sogar noch weiter, indem er sagte, dass *Dharana* ohne die Praxis von *Pranayama* nicht zu erreichen sei.[27] In seinem ersten Buch, *Yoga Makaranda* von 1934, erklärte der große Lehrer auch, dass man im achtgliedrigen Yoga nur die Vorteile erhält, die sich auf das jeweilige Glied beziehen, das man praktiziert.[28]

Wenn sich die Praxis nur auf *Asanas* beschränkt, ist der Nutzen einfach ein gestärkter Körper und eine verbesserte Blutzirkulation. Wenn man Vorteile wie Gesundheit und Langlebigkeit, geistige Stärke, Klarheit und Ausdruckskraft ernten will, muss *Pranayama* hinzugefügt werden. Im selben Text erklärt Krishnamacharya auch, dass *Pranayama* den Yogi in die Lage versetzt, sich auf die

---

[25] A.G. Mohan, *Krishnamacharya: His Life and Teachings*, Shambala, Boston & London, 2010, S. 57

[26] A.G. Mohan, *Krishnamacharya: His Life and Teachings*, Shambala, Boston & London, 2010, S. 70

[27] A.G. Mohan, *Krishnamacharya: His Life and Teachings*, Shambala, Boston & London, 2010, S. 113

[28] T. Krishnamacharya, *Yoga Makaranda*, rev. English edn, Media Garuda, Chennai, 2011, S. 48-49

*Chakras* zu konzentrieren und sie zu visualisieren, was zu fast unendlichen gesundheitlichen Vorteilen führt.[29] Er verkündet auch, dass *Dhyana* und *Samadhi* durch *Pranayama* erreicht werden.[30]

Sundaradeva, der das monumentale 1000-seitige *Hatha Tatva Kaumudi* verfasst hat, unterstützt diese Ansicht, indem er sagt, dass *Pranayama* die wichtigste Praxis des Hatha Yoga ist,[31] wobei es sich nicht um eine eigene Form des Yoga handelt, sondern um die unteren Glieder des achtgliedrigen Ashtanga Yoga von Patanjali.

Eine ähnliche Ansicht vertritt Swami Ramdev, der Begründer einer kraftvollen Pranayama-Renaissance in Indien, der diejenigen kritisiert, die Ashtanga Yoga nur als *Asana* lehren. Er behauptet, dass Körperhaltungen allein nicht ausreichen, um schwere und chronische Krankheiten zu heilen[32] und empfiehlt *Pranayama* und traditionelle ayurvedische Medizin, um Indiens Abhängigkeit von importierten westlichen Chemikalien zu verringern. Denjenigen, die Schüler/innen davon abhalten, *Pranayama* zu praktizieren, indem sie es als schwierig und unerreichbar darstellen, sagt Swami Ramdev, dass *Pranayama* so harmlos ist, dass sogar Kinder und ältere Menschen es ausführen können.[33]

---

[29] T. Krishnamacharya, *Yoga Makaranda*, rev. English edn, Media Garuda, Chennai, 2011, S. 50-54

[30] T. Krishnamacharya, *Yoga Makaranda*, rev. English edn, Media Garuda, Chennai, 2011, S. 64

[31] *Hatha Tatva Kaumudi von Sundaradeva* IV.17

[32] Swami Ramdev, *Pranayama*, Divya Yog Mandir Trust, Hardwar, 2007, S. 3

[33] Swami Ramdev, *Pranayama*, Divya Yog Mandir Trust, Hardwar,

Swami Ramdev erklärt auch, dass Hatha Yoga (d.h. die Asana- und Pranayama-Teile des achtgliedrigen Yogas) und Kundalini Yoga (die Konzentrationsdimension des Ashtanga Yoga von Patanjali) heute wichtiger denn je sind, weil es heutzutage keine Lehrer mehr gibt, die *Shaktipat* geben können.[34] *Shaktipat* bedeutet die Offenbarung mystischer Zustände für andere durch die Kraft der eigenen Errungenschaft. Swami Ramdev ist der Meinung, dass diese Kraft heutzutage ausgestorben sei, da es keine Weisen dieses Kalibers mehr gibt.

## PRANAYAMA UND GESUNDHEIT

Kehren wir zu T. Krishnamacharyas Aussage zurück, dass das wichtigste yogische Glied, das sowohl die spirituelle Entwicklung als auch die Gesundheit fördert, *Pranayama* und nicht *Asana* ist. Diese Ansicht wird von Jayatarama unterstützt, der in seinem *Jogapradipyaka* sagt, dass jedes weltliche und spirituelle Ziel mit Hilfe von *Pranayama* erreicht werden kann.[35] Wir werden mehr über diese Behauptung hören, wenn wir den Fluss (*svara*) des Atems durch das linke und rechte Nasenloch analysieren.

Der alte vedische Text *Brhadyogi Yajnavalkya Smrti* bestätigt, dass *Pranayama* den Zustand vollkommener Gesundheit herstellt, indem es alle Störungen der drei Körpersäfte (*Doshas*) *Vata*, *Pitta* und *Kapha* beseitigt.[36] Dies wird vom Mitbegründer der Siddha-Bewegung, Goraksha

---

2007, S. 3

[34] Swami Ramdev, *Pranayama*, Divya Yog Mandir Trust, Hardwar, 2007, S. 49

[35] *Jogapradipyaka von Jayatarama* Strophen 505-510

[36] *Brhadyogi Yajnavalkya Smrti* VIII.32

## DEFINITION UND ZWECK VON PRANAYAMA

Natha, unterstützt, der sagt, dass man frei von Krankheiten wird, wenn *das Prana* angehalten wird.[37] Eine ähnliche Ansicht wird in der *Yoga Chudamani Upanishad* vertreten, die besagt, dass *Pranayama* alle Krankheiten zerstört und Krankheiten nur bei denen auftreten, die nicht in der Lage sind, es auszuführen.[38] Sundaradeva, der Autor des *Hatha Tatva Kaumudi*, bezeugt, dass man ein langes Leben erhält, wenn man *Pranayama* kontinuierlich und mit voller Hingabe übt[39] und dass alle Krankheiten, die durch *Vata*, *Pitta* und *Kapha* verursacht werden, geheilt werden.[40]

Diese Botschaft, die von großen Yogis aller Zeiten bestätigt wurde, hallt auch in der heutigen Zeit nach. Das Kaivalyadhama Institut in Lonavla, Indien, ist wahrscheinlich das wichtigste Pranayama-Forschungslabor der letzten 100 Jahre. Sein derzeitiger Direktor, O.P. Tiwari, stimmt zu, dass *Pranayama* sowohl die Gesundheit erhält als auch die Kundalini hebt, und so die Meditation stärkt.[41] Swami Ramdev sagt über *Pranayama*, dass es verwendet wird, um *Pranamaya kosha* sauber, gesund und frei von Krankheiten zu halten.[42] *Pranamaya kosha* ist die Pranahülle, die den grobstofflichen Körper (*Annamaya kosha*) mit dem Geist (*Manomaya kosha*) verbindet. Er erklärt weiter, dass *Pranayama* das Verdauungssystem ins Gleichgewicht bringt, Lungen-, Herz- und Hirnerkrankungen

---

[37] *Goraksha Shataka* Strophe 92
[38] *Yoga Chudamani Upanishad* Strophe 116
[39] *Hatha Tatva Kaumudi* von Sundaradeva XLV.58
[40] *Hatha Tatva Kaumudi* von Sundaradeva XLVIII.24
[41] O.P. Tiwari, *Kriyas and Pranayama*, DVD, Kaivalyadhama, Lonavla
[42] Swami Ramdev, *Pranayama Rahasya*, Divya Yog Mandir Trust, Hardwar, 2009, S. 2

heilt, die Immunität stärkt und bei Diabetes, Krebs, Hormonproblemen, Allergien, Nierenproblemen, degenerativen Problemen wie ergrauendem Haar, nachlassender Sehkraft und dem Beginn des Alterns hilft.[43]

*Pranayama* wird oft als Allheilmittel für alle möglichen Beschwerden angepriesen. Dieses Konzept bezieht sich jedoch hauptsächlich auf seine Fähigkeit, ein Ungleichgewicht der Körpersäfte *Vata*, *Pitta* und *Kapha* zu verhindern. Wenn du an einer potenziell tödlichen Krankheit leidest, wäre es ein verantwortungsvoller Umgang mit *Pranayama*, wenn du es in Verbindung mit einer medizinischen Behandlung anwendest. Das geht auch aus dem Titel *Yoga in Synergy with Medical Sciences* von Swami Ramdevs Assistenten Acharya Balkrishna hervor.

## PHYSIOLOGISCHE VERÄNDERUNGEN WÄHREND PRANAYAMA UND THERAPEUTISCHE ANWENDUNG

Wie in vielen alten Texten, aber auch von modernen Autoritäten wie Swami Sivananda,[44] erklärt wird, kann Pranayama Krankheiten heilen und verhindern, indem es das Gleichgewicht der drei Körpersäfte *Vata*, *Pitta* und *Kapha* wiederherstellt. Laut Ayurveda werden Krankheiten in der Regel durch ein Ungleichgewicht dieser *Doshas* verursacht. Daher wird *Surya Bhedana Pranayama* eingesetzt, um die Vata- und *Kapha-Doshas* zu reduzieren, *Ujjayi Pranayama* verringert *Kapha*, während

---

[43] Swami Ramdev, *Pranayama Rahasya*, Divya Yog Mandir Trust, Hardwar, 2009, S. 88

[44] Swami Sivananda, *The Science of Pranayama*, BN Publishing, 2008, S. 99

## DEFINITION UND ZWECK VON PRANAYAMA

*Shitali, Sitkari* und *Chandra Bhedana Pranayamas* das *Pitta-Dosha* minimieren, während *Bhastrika* alle drei *Doshas* gleichzeitig eindämmt. Im *Hatha Tatva Kaumudi* heißt es, dass Krankheiten, die auf erhöhtes *Pitta* zurückzuführen sind, durch die Übung von *Chandra Bhedana* (Einatmen durch das linke und Ausatmen durch das rechte Nasenloch) in drei Monaten geheilt werden, während Krankheiten, die auf erhöhtes *Vata* oder *Kapha* zurückzuführen sind, durch die Übung von *Surya Bhedana* (Einatmen durch das rechte und Ausatmen durch das linke Nasenloch) in der gleichen Zeit beseitigt werden.[45]

*Pranayama* kann auch eingesetzt werden, um die Gehirnströme zu harmonisieren, wie Swami Niranjanananda sagt.[46] Yoga sagt auch, dass *Pranayama* die Lebenserwartung erhöht. Laut Yoga hat jedes Wesen eine bestimmte Anzahl von Atemzügen. Durch die Verlangsamung des Atems werden diese über eine längere Zeitspanne verteilt, wodurch sich die Lebenserwartung insgesamt erhöht. Swami Niranjanananda behauptet, dass eine Verringerung der normalen Atemfrequenz von 15 oder 16 Atemzügen pro Minute auf 10 die Lebenserwartung auf 100 Jahre erhöht.[47]

*Pranayama* kann chronische Krankheiten lindern, indem es das *Prana* in den problematischen Bereichen fixiert. Zu diesem Zweck wird der Atem angehalten, damit *das Prana* aufgenommen werden kann. In dem

---

[45] *Hatha Tatva Kaumudi von Sundaradeva* X.33
[46] Swami Niranjanananda, *Prana and Pranayama*, Yoga Publications Trust, Munger, 2009, S. 110
[47] Swami Niranjanananda, *Prana and Pranayama*, Yoga Publications Trust, Munger, 2009, S. 155

mittelalterlichen Hatha-Text *Yuktabhavadeva* heißt es, dass *Prana* zur Linderung von Krankheiten am Ort der Krankheit konzentriert werden muss.[48] Praktisch gesprochen konzentriert sich der Yogi während des *Kumbhaka* geistig auf einen bestimmten Bereich und *das Prana* folgt dem Geist an den gewünschten Ort. Um die Effizienz der Methode zu erhöhen, wird die Kumbhaka-Länge verlängert, da die Absorptionsrate des *Pranas* entsprechend steigt.

Andererseits wird die Länge von *kumbhaka* durch den Sauerstoffbedarf des Herzens begrenzt. Aus diesem Grund wird das Herz von erfahrenen Yogis so weit verlangsamt, dass sein Sauerstoffverbrauch minimiert wird. Das kann zu dem Eindruck führen, dass das Herz stehen geblieben und der Yogi tot sei. T. Krishnamacharyas Fähigkeit, seinen Herzschlag zu stoppen, wurde zum Beispiel von einem Ärzteteam überwacht und bestätigt.[49] Andere beneideten Krishnamacharya um diese Fähigkeit, aber niemand wollte die geforderten drei ausgiebigen *Nadi Shodhana Pranayama-Übungen* pro Tag über Jahrzehnte hinweg in Kombination mit einer ausschließlichen Milchdiät durchführen.

## GEISTIGER UND SPIRITUELLER NUTZEN VON PRANAYAMA

In der *Shandilya Upanishad* heißt es, dass die Bewegungen des *Pranas* durch die Praxis von *Pranayama* beruhigt werden sollen.[50] Warum sollten wir daran interessiert

---

[48] *Yuktabhavadeva von Bhavadeva Mishra* lxvii

[49] T.K.V. Desikachar, *Health, Healing & Beyond*, Aperture, New York, 1998, S. 28

[50] *Shandilya Upanishad* Strophe 46

sein, diese Bewegungen zu beruhigen? Der große *Siddha* Goraksha Natha erklärte in seinem *Goraksha Shataka*, dass, solange sich *Prana* bewegt, sich auch der Geist bewegt, und wenn *Prana* zur Ruhe kommt, kommt auch der Geist zur Ruhe.[51] Ein ruhiger Geist kann wie ein stiller See genutzt werden, um sein eigenes Spiegelbild zu sehen. Wenn die Oberfläche des Sees aufgewühlt ist, sind nur verzerrte Bilder zu erkennen. Ist die Oberfläche des Sees des Geistes jedoch ruhig, kann der Geist wie ein klarer Kristall reflektieren, was auch immer ihm zugewandt ist, in diesem Fall das Selbst.[52] So ist Selbsterkenntnis möglich. Aus diesem Grund erforschten die Yogis Wege, den Geist zu beruhigen. Dabei stellte sich *Pranayama* als die einfachste Methode heraus, die Meditation zu unterstützen, da die Gedanken durch *Prana* angetrieben werden. Wenn *das Prana* zur Ruhe kommt, kommen auch die Gedanken zur Ruhe.

Jagatguru (Weltlehrer) Shankaracharya erforscht in seinem *Yoga Taravali* die Verbindung zwischen den höheren Gliedern des Yoga und *Pranayama*. Er erklärt, dass, wenn *Pranayama* vervollkommnet ist, die Kundalini in den zentralen Energiekanal (*Sushumna*) eintritt, und *Dharana* (Konzentration, das sechste Glied des Yoga) und *Dhyana* (Meditation, das siebte Glied) mühelos stattfinden.[53] Shankara erklärt hier deutlich, dass *Pranayama* den Aufstieg der Kundalini bewirkt und die Kundalini selbst *Dharana* und *Dhyana* antreibt. Ohne diesen Motor der Kundalini sind *Dharana* und *Dhyana* nur mit viel Mühe zu erreichen.

---

[51] *Goraksha Shataka* Strophe 94
[52] *Yoga Sutra* I.41
[53] *Yoga Taravali von Shankaracharya* Strophen 12, 14

Tatsächlich kannst du jahrzehntelang jeden Tag Stunden damit verbringen, deinen Atem zu beobachten, ohne weit zu kommen. Das liegt ganz einfach daran, dass dein Geist, wenn sich dein *Prana* in einem der unteren *Chakren* befindet, ganz natürlich zu Themen wie Überleben und Angst (*Muladhara Chakra*), Fortpflanzung und Emotionen (*Svadhishthana Chakra*) und Assimilation und Reichtum (*Manipuraka Chakra*) tendiert. Wenn du die Kundalini zum dritten Auge (*Ajna Chakra*) anhebst, kommst du automatisch und spontan in tiefe Meditation, wie Shankara erklärt.

In ähnlicher Weise erklärt der *Brhadyogi Yajnavalkya Smrti* diejenigen für unwissend, die glauben, dass allein durch Wissen Befreiung möglich ist - eine Anspielung auf die Advaita Vedantins.[54] Vielmehr ist durch die kombinierte Anwendung von Wissen und den acht Gliedern, insbesondere *Pranayama*, *Dharana* und *Dhyana*, Befreiung möglich. Diese besondere Philosophie wird *Karma-jnana-samuccaya* genannt, was bedeutet, dass durch Handeln und Wissen Freiheit möglich ist. Diese Philosophie wurde auch von T. Krishnamacharya vertreten, der dem Advaita Vedanta kritisch gegenüberstand.

Der tantrische Text *Hatha Yoga Pradipika* informiert uns darüber, dass das *Prana*, sobald es in den mittleren Energiekanal (*Sushumna*) eintritt, den Geist (*Manonmani*) festhält und ihn zur Ruhe bringt.[55] Um dieses Ziel zu erreichen, empfiehlt er verschiedene *Kumbhakas*, d.h. Formen der Atemverhaltung. Dasselbe sagt auch Shrinivasayogi in seinem Text *Hatha Ratnavali*.[56] Die *Hatha Yoga Pradipika*

---

[54] *Brhadyogi Yajnavalkya Smrti* IX.34
[55] *Hatha Yoga Pradipika* II.41-2
[56] *Hatha Ratnavali von Shrinivasayogi* II.3-4

## DEFINITION UND ZWECK VON PRANAYAMA

gibt uns einige Einblicke, wie genau Meditation und ihr Ziel, die Befreiung, einerseits und *Pranayama* andererseits zusammenhängen. Die *Pradipika* erklärt, dass 12 *Pranayamas* ein *Pratyahara* (das fünfte Glied) ergeben, 12 *Pratyaharas* ein *Dharana* (das sechste Glied), 12 *Dharanas* ein *Dhyana* (das siebte Glied) und 12 *Dhyanas* ein *Samadhi* (das achte Glied und die Krönung des Yoga).[57] Es wird auch behauptet, dass diejenigen, die von *Jnana* (Wissen) sprechen, ohne das *Prana* durch *Pranayama* stabilisiert zu haben, Heuchler sind[58] und dass man nur dann als befreit gilt, wenn sich das *Prana* beim Ein- und Ausatmen nicht bewegt.[59] Auch hier werden die Errungenschaften im *Pranayama* benutzt, um die mystischen Errungenschaften eines Yogis zu bestimmen oder zu messen, um den Yogi, der *Siddhi* (den Beweis für die Errungenschaft) hat, von den Advaita Vedantins zu unterscheiden, die immer über ihr Wissen schwätzen, aber oft nur heiße Luft verbreiten (Wortspiel beabsichtigt).

Sundaradeva bestätigt in seinem *Hatha Tatva Kaumudi* den Seitenhieb der *Hatha Yoga Pradipika* auf die Advaita Vedantins: dass es ohne die Beherrschung von *Pranayama* Heuchelei ist, von Selbsterkenntnis zu sprechen.[60] Aber er geht noch weiter. Er sagt, dass in diesem *Kali Yuga* (dem gegenwärtigen Zeitalter der Dunkelheit) ohne *Mudra*, *Asana* und *Pranayama* kein Erfolg im Yoga zu erzielen ist. Er fügt hinzu, dass *Pranayama* zu *Pratyahara* (dem fünften

---

[57] *Hatha Yoga Pradipika* (10 Kapitel) I.36-37
[58] *Hatha Yoga Pradipika* (10 Kapitel) VII.15
[59] *Hatha Yoga Pradipika* (10 Kapitel) X.36
[60] *Hatha Tatva Kaumudi von Sundaradeva* II.2

Glied) führt,[61] das die Voraussetzung für *Shakti Chalana* (Kundalini-Erweckung) ist, im *Yoga Sutra* Dharana (das sechste Glied) genannt. Er ermutigt uns, indem er sagt, dass die Praxis von *Asana*, *Pranayama*, *Mudra* (pranisches oder energetisches Siegel) und *Bandha* (pranisches oder energetisches Schloss) das Erwecken der Kundalini einfach macht[62] und dass Reichtum, Meisterschaft, Befreiung, ja alles, durch *Pranayama* erreicht werden kann.[63] Der jetzige Autor beabsichtigt nicht, dass dieses Buch ein Leitfaden für Reichtum und Macht ist, aber dennoch wird Sundaradevas Aussage, dass *Pranayama* auch in anderen als spirituellen Angelegenheiten hilfreich ist, im Kapitel über das Gleichgewicht *von Nadi* und *Svara* bestätigt und erklärt.

Sahajananda, Autor des *Hatha Yoga Manjari* und Schüler des *Siddha* Goraksha Natha, versichert uns, dass alle Pranayama-Praktizierenden Glückseligkeit erfahren werden.[64] Er bestätigt auch, dass *Pranayama* zur Befreiung führt[65] und dass es *Pratyahara* (das fünfte Glied des Yoga) zu Stande bringt.[66] Für die hingebungsvoll Denkenden unter uns argumentiert er, dass die Größe von *Pranayama* über jeden Zweifel erhaben ist, weil Maheshvara (Lord Shiva) selbst es praktizierte.[67] In zahlreichen anderen Texten finden wir den Hinweis, dass Lord Brahma und andere Himmlische (*Devas*) *Pranayama* praktizierten, weil sie Angst vor dem Tod hatten.

---

[61] *Hatha Tatva Kaumudi Kaumudi von Sundaradeva* XLI.44
[62] *Hatha Tatva Kaumudi Kaumudi von Sundaradeva* XLIV.51
[63] *Hatha Tatva Kaumudi Kaumudi von Sundaradeva* XLVIII.37
[64] *Hatha Yoga Manjari von Sahajananda* II.78
[65] *Hatha Yoga Manjari von Sahajananda* II.65
[66] *Hatha Yoga Manjari von Sahajananda* II.67
[67] *Hatha Yoga Manjari von Sahajananda* II.65

## DEFINITION UND ZWECK VON PRANAYAMA

Dies impliziert, dass *Pranayama* die Kraft hat, den Tod zu überwinden oder zumindest zu verzögern.

Swami Niranjanananda erklärt, dass *Pranayama* einige der üblichen Gefahren der Meditation verringern kann. Er sagt, dass *Dhyana Yoga*, also der Yoga der Meditation, Hypnose auslösen kann, wenn der Geist nicht sattvig[68] gehalten wird.[69] Davor habe ich schon in meinen früheren Büchern gewarnt. Yoga empfiehlt keine Meditation ohne vorherige Vorbereitung und Schulung. Niranjanananda empfiehlt, den Geist sattvig zu machen und durch die Praxis von *Pranayama* so zu halten. Damit greift der Swami auf, was die yogische Tradition seit jeher über Meditation sagt. Natürlich beherzigen in der heutigen Zeit nur wenige solche qualifizierten Ratschläge und steuern so auf den Abgrund geistiger Trägheit und Stagnation zu. Das *Ramayana* zeigt die Gefahren der Meditation auf, wenn sie nicht mit einem sattvigen Geist durchgeführt wird. Von den drei Dämonenbrüdern praktizierte der Dämonenkönig Ravana die Meditation mit einem rajasigen Geist und der Zorn wurde ihm zum Verhängnis. Sein Bruder Kumbhakarna meditierte mit einem tamasigen Geist und fiel in einen tiefen Schlummer, aus dem er nur selten erwachte. Nur der dritte Bruder, Vibhishana, meditierte mit einem sattvigen Geist, und nur sein Intellekt wurde vom Göttlichen angezogen.

Obwohl das *Ramayana* nach dem *Mahabharata* niedergeschrieben wurde, enthält es eines der ältesten mündlich überlieferten Epen der Menschheit. Es liefert viele

---

[68] *Sattva* bedeutet Intelligenz, Weisheit oder Licht.
[69] Swami Niranjanananda, *Prana and Pranayama*, Yoga Publications Trust, Munger, 2009, S. 133

subtile Lehren zur Meditation, die zwar von den Weisen einer vergangenen Ära gemeistert wurden, aber von modernen Praktizierenden nicht mehr verstanden werden. Deshalb schlagen immer mehr Menschen den Weg ein, den schon Ravana und Kumbhakarna eingeschlagen haben. Es ist nicht ein allgemeiner Mangel an Meditation, der an den Grundfesten dieser Welt nagt, denn die ganze Welt meditiert mit profundem Fachwissen über den Mammon, den mächtigen Dollar. Es ist das, worüber du meditierst, das dein Schicksal bestimmt, denn über was du meditierst, wirst du anziehen und werden. Bevor du dich auf die Reise der Meditation begibst, muss der Intellekt durch *Pranayama* sattvig gemacht werden.

Andre Van Lysebeth, Autor mehrerer guter Bücher über Yoga und der erste Westler, der Krishnamacharyas Schüler K. Pattabhi Jois in Mysore besuchte, spricht eine ähnliche Warnung aus, geht aber noch mehr ins Detail. Er sagt, dass es unerlässlich ist, *Asana* und *Pranayama* zu beherrschen, bevor man sich an die Aktivierung der *Chakras* wagt, da es sonst zu Prana-Kurzschlüssen kommen kann.[70] Diese treten aber wahrscheinlich nur bei denjenigen auf, die sich nicht richtig durch *Asana* und *Pranayama* vorbereiten, und man ist geneigt, dieser Liste *Kriya*, die Reinigungsprozesse, hinzuzufügen.

Zum Abschluss unseres Eintauchens in die Aussagen über *Pranayama* zitiere ich Sir John Woodroffe, den Autor von *The Serpent Power* und vielen anderen Klassikern des *Tantra*. Er sagt, dass Shakti, d.h. Kundalini, auf zwei Arten erweckt werden kann, entweder durch *Mantra*

---

[70] Andre van Lysebeth, *Die Große Kraft des Atems*, O.W. Barth, Bern, 1972, S. 260

## DEFINITION UND ZWECK VON PRANAYAMA

oder durch *Pranayama*.[71] Shyam Sundar Goswami, Autor des bahnbrechenden *Laya Yoga: The Definitive Guide to the Chakras and Kundalini*, stellt jedoch klar, dass das *Mantra* durch die Reinigung der *Nadis* belebt wird.[72] Das wichtigste Mittel dazu ist *Pranayama*. Es muss geübt werden, bevor man sich an die tieferen Aspekte des Yoga wagt, da es alle vorgelagerten Methoden (d.h. alle, die zu den höheren Gliedern gehören) zur Erweckung der Kundalini antreibt.

Ich hoffe, dass ich mein Ziel erreicht habe, zu zeigen, dass *Pranayama* die zentrale Methode im Yoga ist, nicht *Asana*. Aber *Pranayama* kann nicht ohne eine gute Grundlage in der Asanapraxis durchgeführt werden, wie im Kapitel über *Asana* gezeigt wird. *Asana* zu üben, ohne zu *Pranayama* überzugehen, ist so, als würde man ein Feld weiter pflügen, ohne die Saat zu säen, oder als würde man ein Kleidungsstück immer wieder waschen, ohne es jemals zu tragen. Es ist natürlich absurd, den Schritt zu verweigern, der die Belohnung für die eigenen Bemühungen bringt, aber genau das tut die moderne Yogabewegung.

Im Gegensatz zu denjenigen, die *Asanas* praktizieren und sich weigern, zu *Pranayama* überzugehen, gibt es diejenigen, die ohne jegliche Grundlage in *Asanas* und *Pranayama* in die Meditationspraxis einsteigen. Meditation ist ein Fahrzeug, das uns über den Ozean der konditionierten Existenz bringen kann. Der Motor dieses Fahrzeugs ist die Kundalini (erweckte Lebenskraft). Dieser Motor wird

---

[71] Sir John Woodroffe, *The Serpent Power*, Ganesh & Co, Madras, 1995, S. 247

[72] Shyam Sunder Goswami, *Laya Yoga*, Inner Traditions, Rochester, 1999, S. 115

durch den Treibstoff von *Kumbhaka* (Atemanhalten) angetrieben, der Essenz von *Pranayama*. Dieser Treibstoff kann jedoch nur in einem Körper entzündet werden, der im Feuer der *Asanas* geschmiedet ist. Als Folge des Besuchs einiger Rockbandmitglieder bei indischen Gurus und der darauf folgenden New-Age-Bewegung haben Dutzende, vielleicht sogar Hunderte von Millionen Menschen mit der Meditation begonnen. Einige Gurus versprachen, dass eine tägliche Meditationspraxis sicher innerhalb von 2 Jahren oder weniger zum Erfolg führen würde. Heute, rund 40 Jahre später, können wir feststellen, dass solche Erfolge, wenn überhaupt, die Ausnahme bleiben.

Wie eine Asana-Praxis, die sich nicht zu einer Pranayama-Praxis entwickelt, wird auch eine Meditationspraxis, die nicht von *Pranayama* angetrieben wird, kaum mehr als vorübergehende Ergebnisse bringen. Das ist auch der Grund, warum sich so viele spirituell Suchende immer noch darauf verlassen, dass ihre Gurus bei ihnen Ergebnisse erzielen, anstatt in der Lage zu sein, ihre eigene spirituelle Disziplin dauerhaft auf die Beine zu stellen. Die meisten Meditationstechniken, die von den alten Weisen gelehrt wurden, wurden entweder während des *Kumbhaka* (Atemanhalten) durchgeführt oder durch andere Methoden der Kundalini-Erweckung unterstützt, die dann oft das eine oder andere Element des *Pranayama* beinhalteten. Daher ist *Pranayama* als Bindeglied zwischen *Asana* und *Meditation* so wichtig. *Asana* bereitet den Boden vor, auf dem *Pranayama* praktiziert werden kann. *Pranayama* bereitet den Boden vor, auf dem die Meditation erfolgreich sein kann. Meditation kann, wenn sie richtig ausgeführt wird, zur Verwirklichung des Göttlichen führen.

# PRANA

## BEDEUTUNGEN DES BEGRIFFS PRANA UND SEINE FUNKTION

Nachdem wir die Bedeutung und den Umfang von *Pranayama* geklärt haben, wollen wir uns nun dem *Prana* selbst zuwenden. Wie bei vielen anderen Begriffen auch, kann *Prana* je nach Kontext verschiedene Bedeutungen haben. In einigen yogischen Schriften wird dir zum Beispiel gesagt, dass du das *Prana* durch das linke Nasenloch einziehen und durch das rechte ausstoßen sollst und umgekehrt. Hier bedeutet *Prana* einfach Atem.

Häufiger stoßen wir auf Passagen, die uns raten, das *Prana* nicht in den Kopf eindringen zu lassen oder es bewusst in die Arme zu leiten, um Kraft zu gewinnen, oder es in Bereiche des Körpers zu lenken, die Krankheiten beherbergen. Sehr verbreitet in den Schriften ist auch der Ratschlag, das *Prana* in den zentralen Energiekanal (*Sushumna*) zu leiten, was, einmal erreicht, den mystischen Zustand herbeiführt. In all diesen Fällen bedeutet *Prana* natürlich nicht Atem, sondern „Lebenskraft". Der Atem ist der grobe Ausdruck der subtilen Lebenskraft.

In seiner kosmischen Form ist *Prana* auch die Manifestation der Großen Göttin und wird dann häufig in einer personalisierten Form beschrieben - man kann es Shakti nennen, wenn man es als absteigend betrachtet, oder Kundalini, wenn man es als aufsteigend betrachtet. Auch diese beiden Begriffe sind je nach Kontext oft austauschbar.

Die *Brhad Aranyaka Upanishad* identifiziert *Prana* mit dem Brahman (unendliches Bewusstsein / tiefe Wirklichkeit).[73] Das Gleiche steht im *Brahma Sutra*.[74] Wie kann das Brahman, das reines, unendliches Bewusstsein ist, dasselbe sein wie die subtile Lebenskraft, die zwar das gesamte Universum durchdringt und bewegt, aber dennoch weit entfernt von reinem Bewusstsein ist? Die Antwort finden wir in dem *Shanti-Mantra* „Sham no mitra" der *Taittiriya Upanishad*.

In dieser Anrufung finden wir die wichtige Passage „Namo brahmane namaste vayo tvameva pratyaksham bhrahmasi tvameva pratyak- sham brahma vadishyami", was bedeutet „Ich grüße dich, oh Brahman, ich grüße dich, oh Prana. Denn du, Prana, bist tatsächlich das direkt wahrnehmbare Brahman. Dich allein werde ich das direkt wahrnehmbare Brahman nennen.

Das Verständnis dieser Passage ist sehr wichtig. Das Brahman ist der transzendente Aspekt von Gott. Transzendenter Aspekt bedeutet, dass er nicht direkt wahrnehmbar ist (außer durch einen Akt der Gnade). Aber er kann durch seinen immanenten Aspekt, in unserem Fall das *Prana*, erkannt werden. In diesem *Shanti-Mantra* wird das *Prana* als der immanente Aspekt von Brahman bezeichnet. Die Philosophie, nach der Gott gleichzeitig immanent und transzendent ist, wird *Panentheismus* genannt. Der panentheistische Gedanke findet sich in allen großen Religionen. Im Christentum zum Beispiel ist der Vater der transzendente Gott und sowohl Jesus als auch der Heilige Geist sind der immanente Gott. Interessanterweise

---

[73] *Brhad Aranyaka Upanishad* III.9.9
[74] *Brahma Sutra* I.5

ist *spirit* die Übersetzung des ursprünglichen *pneuma* im griechischen Neuen Testament. Der Begriff *pneuma* leitet sich vom Sanskrit *prana* ab und auch in der englischen *Inspiration* ist die Konnotation des Einatmens und damit des Atems noch vorhanden.

T. Krishnamacharya brachte *Prana* auch mit dem Bewusstsein in Verbindung. Er erklärte, dass *Prana* im Wachzustand sowohl auf den Körper als auch auf den Geist projiziert wird.[75] Im Traumzustand ist es vom Körper zurückgezogen und erstreckt sich nur auf den Geist. Im Tiefschlaf hingegen ist das *Prana* sowohl aus dem Körper als auch aus dem Geist zurückgezogen und verbleibt im Bewusstsein. Deshalb ist das Träumen nicht wirklich erholsam und nicht wirklich gesundheitsfördernd.

Das erklärt auch, warum es in einigen Sprachen Sprichwörter gibt, die besagen, dass man im Schlaf nach Hause zu Gott geht oder im Schlaf nicht sündigt. Es spiegelt die Tatsache wider, dass *das Prana* in unsere spirituelle Natur absorbiert wird und absolut keine Aktivität vorhanden ist.

An einigen Stellen der Schriften wird *Prana* als *Prakrti* (Natur, materielle Ursache) der Samkhya-Philosophie bezeichnet. In diesem Fall betrachten wir einfach die kosmische unpersönliche Manifestation dessen, was sich im Individuum als Atem und Lebenskraft ausdrückt. Das *Shatapatha Brahmana* beschreibt *Prana* als das Elixier der Unsterblichkeit (*Amrita*).[76] *Amrita* bezeichnet meistens eine Droge, die aus einer Kletterpflanze gewonnen wird,

---

[75] T. Krishnamacharya, *Yoga Makaranda*, Media Garuda, Chennai, rev. English edn, 2011, S. 44

[76] *Shatapatha Brahmana* X.2.6.18

aber im Yoga ist das *Amrita* das Reservoir des *Prana* im Zentrum des Gehirns, im Bereich des dritten Ventrikels. Wenn das *Prana* dort gestoppt wird, erlangt man Unsterblichkeit. Diese Unsterblichkeit bezieht sich jedoch nicht unbedingt auf die körperliche Unsterblichkeit, manche Schulen interpretieren sie als Verwirklichung des göttlichen Bewusstseins.

In anderen Textpassagen heißt es, dass *Prana* und *Apana* im *Nabelchakra* (*Manipura*) vereint werden müssen. In solchen Kontexten bezieht sich *Prana* nur auf eine der zehn vitalen Lüfte (*Vayus*), die ihrerseits Unterabteilungen der umfassenderen Lebenskraft *Prana* sind. *Prana* hat zwei Speicher im Körper, einen lunaren, mentalen Speicher im Zentrum des Gehirns (*Ajna Chakra*) und einen solaren/physischen Speicher in der Nähe des Nabels (*Manipura Chakra*). Das *Manipura Chakra* ist auch der Sitz des Feuers (*Agni*), weshalb manche Texte vorschlagen, die Kundalini mit Feuer und Luft (*Prana*) zu erwecken, aber dazu später mehr.

Einige ältere Texte verwenden auch den Begriff *Vayu* statt *Prana* (wie die *Taittiriya Upanishad* oben). Wenn *Prana* in diesem Buch in der Bedeutung von Lebenskraft verwendet wird, steht es für sich selbst. Wenn es verwendet wird, um die vitale Aufwärtsatmung *Prana Vayu* zu bezeichnen, eine Unterabteilung der Lebenskraft *Prana*, dann wird das zusammengesetzte *Prana Vayu* anstelle des einfachen *Prana* verwendet.

Der Begriff *Prana Shakti* wird auch häufig verwendet, um die efferente (nach außen gerichtete) Funktion des Nadi-Systems zu bezeichnen, d.h. die Fähigkeit des Menschen, sich aktiv durch den Körper auszudrücken, ihn z.B. im Raum zu bewegen und ihn zu Aktionen zu bewegen. Man geht davon aus, dass *Prana Shakti* durch das rechte Nasenloch wirkt, und Atemmethoden, die vor allem das rechte Nasenloch nutzen, machen daher extrovertiert und aktiv.

Im Gegensatz dazu steht *Manas Shakti*, der Sammelbegriff für die afferenten (eingehenden) Nadi-Signale, die durch das linke Nasenloch aktiviert werden. Die Atmung durch das linke Nasenloch macht den Menschen inaktiver, in sich gekehrter und nachdenklicher, was eher eine Funktion von *Manas Shakti* als von *Prana Shakti* ist.

Dies wird im Kapitel über das Gleichgewicht *der Nadis* genauer behandelt. Denjenigen, die den Begriff *Prana* auf den Begriff „Atem" reduzieren, erklärt Swami Ramdev, dass es nicht nur Atem, sondern auch unsichtbare göttliche Energie ist.[77]

Zusammengefasst ist *Prana* also der Körper und die Handlungen der Großen Göttin, mit denen sie nicht nur die gesamte Welt der Manifestation, sondern auch jedes einzelne Individuum mit Hilfe des Atems hervorbringt, erzeugt, erhält und vernichtet. Der nach unten gerichtete Prozess der Manifestation von Individuen (Shakti) und der nach oben gerichtete Prozess ihrer spirituellen Befreiung (Kundalini) sind die beiden richtungsmäßigen Erscheinungsformen von *Prana*. *Prana* ist der immanente Gott, der das gesamte Universum und alle Wesen durchdringt und aufrechterhält. Außerdem wird der Begriff *Prana* verwendet, um einerseits den vitalen Aufwärtsstrom und andererseits die abfließenden (ausgehenden) Ströme des Nadi-Systems zu bezeichnen. Wenn man

---

[77] Swami Ramdev, *Pranayama Rahasya*, Divya Yog Mandir Trust, Hardwar, 2009, S. 15

versucht, die Bedeutung des Begriffs *Prana* zu verstehen, muss man sein Netz so weit wie möglich auswerfen, um all diese möglichen Bedeutungen einzubeziehen, sonst bleiben bestimmte Textstellen undurchsichtig.

## WIRKUNGEN VON PRANAYAMA

Die Praxis von *Pranayama* hat mehrere wichtige Auswirkungen auf das *Prana* und damit auf Körper und Geist. *Pranayama* zieht *Prana* in den Körper zurück, erhöht und speichert *Prana*, gleicht den Fluss (*Svara*) von *Prana* im Nadi-System aus und lenkt *Prana* in den zentralen Energiekanal (*Sushumna*). Im Folgenden werden diese Wirkungen im Detail beschrieben. Außerdem hat *Pranayama* eine tiefgreifende Wirkung auf die Körpersäfte (*Doshas*) und die Qualitäten (*Gunas*) des Geistes. Diese Wirkungen sind so stark, dass *Pranayama* zur Bekämpfung aller Hindernisse eingesetzt werden kann, die der weise Patanjali im *Yoga Sutra* I.30 aufgelistet hat. Da die Erklärung dieser Wirkungen ein Verständnis der einzelnen Pranayama-Techniken voraussetzt, werden sie im Anschluss an den Praxisteil im Kapitel „*Pranayama* als Beseitiger von Hindernissen" im hinteren Teil dieses Textes beschrieben. Die wichtigsten Wirkungen der Pranayama-Praxis sind:

*Verstreutes Prana zurück in den Körper ziehen*
In der *Vasishta Samhita*, die die Lehren des Weisen Vasishta über Yoga enthält, heißt es, dass *das Prana* um 12 *Angulas* (Fingerbreiten) größer ist als der Körper.[78] Das bedeutet, dass sich der Pranakörper um 12 Fingerbreiten über

---
[78] *Vasishta Samhita* II.7

die Oberfläche des groben Körpers erstreckt. Der Weise Yajnavalkya stimmt zu, dass *Pranayama das Prana* in den Körper zieht,[79] das vorher 12 *Angulas* über die Oberfläche des groben Körpers verstreut war. Die gleiche Information wird in der vedischen Literatur dargestellt. In der *Shandilya Upanishad* beschreibt der Weise Atharvan, dass unser Körper 96 Fingerbreit lang ist und *das Prana* sich 12 *Winkel* über den Körper hinaus erstreckt.[80] Derjenige, der durch die Praxis des Yoga sein *Prana* so reduziert, dass es nicht über den Körper hinaus streut, wird der größte Yogi, fügt der Weise Atharvan hinzu.

Die alten *Siddhas* kamen zu demselben Schluss. Im *Goraksha Shataka* heißt es, dass *das Prana* an der Körperoberfläche 12 *Angulas* ausströmt,[81] aber bei anstrengenden Aktivitäten wie dem Geschlechtsverkehr 36 oder mehr *Angulas*; daher wird es dann verbraucht. Der Weise Gheranda zitiert dieselben Zahlen.[82] Dies, so die Weisen, zerstreut das *Prana* und verkürzt das Leben des Menschen. Verringere die Streuung des *Pranas* und du wirst länger leben. Der *Hatha Tatva Kaumudi* unterstützt diese Ansicht, indem er sagt, dass derjenige, der den Ausfluss von *Prana* auf weniger als 12 Stellen reduziert, ein Experte im Yoga ist.[83] Die Streuung von *Prana* manifestiert sich in unserem Leben durch einen zerstreuten Geist: Wir sind redselig und verwickeln uns in vielfältige Aktivitäten, die uns nicht weiterbringen. Es führt zu Unruhe,

---

[79] *Yoga Yajnavalkya* IV.8-9

[80] *Shandilya Upanishad* Strophe 15

[81] *Goraksha Shataka* Strophe 94

[82] *Gheranda Samhita* V.79-82

[83] *Hatha Tatva Kaumudi von Sundaradeva* XXXVII.2

zum „Draußen-Sein", anstatt in der Mitte zu ruhen, zum „Überall-Sein", anstatt im Herzen zu ruhen, zum Aufrechterhalten von Beziehungen, auch wenn sie zerstörerisch sind, und zum Entwickeln von Wünschen, die für einen selbst ungesund sind. *Pranayama* dient dazu, das *Prana* im Körper zu konzentrieren und die Projektion von *Prana* in die Umgebung zurückzunehmen, und dieser Effekt macht uns zu einem ganzen und integrierten Menschen.

*Prana speichern und erhöhen*
In seinem Buch *Pranayama, Kundalini und Hatha Yoga* stellt Acharya Bhagwan Dev fest, dass nur ein kleiner Teil des *Pranas*, das durch tiefe und kontrollierte yogische Atmung aus der Luft aufgenommen werden könnte, realistischerweise durch normale, flache Atmung gewonnen wird.[84] Die tatsächliche Speicherung von *Prana* im Körper wird durch *Kumbhaka* (Atemanhalten) effektiv verbessert. *Kumbhaka* dient der Fixierung von *Prana* im Körper. Diese Aussage macht auch deutlich, dass *Pranayama* nur durch das Anhalten des Atems vervollständigt wird, d.h. die reine Ujjayi-Atmung ist nur in einem vorbereitenden Sinne *Pranayama*.

Das *Hatha Tatva Kaumudi* informiert uns über die Auswirkungen, die das Halten oder Fixieren von *Prana* in verschiedenen Bereichen des Körpers hat.[85] Die Fixierung erfolgt einfach dadurch, dass man den Geist während des *Kumbhaka* auf den gewünschten Bereich konzentriert. Da

---

[84] Acharya Bhagwan Dev, *Pranayama, Kundalini & Hatha Yoga*, Diamond Books, New Delhi, 2008, S. 9
[85] *Hatha Tatva Kaumudi von Sundaradeva* XII.13ff.

*das Prana* dorthin geht, wo der Geist hin geht, wird die bewusste Konzentration *das Prana* automatisch in diesen Bereich lenken. Laut Sundaradeva überwindet man alle Krankheiten, wenn man das *Prana* am Nabel hält, an der Nasenspitze gewinnt man Kontrolle über das *Prana* und an den großen Zehen erlangt man Leichtigkeit. Die Verteilung des *Pranas* auf die verschiedenen Bereiche des Körpers findet vor allem während der Phase der Ausatmung statt. Während die Phase der Einatmung dazu dient, das *Prana* im Bereich des Nabels (*Manipura Chakra*) aufzunehmen, ist es eigentlich die Ausatmung, die dazu dient, *das Prana* vom Nabel in die Bereiche zu transportieren, in denen es dringender benötigt wird.

*Prana in den zentralen Kanal ziehen*
Wie bereits zitiert, heißt es in der *Hatha Yoga Pradipika*, dass in yogischen Kreisen (außer denen der Advaita Vedantins) jedes Gerede über Selbsterkenntnis (*jnana*) nur prahlerisches Geschwätz ist, wenn es nicht mit dem Einleiten *von Prana* in den zentralen *Nadi* (*Sushumna*) einhergeht. Dieser *Nadi* hält den Verstand an, der von den beiden äußeren *Nadis*, Ida und Pingala, angetrieben wird. Diese beiden solaren und lunaren *Nadis* enthalten das *Prana* zu Zeiten, in denen der Geist aktiviert ist. Wenn der Yogi den mystischen Zustand erreicht, ist der Geist aufgehoben und *das Prana* befindet sich in der *Sushumna*. Jayatarama sagt uns in seinem *Jogapradipyaka*, dass die Einbringung von *Prana* in die *Sushumna* von der Praxis des *Kumbhaka* abhängt und von nichts anderem.[86] Wir

---
[86] *Jogapradipyaka von Jayatarama*, ed. Swami Mahesananda u.a., Kaivalyadhama, Lonavla, 2006, S. 108

müssen uns daran erinnern, dass die Inder im Gegensatz zur westlichen Kultur, die sich zwei Jahrtausende lang hauptsächlich auf die Technologie und die Eroberung der äußeren Welt konzentrierte, zu wahren Astronauten der inneren Räume wurden. Das bedeutete, dass jemand, der in Indien wirklich Zugang zu mystischen Zuständen hatte, genauso hoch angesehen war wie zum Beispiel ein Kolumbus, Leibniz, Newton oder Einstein im Westen.

Zwischen den wahren inneren Astronauten, die authentische Yogapraktizierende waren und solche Zustände genossen, gab es jedoch viele, die keine wahren *Prana-Künstler* waren, sondern einfach nur heiße Luft verbreiteten und sich mit dem oben erwähnten prahlerischen Geschwätz beschäftigten. Die Definition von Jayatarama wurde verwendet, um die Spreu vom Weizen zu trennen. Innerhalb der Yogaschule wurden nur diejenigen, die *Pranayama* und damit *Kumbhaka* beherrschten, eingeladen, Aussagen über die höheren Glieder und die damit verbundenen mystischen Zustände zu machen.

*Gleichmäßige Verteilung von Prana*
Das *Hatha Tatva Kaumudi* beschreibt dann die endgültige Wirkung von *Pranayama*.[87] Es erklärt, dass bei *Kevala Kumbhaka* das *Prana* gleichmäßig über den ganzen Körper verteilt wird. *Kevala Kumbhaka* ist der Höhepunkt des *Pranayama*. Es wird angenommen, dass es spontan auftritt, sobald die anderen *Pranayama-Formen* beherrscht werden. Sein Nichterscheinen sollte als Hinweis darauf verstanden werden, dass die anderen absichtlichen und strukturierten Pranayama-Techniken, die als *Sahita Kumbhakas*

---

[87] *Hatha Tatva Kaumudi von Sundaradeva* LIV.67

bezeichnet werden, noch weiterer Aufmerksamkeit bedürfen. Patanjali nennt *Kevala Kumbhaka* in seinem *Yoga Sutra* das vierte *Pranayama* (*chaturtha*),[88] das automatisch zu *Samadhi* führt. Nach dem *Hatha Tatva Kaumudi* staut sich *das Prana* im samadhischen Zustand nicht in einigen Bereichen des Körpers an und wird in anderen verbraucht, sondern verteilt sich gleichmäßig. Das liegt daran, dass es keine geistige Aktivität gibt. Es sind der Geist und die Konditionierung, die eine ungleichmäßige Verteilung von *Prana* im Körper verursachen. Vergleiche dies mit der Tatsache, dass die ayurvedischen Texte den Geist (*adhi*) als die Ursache aller Krankheiten (*vyadhi*) beschreiben.[89] Der Geist in seinem normalen Zustand verhindert nicht nur *samadhi*, sondern verursacht auch Krankheiten im Körper und führt letztlich zu seiner Zerstörung.

## VAYUS

In einigen älteren Texten, wie der bereits zitierten *Taittiriya Upanishad*, wird der Begriff *vayu* anstelle von *prana* für die Lebenskraft verwendet. In den letzten paar tausend Jahren implizierte der Begriff *Vayu* in der yogischen Literatur jedoch eine Unterteilung der Lebenskraft, *Prana*, in 10 Lebensströme, die wir als *Sub-Pranas* bezeichnen könnten. Leider wird einer dieser *Sub-Pranas* auch *Prana* genannt, was zu einiger Verwirrung führt. In diesem Text wird die Lebenskraft daher durchgängig als *Prana* bezeichnet, während die vitale Luft *Prana* als *Prana Vayu* bezeichnet wird, wenn von ihr die Rede ist.

---

[88] *Yoga Sutra* II.51
[89] Vedischer Zweig der Medizin

Von den zehn so genannten *Vayus* (vitale Luft) gelten fünf als primär (*Prana Vayu*, *Apana*, *Samana*, *Udana*, *Vyana*) und die anderen fünf als sekundär (*Naga*, *Krkara*, *Kurma*, *Devadatta*, *Dhananjaya*). Von diesen müssen wir uns hauptsächlich mit *Prana*, *Apana* und *Samana* beschäftigen. Diese *Vayus* sind für uns in Bezug auf drei Bereiche wichtig: Meditation, Gesundheit/Lebensverlängerung und Kundalini-Erweckung. Ich werde sie der Reihe nach behandeln:

*Vayus und Meditation*
*Prana Vayu* ist mit der Einatmung und der Nahrungsaufnahme verbunden, während *Apana Vayu* mit der Ausatmung und der Ausscheidung zu tun hat. *Apana* ist auch für das Urinieren, den Stuhlgang, die Menstruation, die Ejakulation und die Geburt des Fötus verantwortlich. Es ist also eine Abwärtsbewegung, während *Prana* eine Aufwärtsbewegung ist. Vergleiche zum Beispiel das Heben des Brustkorbs beim Einatmen (*Prana*) und das Senken des Brustkorbs beim Ausatmen (*Apana*). Aufmerksame Meditierende werden jedoch bemerkt haben, dass die Einatmung zwar den Brustkorb hebt, aber an den Nasenlöchern beginnt und am Damm endet. Wenn du der Ausatmung mit deinem Bewusstsein folgst, führt sie dich vom Beckenboden bis zu den Nasenlöchern, wo die Luft den Körper verlässt. Beim Einatmen und Ausatmen gibt es also sowohl eine Aufwärts- als auch eine Abwärtsbewegung.

Dies wird von dem Pranayama-Forscher Shrikrishna, Mitglied von Kaivalyadhama, bestätigt, der sagt, dass die subtile Bewegung des *Prana* die Umkehrung des groben

Atems ist.[90] Er erklärt, dass es beim Einatmen einen nach unten gerichteten Fluss (*apana gati* genannt) gibt. Dementsprechend gibt es bei der groben Ausatmung einen energetischen Aufwärtsfluss (*prana gati* genannt). Um die Sache noch komplizierter zu machen, weist er darauf hin, dass in einigen yogischen Texten die Worte *Prana* und *Apana* einfach mit Atem gleichgesetzt werden und in anderen mit dem subtilen Energiefluss (*gati*). Deshalb wird *Prana* in manchen Texten als eine Abwärtsbewegung und in anderen als eine Aufwärtsbewegung beschrieben. Beide gleichzeitig zu spüren und zu nutzen, wenn sie sich überkreuzen, ist eines der mächtigsten Geheimnisse der Meditation. Dazu musst du beim Einatmen spüren, wie der grobe Atem deinen Rumpf vom Damm bis zur Kehle ausfüllt, während gleichzeitig die feinstoffliche Energie von den Nasenlöchern bis zum Beckenboden reicht. Das bedeutet, dass dein Bewusstsein gleichzeitig nach oben und unten reichen muss. Spüre dann, wie sich beim Ausatmen zuerst die oberen Lungenflügel entleeren, dann der Brustkorb sinkt und sich schließlich der Bauch zusammenzieht, während der feinstoffliche Energiefluss gleichzeitig vom Damm nach oben zum Kopf reicht. Diese doppelte Bewegung immer wieder zu spüren, ist eine der effektivsten Methoden, um den Geist zu beruhigen.

*Vayus und Lebensverlängerung*
Die Bewegungen von *Apana* und *Prana* zu studieren und schließlich zu meistern, hat weitere wichtige Auswirkungen. In der *Hatha Yoga Pradipika* steht zum

---

[90] Shrikrishna, *Essence of Pranayama*, 2nd edn, Kaivalyadhama, Lonavla, 1996, S. 75

Beispiel, dass der Körper des Yogis wie der eines 16-Jährigen wird, wenn er das *Apana Vayu* nach oben zieht und das *Prana Vayu* nach unten drückt.[91] Beide *Vayus* führen schließlich zu einer Erschöpfung der Lebenskraft, da *Prana Vayu* nach oben und *Apana Vayu* nach unten aus dem Körper geschleudert wird. *Apana vayu* kann durch die Anwendung von *Mula Bandha* und *Uddiyana Bandha* (siehe Kapitel über *Bandhas*) nach oben gelenkt werden und *Prana vayu* kann durch die Anwendung von *Jalandhara Bandha* und *Jihva Bandha* nach unten gelenkt werden. Indem sie umgedreht werden, treffen sich die *Vayus* laut den Schriften im *Manipura Chakra*, wo sie in *Samana Vayu* umgewandelt und in den solaren Pranaspeicher des Körpers absorbiert werden. Diese Absorption von *Prana* im *Manipura Chakra* soll für yogische Kunststücke verantwortlich sein, wie z.B. tagelang oder wochenlang eingegraben zu werden und noch am Leben zu sein, wenn man ausgegraben wird. Pilot Baba hat zum Beispiel gezeigt, dass Yogis sehr lange am Leben bleiben können, selbst wenn sie von der Sauerstoffzufuhr abgeschnitten sind. Das ist keine neue Lehre: Sie ist bereits in der ältesten *Upanishad*, der *Brhad Aranyaka*, enthalten, die besagt, dass derjenige, der *Samana Vayu* erhöht, über den Tod hinaus ist. Beachte hier die Beständigkeit der yogischen Tradition über viele Jahrtausende hinweg.

Neben der Aufnahme von *Prana*, *Apana* und *Samana Vayu* in den solaren Pranaspeicher ist es hilfreich, den Atem und den Herzschlag so weit zu verlangsamen, dass beide fast nicht mehr wahrnehmbar sind. Diese Fähigkeit wurde von T. Krishnamacharya und anderen gezeigt.

---

[91] *Hatha Yoga Pradipika* II.47

Die Verlangsamung des Herzschlags reduziert den Sauerstoffverbrauch des Herzens und erhöht die Zeit, die in *kumbhaka* verbracht wird. Die Verlangsamung des Atems erhöht auch die allgemeine Lebenserwartung.

*Vayus und Kundalini-Erweckung*
Der dritte wichtige Bereich, in dem die *Vayus* nach Meditation und Gesundheit/Lebensverlängerung angesprochen werden, ist die Rolle des *Apana Vayu* als Motor für die Kundalini-Erweckung. Abgesehen von *Apana* bewegen sich die primären *Vayus* entweder nach oben (*Prana Vayu, Udana Vayu*) oder sind richtungsneutral (*Samana* und *Vyana Vayu*). Es ist das *Apana Vayu*, das durch seinen starken Abwärtsfluss hauptsächlich für die Erschöpfung der Lebenskraft und dafür verantwortlich ist, dass wir an unsere tierische Natur gekettet sind. *Apana* hat oft auch einen starken Einfluss auf die Sprache, was zu einem übermäßigen Gebrauch von fäkalen und sexuellen Ausdrücken führt. Laut Yoga können wir, wenn *Apana* nach oben gelenkt ist, unsere animalische Seite hinter uns lassen und das Göttliche umarmen.

Dieses Hochtreiben der Kundalini wird durch die Vermischung von *Prana* und *Apana* in *Kumbhaka* im *Manipura Chakra* verursacht. Dies ist ein beliebtes Thema in alten Texten. Der Weise Yajnavalkya erklärte seiner Frau Gargi, dass *das Apana* durch die Anwendung von *Mula Bandha* in *Siddhasana* nach oben geschickt werden muss.[92] Sobald es im *Manipura Chakra* (dem *Feuerchakra*) angekommen ist, muss das Feuer angefacht werden, indem *Prana Vayu* nach unten gezogen wird. Das Feuer wird dann den

---
[92] *Yoga Yajnavalkya* XII.1ff

Schwanz der Schlange Kundalini verbrennen und, bewegt durch die duale Kraft von *Apana Vayu* und Feuer, wird die Schlange durch die *Chakren* aufsteigen. Der Weise Vasishta sagt auch, dass die Kundalini durch *Apana* mit Feuer erweckt wird und sich wie eine Kobra nach oben bewegt.[93]

Raghuvira geht in seinem *Kumbhaka Paddhati*[94], einer Schrift, die ganz dem *Pranayama* gewidmet ist, noch weiter ins Detail. Er erklärt, dass die Beherrschung von *apana* (*apana jaya*) zur Beherrschung von *mula bandha* (Wurzelschloss), *mudras* (Energiesiegel), *dharana* (Konzentration), *agni* (Feuer), Aufstieg der Kundalini und einer Steigerung von *sattva guna* (Intelligenz) führt.

Hier ein paar Erklärungen: Die Beherrschung von *apana* (lebenswichtiger Abwärtsstrom) und *mula bandha* (Wurzelschloss) ist nahezu synonym. Das eine führt zur Beherrschung des anderen. Die Beherrschung von *apana* facht das *agni* (Feuer) an. Ein starkes *Agni* verbrennt Giftstoffe und fördert so die Gesundheit. Ein starkes *Agni* in Verbindung mit einem aufwärtsgerichteten *Apana* erweckt die Kundalini. Wenn ein disziplinierter Praktizierender die Kundalini zum Steigen bringt, wird der Yogi in der Lage sein, *Dharana* (Konzentration) zu praktizieren und danach die anderen höheren Glieder des Yoga.

Es ist wichtig zu verstehen, dass der Begriff Kundalini in den moderneren Schriften (d.h. denen des *Kali Yuga*) für das steht, was Patanjali mit *Dharana* meinte. In Patanjalis Zeitalter (*Dvapara Yuga*) war die Menschheit intellektueller und philosophischer veranlagt. In diesem Zeitalter

---

[93] *Vasishta Samhita* II.17-18

[94] *Kumbhaka Paddhati von Raghuvira*, Strophen 57-59

war Patanjalis Definition von *dharana* als die Fähigkeit, den Geist drei Stunden lang an einen Ort zu binden, allgemein akzeptiert.[95] In unserem heutigen Zeitalter, dem *Kali Yuga*, sind die Menschen viel stärker körperlich orientiert; daher suchten die Yogis nach einer Interpretation des Begriffs *dharana*, die körperliche Phänomene einbezieht.

Yogis beobachteten, dass *Dharana*, d.h. das Binden des Geistes an ein sattviges (heiliges) Meditationsobjekt für drei Stunden, nur möglich ist, wenn das *Prana* in die höheren *Chakras* aufsteigt. Wenn *das Prana* auf die unteren *Chakras* beschränkt ist, drückt sich der Mensch in Form von Überleben (*Muladhara Chakra*), sexueller Identität (*Svadhishthana Chakra*) oder der Aneignung von Reichtum, Nahrung und Gegenständen (*Manipura Chakra*) aus. *Prana*, das aufsteigt, wird Kundalini genannt. Die körperlich orientierten Yogis des *Kali Yuga* suchten nun nach Wegen, die Kundalini zu erheben, um *Dharana* zu stärken.

Zu den wichtigsten Wegen, die Kundalini zu heben, gehören der Weg der Luft und der Weg des Feuers oder die gleichzeitige Anwendung beider. Der „Weg des Feuers" bedeutet, das *Agni* (Feuer) zu reinigen und zu schüren, womit wir uns später beschäftigen werden. Der „Weg der Luft" bedeutet, das *Apana Vayu* nach oben zu bringen und es als Motor zu benutzen, um die Kundalini nach oben zu bewegen. Erinnere dich daran, dass *Apana* der einzige Vayu-Strom ist, der nach unten zeigt, wenn auch stark. Wenn es nach oben gerichtet ist, saugen alle *Vayus* zusammen die Kundalini wie ein riesiger Staubsauger auf, und genau das wird als der Pfad der Luft bezeichnet.

---

[95] *Yoga Sutra* III.1

In der *Yoga Kundalini Upanishad* heißt es, dass das *Apana*, das normalerweise nach unten fließt, mit Hilfe von *Mula bandha* nach oben gehoben werden muss.[96] Die *Upanishad* sagt weiter, dass sich das aufsteigende *Apana* mit *Agni* vermischen wird und sie gemeinsam zum *Manipura Chakra* aufsteigen werden.[97] Hier werden sie sich mit *Prana Vayu* (vitaler Aufwärtsstrom) vereinen und Kundalini, die von den *Vayus* aufgesaugt und von *Agni* entzündet wird (beachte, dass das englische Wort *ignite* vom Sanskrit *agni* = Feuer abgeleitet ist), wird durch die *Sushumna* aufsteigen.[98] Dies ist, kurz gesagt, die Methode, um *Dharana* zu erreichen, wie sie in den moderneren Yoga *Shastras* (Schriften) beschrieben wird. Allerdings kleiden sie die alten Konzepte nur in eine modernere Sprache. Der Begriff *Sushumna*, der zentrale Energiekanal - der Weg für den Aufstieg der Kundalini - wurde zum Beispiel schon in der *Chandogya Upanishad* verwendet,[99] i.e. den *Yoga Sutras* um Jahrhunderte vorausgeht.

Ich habe dies ausführlich erklärt, um zu zeigen, dass es nicht, wie einige westliche Gelehrte behaupten, ein Yoga der vedischen Seher, dann ein anderes Yoga der alten *Upanishaden*, dann ein klassisches Yoga von Patanjali und dann ein moderneres Yoga der *Hatha Yoga* Texte gibt. Das ist nicht der Fall. Über Jahrtausende hinweg gibt es eine kontinuierliche, kongruente Tradition von Weisen und *Siddhas*, die die gleiche mystische Erfahrung gemacht haben. Was sich änderte, war das Publikum und seine

---

[96] *Yoga Kundalini Upanishad* I.64
[97] *Yoga Kundalini Upanishad* I.65
[98] *Yoga Kundalini Upanishad* I.66-67
[99] *Chandogya Upanishad* XIII.6.6

Fähigkeit, die Lehren zu verstehen. Daher wurde die eine Lehre des Yoga in verschiedene Sprachen gekleidet und mit unterschiedlichen Methoden angepasst, um dieselbe mystische Erfahrung einem Publikum zu vermitteln, dessen Zusammensetzung sich im Laufe der Jahrtausende verändert hatte.

# SVARA UND NADI BALANCE

Ich halte dies für das wichtigste Kapitel des Buches, denn jemand, der es wirklich versteht, wäre verrückt, wenn er nicht weiter *Pranayama* üben würde. Der Grund, warum ich dieses Buch geschrieben habe, ist ja, dass ich dich dazu bringen will, über *Asana* hinauszugehen und auch *Pranayama* zu üben.

Stell dir vor, wie toll es wäre, einen Schalter zu haben, mit dem du bewusst zwischen deiner rechten und linken Gehirnhälfte, deiner intuitiven und analytischen Intelligenz, deinem sympathischen und parasympathischen Nervensystem, deinem Kampf-Flucht-Reflex und deiner Ruhe-Entspannung sowie zwischen den männlichen und weiblichen, solaren und lunaren Aspekten deiner Psyche wählen könntest. Wie schön wäre es, wenn du bei Bedarf von mitfühlend auf hartnäckig entschlossen umschalten könntest. Oder von energiegeladen zu völlig entspannt innerhalb weniger Minuten. Oder von extrovertiert (körperlich präsent, ausdrucksstark und kontaktfreudig) zu introvertiert (nachdenklich und absorbierend) innerhalb kurzer Zeit. Diesen Schalter gibt es tatsächlich und er ist keineswegs versteckt. Es ist die auffällige Geruchsöffnung in der Mitte deines Gesichts: deine Nase.

Wie kann das sein? magst du dich fragen. Fangen wir ganz am Anfang an. Vor dem Urknall und bevor es Zeit und Raum, Himmel und Erde, Geist und Materie gab, existierte nur unendliches Bewusstsein. Im Yoga nennen wir das unendliche Bewusstsein Brahman, die tiefe Wirklichkeit. Weil es die tiefste Schicht der Wirklichkeit bildet, kann es nicht weiter auf Elementarteilchen reduziert werden. Es ist die Wirklichkeit selbst. In der *Purusha Sukta* des *Rig Veda* heißt es: „Am Anfang gab es nur Dunkelheit. In dieser Dunkelheit atmete der Eine leise." Das bedeutet, dass das erste Anzeichen dafür, dass es einen Gott gibt, tatsächlich Gottes Atem war. Um das Universum erschaffen zu können, wurde Gott also polar. Das unendliche Bewusstsein (Brahman) kristallisierte sich in einen männlichen und einen weiblichen Pol, in vielen yogischen Schulen Shiva und Shakti genannt.

Und genau hier liegt die grundlegende Wahrheit von *Pranayama*. Die beiden Pole der Schöpfung, der männliche und der weibliche Pol des Kosmos, werden in den Hemisphären des Körpers und des Gehirns des Menschen repräsentiert und sind mit dem rechten bzw. dem linken Nasenloch verbunden.[100] Im Yoga werden sie das solare Nasenloch oder Pingala (das rechte) und das lunare Nasenloch oder Ida (das linke) genannt.

## RECHTE UND LINKE GEHIRNHÄLFTE

Die rechte Gehirnhälfte, die eher intuitiv und ganzheitlich ist, wird durch das linke Nasenloch angetrieben. Die linke Gehirnhälfte, die eher analytisch und sezierend ist, wird durch die Atmung durch das rechte Nasenloch angetrieben. Probiere es aus: Studiere ein akademisch schwieriges Fach wie Jura, Medizin oder Physik und schau, wie weit du kommst, wenn du durch das linke Nasenloch atmest. Wenn du durch das rechte Nasenloch

---

[100] *Shiva Svarodaya* Strophe 52

atmest, kannst du dir schwierige Themen viel besser merken und analysieren.[101] Wenn du zu viel lernst, gerätst du natürlich aus dem Gleichgewicht, weil du immer wieder denselben Teil deines Gehirns und deines Nadi-Systems benutzt.

Dann mache ein weiteres Experiment und versuche, dich in die Sorgen und Nöte eines anderen Lebewesens einzufühlen und mitzufühlen, wenn du durch das männliche, analytische rechte Nasenloch atmest. Das wird nicht funktionieren. Du wirst wie ein Computer analysieren, was sie falsch machen, und Verbesserungen für ihre aktuelle Strategie vorschlagen. Das ist nicht das, was in dieser Situation gebraucht wird. Stattdessen brauchen sie dein Zuhören, dein Verständnis und dein Einfühlungsvermögen, um zu heilen und die nährenden, menschlichen Züge zu spüren, die durch das linke Nasenloch angetrieben werden.

Oder versuche, komplexe Gedichte, Musik oder Gemälde zu verstehen. Du musst all die vielen Dimensionen, die der Autor gefühlt hat, holografisch nachempfinden, um ein großartiges Kunstwerk wirklich zu schätzen. Spüre, wie all das plötzlich möglich wird, wenn du das linke Nasenloch benutzt, das es dir ermöglicht, dich zurückzulehnen, zu entspannen, aus einer engen Sichtweise heraus zu zoomen und komplexe Zusammenhänge zu empfangen, die viel größer sind als du.

Ein vollständiger, integrierter Mensch ist nicht nur zu 100 % männlich oder weiblich, sondern je nach den Umständen in der Lage, entweder die männlichen oder die weiblichen Schaltkreise seiner Psyche und damit sein

---

[101] *Shiva Svarodaya* stanza 114

gesamtes Potenzial zu aktivieren. Das spiegelt sich im indischen Bild von Ardhanarishvara wider. Es ist eine androgyne Form von Lord Shiva und seinem weiblichen Aspekt, Devi Parvati (Shakti), dem Gott, der halb Frau und halb Mann ist.

## SYMPATHISCHES UND PARASYMPATHISCHES NERVENSYSTEM

Das nächste dualistische Paar, das wir uns ansehen werden, sind die sympathischen und parasympathischen Zweige des Nervensystems. Der Sympathikus steuert den Kampf-oder-Flucht-Reflex. Er wird durch Stress aktiviert und mobilisiert durch die Ausschüttung von Adrenalin deine Energieressourcen. Er wird durch das rechte, solare, männliche Nasenloch aktiviert. Wenn du durch das rechte Nasenloch atmest, bist du in der Lage, anstrengende körperliche Aufgaben zu bewältigen, z. B. gegen Feinde um dein Leben zu kämpfen, so schnell wie möglich vor einer Gefahr wegzulaufen oder schwere Steine zu heben, um Pyramiden zu errichten.[102]

Wenn es so effektiv ist, warum atmen wir dann nicht immer durch das rechte Nasenloch? Weil die Überbetonung des sympathischen Nervensystems dazu führt, dass wir ausbrennen. Es ist gut für kurze Energieschübe, aber wenn wir es überbetonen, werden wir wütend, leiden unter Schlaflosigkeit und neigen dazu, eine Typ-A-Persönlichkeit zu entwickeln. Ganz zu schweigen davon, dass wir dann nur noch 50 % der Fähigkeiten eines vollständigen, integrierten Menschen haben.

---

[102] *Shiva Svarodaya* Strophe 115

Der Parasympathikus ermöglicht es uns, Energie zu tanken, zu ruhen, zu schlafen und Freude zu empfinden. Er wird durch die Atmung durch das linke Nasenloch aktiviert. Deine Arbeitspausen werden effektiver, wenn du durch dieses Nasenloch atmest. Wenn du durch dieses Nasenloch atmest, wirst du mehr Freude daran haben, Zeit mit Freunden und geliebten Menschen zu verbringen, an den Strand zu gehen oder in der Natur zu spazieren. Wenn du durch das linke Nasenloch atmest, fällt dir das Stillen und Versorgen deines Kindes leichter. Probiere es aus.

Egal, über welches Thema du sprichst, wenn du vor einem großen Publikum sprechen musst, solltest du durch das rechte Nasenloch atmen. Das rechte Nasenloch steuert die efferenten (nach außen gerichteten) Nervenimpulse, z. B. beim Sprechen, bei der Arbeit mit den Händen, beim Laufen, beim Stuhlgang, beim Urinieren oder wenn du der aktive Partner beim Geschlechtsverkehr bist. Wenn du jedoch zu viel durch das rechte Nasenloch atmest, kann das bei anderen den Eindruck erwecken, dass du den Klang deiner eigenen Stimme magst oder dass du zu körperlich bist oder dich nicht hingeben kannst, wenn es angebracht ist. Wenn du durch das rechte Nasenloch atmest, ist es schwer, deine eigenen Fehler oder Unzulänglichkeiten zu erkennen.

## AFFERENTE UND EFFERENTE NERVENSTRÖME

Das linke Nasenloch steuert die afferenten (eingehenden) Nervenimpulse. Wenn du hören, sehen, fühlen, riechen oder schmecken willst, benutzt du das linke Nasenloch.

Benutze dieses Nasenloch auch, wenn du über dich selbst nachdenkst oder selbstkritisch sein willst. Afferent bedeutet auch, empfänglich zu sein. Im Moment der Empfängnis ist es wichtig, dass zumindest die Frau durch das linke Nasenloch atmet, denn sie empfängt den Geist des Kindes in ihrem Schoß. Einige Kulturen gingen sogar noch weiter. Bei einigen australischen Aborigines und afrikanischen Stämmen verließ der Mann das Dorf, um das Kind durch Träume zu empfangen. Das ist eine typische lunare Funktion des linken Nasenlochs, und es zeugt von der Reife einer Kultur, wenn ein vollständig eingeweihter und integrierter Mann in das eintreten kann, was normalerweise als weibliche Domäne angesehen wird, um neues Leben zu empfangen und zu umarmen.

Der afferente (eingehende) Nervenstrom kann aber auch zu dominant sein, was sich darin äußert, dass man zu introvertiert, sanftmütig, nicht ausdrucksstark genug, vielleicht sogar depressiv ist und nicht für sich selbst eintreten kann. Dem kann man wirksam entgegenwirken, indem man den efferenten (ausgehenden) Strom aktiviert, indem man durch das rechte, solare Nasenloch einatmet.

## KATABOLE UND ANABOLE FUNKTION

Katabolismus ist der Abbau von komplexen Molekülen in einfache. Er findet während der Verdauung der Nahrung statt. Wenn du isst und die Nahrung im Magen auflöst, atme durch das rechte Nasenloch. Ähnlich wie der analytische, sezierende Sonnenverstand wird auch der Abbau der Nahrung im Verdauungstrakt durch das rechte Nasenloch angetrieben. Anabolismus ist die metabolische

Synthese von einfachen Molekülen zu komplexen. Es ist das, was wir umgangssprachlich als Erholung, Ruhe und Nähren bezeichnen. Es findet hauptsächlich während des Schlafs und der Entspannung statt und wird durch das linke, lunare Nasenloch angetrieben. Die Aufnahme der aufgeschlossenen Nahrungsbestandteile erfolgt effektiver, wenn du durch das linke Nasenloch atmest. Deshalb sollte der *Svara* (Fluss) etwa 90 Minuten nach der Nahrungsaufnahme idealerweise auf das linke Nasenloch umschalten.

Wegen des aufbauenden / nährenden Charakters des lunaren Nasenlochs und des abbauenden / katabolen Charakters des solaren Nasenlochs sagt Raghuvira in seinem *Kumbhaka Paddhati*, dass die Bewegung des *Pranas* in Ida (linkes Nasenloch) Nektar genannt wird, während die in Pingala (rechtes Nasenloch) Gift genannt wird.[103] Mit den bisher gegebenen Hilfsmitteln wirst du diese ansonsten überraschende Aussage verstehen. Du wirst auch Sundaradevas Behauptung verstehen, dass das rechte Nasenloch Krankheiten durch Hitze verbrennt (ein katabolischer Abbau).[104]

Beachte, dass die metabolische/physische Funktion eines jeden Nasenlochs auch mit seiner mentalen Funktion zusammenhängt. Wir könnten den lunaren Geist als anabolisch bezeichnen, da er nährt, aufnimmt und synthetisiert. Der solare Verstand ist katabolisch, da er Argumente und Strukturen analysiert, indem er sie in ihre Bestandteile zerlegt. Während der solare Verstand in der Lage ist, ein Bild heran zuzoomen und in kleinste Details

---

[103] *Kumbhaka Paddhati von Raghuvira* Strophe 14
[104] *Hatha Tatva Kaumudi von Sundaradeva* XXXVI.27

zu zerlegen, kann der lunare Verstand fehlende Zusammenhänge synthetisieren und heraus zoomen, bis man das Ganze sieht. Wähle dein Nasenloch, je nachdem, welche Funktion gerade gefragt ist.

## KÖRPER ODER GEIST

Du kannst auch das jeweilige *Svara* (Nasenlochfluss) aktivieren, je nachdem, ob du deinen Körper oder deinen Geist aktivieren willst. Sundaradeva erklärt in seinem *Hatha Tatva Kaumudi*, dass *Prana*, die Lebenskraft (d.h. der Körper), im rechten Nasenloch wohnt, während *Manas* (der Geist) im linken Nasenloch wohnt. Er nennt diese Enthüllung das große Geheimnis.[105] Es ist jedoch kein Geheimnis mehr, wenn wir den vorherigen Absatz über afferente und efferente Nervenströme berücksichtigen. Wenn das linke Nasenloch aktiv ist, herrschen die afferenten Ströme vor, also die Ströme, die die Sinneseindrücke zurück in den Verstand leiten, um sie zu analysieren. Mit anderen Worten: Das linke Nasenloch aktiviert den Verstand. Wenn das rechte Nasenloch aktiv ist, überwiegen die efferenten (abgehenden) Nervenströme. Das setzt voraus, dass der Verstand zu einer Schlussfolgerung gekommen ist und die Nerven nun die Signale des Verstandes nach außen tragen, um eine körperliche Reaktion zu aktivieren. Das bedeutet, dass das rechte Nasenloch den Körper aktiviert. Aus diesem Grund schreiben die *Shastras* (Schriften) vor, dass bei anstrengender körperlicher Betätigung das rechte Nasenloch aktiviert sein sollte.

---

[105] *Hatha Tatva Kaumudi von Sundaradeva* XXIII.38

## GESUNDHEIT DURCH SVARA

Du kannst auch deine Gesundheit erheblich verbessern, indem du den *Svara* (Fluss) beherrschst. Sundaradeva sagt in seinem *Hatha Tatva Kaumudi*, dass Krankheiten, die durch verschlimmertes *Pitta* verursacht werden, durch die Atmung durch das linke Nasenloch zu behandeln sind, während Krankheiten, die durch verschlimmertes *Vata* und *Kapha* verursacht werden, abklingen, wenn du durch Surya, das rechte Nasenloch, atmest.[106] Zusätzlich gibt es Pranayama-Techniken, die deine Dosha-Konstitution verändern. *Shitali Pranayama* reduziert *Pitta*, während *Surya Bhedana Pranayama* es bei Bedarf erhöht. *Chandra Bhedana*, *Shitali* und *Sitkari* erhöhen *Kapha* und reduzieren *Pitta*, während *Ujjayi Kapha* auflöst und *Pitta* erhöht. Laut Yoga *Shastra* reduziert und vertreibt *Bhastrika* alle drei *Doshas* und schafft so ein Gleichgewicht zwischen ihnen. Alle diese Techniken werden in den jeweiligen Kapiteln ausführlich erklärt.

## TÄTIGKEITEN IM ZUSAMMENHANG MIT DER NASENLOCHAKTIVITÄT

Durch das richtige Nasenloch zu atmen, wenn man bestimmte Tätigkeiten ausführt, soll zum Erfolg führen. In der *Vasishta Samhita* heißt es, dass man beim Geschlechtsverkehr (bei Männern), beim Essen, beim Anhäufen von Reichtum und bei kriegerischen Aktivitäten durch das rechte Nasenloch atmen soll.[107] Beachte die durchdringende, verschlingende und aggressive Natur

---

[106] *Hatha Tatva Kaumudi von Sundaradeva* X.33

[107] *Vasishta Samhita* V.46

all dieser Aktivitäten. Als maßgeblicher Text zu diesem Thema gilt das *Shiva Svarodaya*, und es lohnt sich für jeden, der sich für *Pranayama* interessiert, es gründlich zu studieren. In diesem Text heißt es, dass die Beschaffung von Nahrung,[108] die Geburt und das Sterben,[109] und das Bewahren von Reichtum in Sicherheit mit der Atmung durch das linke Nasenloch erfolgen müssen. Beachte den nährenden und hingebungsvollen Charakter dieser Tätigkeiten. Andere Tätigkeiten mit dem rechten Nasenflügel sind laut *Shiva Svarodaya* das Erforschen von Dingen, die schwer zu verstehen sind (wie z.B. die Wissenschaft, die eine männliche, sezierende Tätigkeit ist),[110] das Studium der heiligen Schriften (wiederum analytisch, sezierende Intelligenz),[111] das Ausführen der *Shatkarmas* (Zerstörung von Unreinheiten), das Lehren oder Beeinflussen anderer (eine durchdringende Tätigkeit) und kaufmännische Tätigkeiten wie der Handel (ebenfalls analytisch).

Nach dem *Shiva Svarodaya* sollte Yoga generell während des linken *Svara* (Fluss durch Ida) praktiziert werden. Beim Yoga geht es darum, die Beziehung zum Göttlichen und zu deinem wahren Selbst zu nähren. Dies ist im linken *Svara* erfolgreich, im rechten *Svara* ungünstig. Diese Ansicht wird von Sundaradeva bestätigt, der sagt, dass alle *Pranayamas* mit dem linken Nasenloch beginnen müssen, während sie nutzlos sind, wenn sie durch das Gift und Hitze produzierende rechte Nasenloch

---

[108] *Shiva Svarodaya* Strophe 104

[109] *Shiva Svarodaya* Strophe 106

[110] *Shiva Svarodaya* Strophe 81

[111] *Shiva Svarodaya* Strophe 116

eingeleitet werden.[112] Er sagt auch, dass derjenige ein Yogi ist, der immer durch das lunare (linke) Nasenloch praktiziert, das *Amrita* kontrolliert, und so den schwer fassbaren Nektar der Unsterblichkeit erlangt.[113]

Zusammenfassend lässt sich sagen, dass du beim Studium der Schriften und bei der Analyse der yogischen Technik, wie z.B. beim Lesen dieses Buches, durch das rechte Nasenloch atmen musst, weil dein Geist seine sezierende, katabolische Funktion aktivieren muss. Wenn du jedoch den eher abstrakten Inhalt dieses Buches verdaut hast, wechsle zum linken Nasenloch und aktiviere deine weibliche Psyche. Dann kannst du heraus zoomen, alle Teile des Puzzles zusammensetzen und sie als Ganzes verarbeiten. Wenn du yogische Techniken praktizierst, muss dein Geist synthetisieren, zusammensetzen und anabolisch funktionieren, also atme durch das linke Nasenloch.

Wenden wir uns nun dem dritten *svara* zu, dem mittleren. Dieses *Svara* verleiht der yogischen und mystischen Erfahrung Kraft, und während du in diesem Zustand bist, solltest du nichts anderes tun, als Yoga und Meditation zu praktizieren.[114]

## DER AUSGEGLICHENE SVARA ODER MITTLERE ATEM

Ein tibetischer Lama, bei dem ich früher gelernt habe, sagte mir, dass einfache Meditation ohne zusätzliche

---

[112] *Hatha Tatva Kaumudi von Sundaradeva* XXXVII.4
[113] *Hatha Tatva Kaumudi von Sundaradeva* XLI V.47
[114] *Shiva Svarodaya* Strophe 130

Hilfsmittel im Durchschnitt 300 Lebenszeiten braucht, um zum Erfolg zu führen. Ich habe keine Möglichkeit, diese Aussage zu überprüfen, aber ein Pranayama-Meister könnte sie gesagt haben. Der Kerngedanke von *Pranayama* ist, dass Meditation fast Zeitverschwendung ist, wenn sie nicht stattfindet, wenn das mittlere *Svara* vorherrscht, d.h. wenn *Sushumna*, der zentrale *Nadi*, aktiv ist. Ist *Sushumna* jedoch aktiviert, kannst du in der Meditation Gebiete erreichen, für die Du sonst Jahre brauchen würdest.

Bei durchschnittlicher Gesundheit, ungestresst und keinem extremen Klima, keinen extremen Emotionen oder anderen extremen Einflüssen ausgesetzt, ist jedes Nasenloch etwa 60 bis 90 Minuten lang geöffnet, was der Tatsache entspricht, dass die Aktivität der Gehirnhälften im Allgemeinen im gleichen Rhythmus umschaltet.[115] Wenn man aber nach etwa 1 bis 4 Minuten von einer Seite auf die andere umschaltet, entsteht ein Gleichgewicht zwischen beiden Nasenlöchern. Dies wird als mittlerer *svara* oder *sushumna* bezeichnet. Der mittlere *Svara* fungiert als Verbindungsstelle (*Sandhi*) zwischen Ida und Pingala. Wie bei den Übergängen zwischen Einatmung und Ausatmung, Wachen und Schlafen, Nacht und Tag, Traum und Tiefschlaf, Leben und Tod, Tag und Nacht, wird auch an diesem Übergang der Verstand, der die Realität mit seinem Schleier überzieht, für einen Moment außer Kraft gesetzt. In diesem Moment der Aufhebung können wir vielleicht durch die grobe Struktur des Schleiers hindurchschauen und die darunter liegende tiefe Wirklichkeit (Brahman) sehen. Während der kurze Übergang die

---

[115] Swami Muktibodhananda, *Swara Yoga*, Yoga Publication Trust, Munger, 1984, S. 91

günstigsten Momente für die Meditation bietet, besteht das vorletzte Ziel von *Pranayama* darin, den mittleren *Svara* über viele Stunden und schließlich Tage auszudehnen, damit sich der Geist in der tiefen Wirklichkeit niederlassen kann - ein Zustand, den Yoga als objektlosen *Samadhi* bezeichnet.

Das Gleichgewicht und schließlich die Aufhebung von Ida und Pingala führt dazu, dass das *Prana* in den zentralen Energiekanal, die *Sushumna*, gezogen wird. Nach Ansicht vieler yogischer Schulen und Schriften ist das Gleichgewicht zwischen Ida und Pingala, anabolen und katabolen Funktionen, rechter und linker Gehirnhälfte, parasympathischem und sympathischem Nervensystem, afferenten und efferenten Strömen, *Manas Shakti* und *Prana Shakti* von größter Bedeutung für die mystische Erfahrung.

An dieser Stelle eine Anmerkung: So großartig der Sushumna-Fluss (mittlerer *Svara*) für spirituelles Hochgefühl auch ist, für weltliche Bestrebungen hat er wenig zu bieten. Der Leser darf nicht glauben, dass mystische Erkenntnis automatisch mit materiellem Reichtum einhergeht oder zu diesem führt. Im *Shiva Svarodaya* heißt es, dass während der Zeit des mittleren *Svara* kein weltlicher Gewinn erzielt werden kann.[116] Wenn du während des *mittleren Svara* einer kommerziellen Tätigkeit nachgehst, wirst du wahrscheinlich alles verlieren, da das richtige Urteilsvermögen ausgesetzt ist.

Du wirst durch mittleren *Svara* auch nicht charismatisch: Laut Swami Muktibodhananda ist es sogar weniger wahrscheinlich, dass man die Menschen während

---

[116] *Shiva Svarodaya* Strophe 124

des Sushumna-Flusses in seinen Bann zieht.[117] Umgekehrt können wir daraus schließen, dass, wenn jemand charismatisch erscheint, definitiv nicht *Sushumna* fließt, sondern Pingala (das rechte Nasenloch). Charismatisch zu sein bedeutet, dass du Zugang zur mentalen Software eines anderen Menschen bekommst. Es ist eine Code-brechende Tätigkeit, die den Fluss des männlichen, durchdringenden Pingala erfordert. Einem Mystiker, bei dem der mittlere *Svara* fließt, ist es völlig egal, ob er andere Menschen in seinen Bann zieht.

Muktibodhananda informiert uns auch darüber, dass während des Sushumna-Flusses sowohl spirituelle als auch kriminelle Tendenzen auftauchen können.[118] Die wichtige Lektion ist hier, dass der mittlere *Svara* nur während der spirituellen Praxis hilfreich ist. Triff während des *Sushumna-Flusses* auf keinen Fall geschäftliche oder andere Entscheidungen, die logisches Denken erfordern: Alle diese Fähigkeiten sind außer Kraft gesetzt. Wenn du beim Autofahren merkst, dass dein mittlerer *svara* zu fließen beginnt, halte an und beginne zu meditieren.

Aber genau diese Aussetzung des Geistes ist die Grundlage für den mystischen Zustand. Durch *Pranayama* kannst du lernen, den mystischen Zustand in einem geeigneten Moment herbeizuführen und ihn hinter dir zu lassen, wenn es angemessener erscheint, den linken oder rechten *Svara* zu benutzen. Der Geist und die fünf Sinne arbeiten durch das linke Nasenloch. *Prana*, die

---

[117] Swami Muktibodhananda, *Swara Yoga*, Yoga Publication Trust, Munger, 1984, S. 97

[118] Swami Muktibodhananda, *Swara Yoga*, Yoga Publication Trust, Munger, 1984, S. 56

schöpferische Lebenskraft, und die fünf Handlungsorgane (Fortbewegung, Greifen, Sprechen, Fortpflanzung und Stuhlgang) drücken sich durch das rechte Nasenloch aus. Das Bewusstsein, das wahre Selbst, wird durch den zentralen Kanal aktiviert und erreicht. Nutze jeden dieser Kanäle zu den richtigen Zeiten.

## WIE MAN SVARA ÄNDERT

Nachdem ich ausführlich über die Auswahl des richtigen *Svara* gesprochen habe, beschreibe ich hier eine Auswahl von Methoden, um den *Svara* zu ändern, d.h. vom linken zum rechten bzw. vom rechten zum linken Nasenloch zu wechseln. Bitte beachte, dass ein Nebeneffekt der Pranayama-Praxis darin besteht, dass du dir jederzeit bewusst wirst, wo sich dein *Svara* befindet, und dies ermöglicht es dir in der Regel, Aktivitäten zu verschieben, die für diesen *Svara* unpassend sind. *Pranayama* konditioniert dein Nervensystem auch so, dass bestimmte Aktivitäten automatisch dazu führen, dass du auf den entsprechenden *Svara* umschaltest. Es überrascht nicht, dass diese Tendenz bei sehr erfolgreichen Menschen von Natur aus vorhanden ist.

Um den *Svara* zu wechseln, müssen wir uns zunächst bewusst machen, auf welcher Seite er sich befindet. Schließe dazu ein Nasenloch und atme durch das andere und wechsle dann die Seite. Du wirst feststellen, dass es auf einer Seite viel mehr Reibung gibt, während das andere Nasenloch weit geöffnet ist. Der *Svara* befindet sich auf der Seite des offenen Nasenlochs. Erfahrene Yogis sind sich jederzeit bewusst, auf welcher Seite sich *Svara* befindet.

Eine einfache Methode besteht darin, sich einfach auf die rechte Seite zu legen. Nach ein paar Minuten spürst du, wie sich das obere Nasenloch öffnet und die meiste Luft hindurchströmt. Eine andere gängige Methode ist, einen Triggerpunkt in der Achselhöhle zu drücken, um das Nasenloch auf derselben Seite zu unterdrücken und das Nasenloch auf der anderen Seite zu öffnen oder zu aktivieren. Du würdest zum Beispiel den Triggerpunkt in deiner rechten Achselhöhle drücken, um Pingala, das rechte Nasenloch, zu unterdrücken und Ida, das linke Nasenloch, zu öffnen. Du kannst dazu deine Hand benutzen, aber auch die Rückenlehne eines Stuhls. Traditionell benutzen Yogis einen sogenannten *Yoga-Danda* (Yogastab), ein kurzes, krückenähnliches Gerät, um *Svara* zu wechseln. Bilder von Lord Shiva, dem göttlichen Yogi, zeigen ihn oft, wie er seinen Arm auf einen solchen *Yogastab* stützt.

Du kannst auch dein Knie als Ersatz für das *Yoga-Danda* verwenden. Nimm eine *Marichyasana A-ähnliche* Haltung ein und drücke dann das Knie in die Achselhöhle, um das gegenüberliegende Nasenloch zu öffnen. Fortgeschrittene Yogis können eine Haltung namens *Ekapada Yogadandasana* einnehmen, um das gleiche Ziel zu erreichen. Hier wird der Oberschenkel extrem nach außen gedreht und der Fuß in die entsprechende Achselhöhle gestellt, um den *Svara* auf das gegenüberliegende Nasenloch zu verlagern. Sei vorsichtig: Versuche diese Haltung nicht, wenn du nicht über eine außergewöhnlich starke Außenrotation der Hüfte verfügst. Eine andere einfache Methode, um *Svara* effektiv zu verändern, ist das Verstopfen des

Nasenlochs, das demjenigen gegenüberliegt, das du öffnen möchtest, mit Watte.

Du kannst zum Beispiel *Svara* nach rechts ändern, indem du den linken Ellbogen mit ausgestreckten Fingern in den linken Unterleib drückst. Weitere Techniken sind im *Jogapradipyaka* von Jayatarama beschrieben.[119]

So einfach es ist, vom linken zum rechten Nasenloch zu wechseln und umgekehrt, so schwierig ist der Zugang zum mittleren *Svara* - abgesehen von den wenigen Minuten während des Wechsels der Gehirn Hemisphären, in denen er automatisch fließt. Abgesehen von einem Akt der Gnade durch das Göttliche kann der mittlere *Svara* dauerhaft und freiwillig durch den Prozess der Reinigung der *Nadis* erreicht werden, der allgemein *Nadi Shuddhi* und *Nadi Shodhana* genannt wird. Diese fast synonymen Begriffe stehen für die Wechselatmung mit den Nasenlöchern. Wird sie ohne *Kumbhaka* ausgeführt, ist sie die Grundvoraussetzung, um mit der Kumbhaka-Praxis zu beginnen. Wenn sie mit *Kumbhaka* ausgeführt wird, ist sie die wichtigste Technik des *Pranayama*. Eine detaillierte Beschreibung der Technik für beide Methoden findest du im Kapitel über die Nadi-Reinigung. *Sushumna* kann auch erreicht werden, indem man zwei *Yoga-Dandas* gleichzeitig anwendet und so Ida und Pingala gleichzeitig unterdrückt. Wenn du nicht zufällig zwei *Yogadandas* zur Hand hast, wäre eine ziemlich anstrengende Methode, um auf *Sushumna* zuzugreifen, *Dvipada Yogadandasana*

---

[119] *Jogapradipyaka of Jayatarama,* ed. Swami Mahesananda et al., Kaivalyadhama, Lonavla, 2006, S. 15

einzunehmen. In dieser Haltung wird der linke Fuß in die linke Achselhöhle und der rechte Fuß in die rechte Achselhöhle gesteckt. Das ist eine sehr unbequeme Position und ich bezweifle, dass man mit dieser Zugangsmethode lange Freude an *Sushumna* haben wird.

# KUMBHAKA

## PRANAYAMA DEFINIERT ALS KUMBHAKA

Kumbhaka (Atemanhalten) ist so zentral für *Pranayama*, dass viele alte Texte den Begriff *Kumbhaka* anstelle von *Pranayama* verwenden. Die *Hatha Yoga Pradipika* zum Beispiel erwähnt acht Arten von *Kumbhakas* und betrachtet Techniken, die keine Atemrückhaltung beinhalten, nicht als *Pranayama*. Die *Vasishta Samhita* definiert *Pranayama* eindeutig als *Kumbhaka* und jede Technik, die nur aus *Puraka* (Einatmung) und *Rechaka* (Ausatmung) besteht, als kein *Pranayama*.[120]

Die Wechselatmung ohne *Kumbhaka* wird von Vasishta als eine Voraussetzung für *Pranayama* behandelt, die jeder durchlaufen muss. Vasishta definiert *Pranayama* als (inneres) *Kumbhaka* mit geistiger Konzentration auf bestimmte Punkte wie den Nabel, die Zehen und das dritte Auge.[121] Auch die *Mandala Brahmana Upanishad* definiert *Pranayama* so, dass es nicht nur aus Ein- und Ausatmung besteht, sondern auch aus *Kumbhaka*.[122] Das *Yoga Sutra* von Patanjali definiert *Pranayama* als Glättung des Flusses der Ein- und Ausatmung,[123] inneres, äußeres, mittleres[124]

---

[120] *Vasishta Samhita* III.28

[121] *Vasishta Samhita* III.34

[122] *Mandala Brahmana Upanishad* I.1

[123] *Yoga Sutra* II.49

[124] *Yoga Sutra* II.50

und spontanes Anhalten des Atems.[125] Zusammenfassend lässt sich sagen, dass es Autoritäten gibt, die *Pranayama* mit *Kumbhaka* gleichsetzen, und es gibt diejenigen, die sagen, dass *Kumbhaka* der wichtigste Bestandteil von *Pranayama* ist. Beide Gruppen haben gemeinsam, dass sie *Kumbhaka* hoch schätzen.

## ABGRENZUNG DES BEGRIFFES KUMBHAKA VON ATEM ANHALTEN

*Kumbhaka* hat so wenig mit dem Anhalten des Atems zu tun, *wie Asana* mit Dehnung zu tun hat. Außenstehende sagen manchmal, dass sie sich nicht vorstellen können, Yoga zu praktizieren, weil sie nicht beweglich sind, und als Asana-Lehrer wird man oft mit Geschichten von Turnern, Tänzern oder Schlangenmenschen konfrontiert, die sich sehr gut im Yoga machen würden. Aber die Leute, die das behaupten, haben den Punkt nicht verstanden. Übermäßige Flexibilität ist ein Hindernis für Yoga, und bei *Asana* geht es nicht darum, immer mehr und immer verzerrter aussehende Haltungen einzunehmen, sondern um die Transformation von Körper und Geist auf dem Weg dorthin. Auf ähnliche Weise wird man, wenn man *Pranayama* unterrichtet, sehr wahrscheinlich mit Geschichten von Apnoetauchern konfrontiert, die ihren Atem eine Ewigkeit lang anhalten können, und auch das geht am Sinn des Yoga vorbei. Das Anhalten des Atems ist nur die gröbste und oberflächlichste Schicht des *Kumbhaka-Prozesses*, wenn auch die, die für den unbedarften Beobachter am sichtbarsten ist. Ich möchte

---

[125] *Yoga Sutra* II.51

hier die Bedingungen auflisten, die erfüllt sein müssen, damit das Anhalten des Atems *kumbhaka* ist. Der/die Praktizierende muss in einer traditionellen *Meditations-Asana* sitzen, wie z.B. *Siddhasana* oder *Padmasana*.

Wenn *kumbhaka* länger als 10 Sekunden dauert, müssen die *bandhas*, d.h. *Jalandhara, Mula* und *Uddiyana bandha*, angewendet werden. Die Augen müssen geschlossen und innerlich auf einen bestimmten Punkt fokussiert sein und der Geist muss auf ein geeignetes yogisches (heiliges) Objekt gerichtet sein. Alternativ können die Augen auch halb geschlossen sein und entweder in *Shambhavi Mudra* verharren oder auf ein heiliges Objekt vor dem Yogi blicken. Die Länge aller Einatmungen, Verweilzeiten und Ausatmungen muss so gezählt werden, dass ihr Verhältnis zueinander genau einer vorgegebenen Zählung folgt (z. B. 1:4:2) und eine vorgegebene Anzahl von Runden geübt wird. Wenn zum Beispiel ein *kumbhaka* von einer bestimmten Länge geübt wird und die Yogini nicht in der Lage ist, die dazugehörige Ausatmung zu vollenden, weil sie nach Luft schnappen muss, dann geht jeglicher yogischer Verdienst verloren, da keine Fixierung von *Prana* stattfinden kann. Im *Kumbhaka* lernt der/die Praktizierende, große Mengen an *Prana* zu extrahieren, indem er/sie für die subtilen Energieströme im Körper durch Konzentration und *Bandhas* empfänglich wird. Ohne diese Sensibilität kann *Pranayama* nicht gelingen. *Kumbhaka* ist ein Werkzeug, um langsam die Herrschaft über das *Prana* und damit auch über den Geist zu erlangen, denn es ist das *Prana*, das den Geist antreibt. *Kumbhaka* ist kein sportliches Atemanhalten um seiner selbst willen. Ich wiederhole: *Kumbhaka* findet nur dann statt, wenn seine

Länge und Anzahl immer und immer wieder wiederholt werden kann und jede Ausatmung genau bis zum Ende durchgehalten werden kann.

## ZWECK VON KUMBHAKA

Laut Patanjali sorgt die Praxis von *Pranayama* dafür, dass das *Prana* sanft und gleichmäßig fließt, was mit einem ruhigen und gefassten Geist einhergeht. Das Üben der willentlichen Pranayama-Techniken führt schließlich zu *Kevala Kumbhaka*, von Patanjali *Chaturtah* genannt, das automatisch zu *Samadhi* führt. Er fügt jedoch hinzu, dass *Pranayama* lange vor Erreichen dieses Zustands den Geist befähigt, *Pratyahara* (Zurückziehen der Sinne, fünftes Glied)[126] zu erreichen und ihn auf *Dharana* (Konzentration, sechstes Glied) vorzubereiten.[127]

Die mittelalterlichen Hatha-Texte sehen weitere Wirkungen von *kumbhaka*. Sundaradeva erklärt in seinem *Hatha Tatva Kaumudi*, dass *Kumbhaka* dazu beiträgt, Shakti, d.h. Kundalini, zu erwecken.[128] Wie bereits erklärt, ist Kundalini nichts anderes als der Motor für *Dharana*. Die alten Weisen schwiegen über die Kundalini, weil die Praktizierenden in ihren Zeitaltern (d.h. Satya-, Treta- und *Dvapara-Yugas*) noch in der Lage waren, *Dharana* zu erreichen, ohne auf Kundalini-Methoden zurückzugreifen. Aufgrund der Bindung an den Körper und die Funktionen der unteren *Chakras* im aktuellen *Kali Yuga* muss die mächtige Kraft der Kundalini genutzt werden,

---

[126] *Yoga Sutra* II.54
[127] *Yoga Sutra* II.53
[128] *Hatha Tatva Kaumudi von Sundaradeva* XLIV.61

um das Bewusstsein zu den höheren *Chakras* zu heben, die *Dharana* ermöglichen.

Sundaradeva sagt auch, dass die Zeit im *kumbhaka* keine Rolle spielt,[129] eine Tatsache, die bereits in der *Hatha Yoga Pradipika* beschrieben wird. Dies zeigt, dass sich der Yogi im *kumbhaka* in einem zeitlosen und damit in einem Zustand befindet, in dem es keinen Tod gibt. Sundaradeva und viele andere Autoren sagen, dass der Tod einen Yogi nicht erreichen kann, wenn er sich während der vorher festgelegten Zeit in *kumbhaka* befindet. Die Zeit wird vom Geist in Form von Ida und Pingala geschaffen, und wenn beide außer Kraft gesetzt sind, ist auch die Zeit außer Kraft gesetzt.[130]

*Kumbhaka* kann auch zur Aufnahme und Fixierung von *Prana* verwendet werden. Das fixierte *Prana* kann dann auf Bereiche mit chronischer Erschöpfung verteilt werden. Aus diesem Grund hat es große gesundheitliche Vorteile. In der *Hatha Yoga Pradipika* steht, dass während des inneren *Kumbhaka das Prana* in einem kranken Organ fixiert werden sollte, um dieses Organ von seinem Leiden zu heilen.[131] Das *Yoga Rahasya* geht sogar noch weiter und erklärt, dass *Prana* in die *Chakras* gelenkt werden muss, um die Lebensspanne zu verlängern und die Wahrscheinlichkeit von Krankheiten zu verringern.[132]

---

[129] *Hatha Tatva Kaumudi of Sundaradeva* XL.55

[130] *Hatha Yoga Pradipika* IV.17

[131] *Hatha Yoga Pradipika*, Kaivalyadhama edn V.19-23

[132] M.M. Gharote et al. (eds), *Therapeutic References in Traditional Yoga Texts*, Lonavla Yoga Institute, Lonavla, 2010, S. 192

## ARTEN VON KUMBHAKA

*Kumbhaka* wird zunächst in *Sahita* und *Kevala* unterteilt. *Kevala Kumbhaka* ist das Ziel von *Pranayama*. Es ist eine spontane Einstellung des *Pranas*, die *Samadhi* begleitet oder hervorruft. Es wird am Ende dieses Buches in einem gleichnamigen Kapitel beschrieben. *Kevala Kumbhaka* tritt auf, sobald *Sahita Kumbhaka* gemeistert wird. *Sahita Kumbhaka* bedeutet die bewusste und formale Bemühung, *Kumbhaka* im Verhältnis zu den Ein- und Ausatmungen zu halten. *Sahita Kumbhaka* wird dann noch einmal unterteilt, je nachdem, wo der Atem angehalten wird, nämlich außen, innen oder in der Mitte, wobei letzteres heutzutage viel seltener vorkommt. Das Anhalten des Atems nach einer Ausatmung wird als äußeres (*bahya*) *Kumbhaka* bezeichnet, während das Anhalten des Atems nach einer Einatmung als inneres (*antara*) *Kumbhaka* bezeichnet wird.

Einige Lehrer sind der Meinung, dass zuerst das innere Halten gemeistert werden muss, während andere zuerst das äußere Halten lehren. In vielen yogischen Abhandlungen wie der *Vasishta Samhita* ist nur von innerem *kumbhaka* die Rede.[133] Im *Yoga Sutra* von Patanjali wird jedoch ausdrücklich *bahya kumbhaka* als Mittel zur Klärung des Geistes erwähnt.[134] Sowohl die *Hatha Yoga Pradipika*[135] als auch das *Hatha Tatva Kaumudi*[136] schreiben die Beherrschung des Raja Yoga (d.h. des objektlosen *Samadhi*) dem

---

[133] Swami Digambarji et al. (eds) *Vasishta Samhita (Yoga Kanda)*, Kaivalyadhama, Lonavla, 1984, S. 21

[134] *Yoga Sutra* I.34

[135] Hathapradipika (10 Kapitel) IV.67

[136] *Hatha Tatva Kaumudi von Sundaradeva* XLIV.60

externen *Kumbhaka* zu. Beide Arten von *kumbhaka* werden auch in der *Brhadyogi Yajnvalkya Smrti* erwähnt.[137]

Nathamunis *Yoga Rahasya* rät zur Praxis beider Arten von *kumbhaka*,[138] erklärt aber, dass bestimmte Vorteile wie die Reinigung und Aktivierung des 2. und 3. *Chakras, Svadhishthana* und *Manipura*, nur durch *bahya kumbhaka* erreicht werden können.[139] Die Bedeutung dieser Information kann nicht hoch genug eingeschätzt werden. Auch in anderen Texten wie dem *Brhadyogi Yajnavalkya Smrti* wird die Bedeutung von *bahya kumbhaka* erwähnt. Laut Swami Niranjanananda besteht einer der wichtigsten Unterschiede zwischen innerem und äußerem *kumbhaka* darin, dass das innere *kumbhaka* (vor allem, wenn es mit Mula- und *Jalandhara-Bandhas* praktiziert wird) den Parasympathikus anregt, während das äußere *kumbhaka* (vor allem, wenn es mit vollem äußerem *Uddiyana* praktiziert wird) den Sympathikus in den Vordergrund rückt.[140] Die parasympathische Aktivität hingegen verlangsamt den Herzschlag und senkt den Blutdruck und damit den Sauerstoffverbrauch, während die sympathische Aktivität das Gegenteil bewirkt. Das ist einer der Gründe, warum externes *Kumbhaka* schwieriger zu meistern ist. Beide Formen von *Kumbhaka* in derselben *Pranayama-Runde* zu üben, führt jedoch zu einem Gleichgewicht zwischen beiden Zweigen des Nervensystems. Äußeres *Kumbhaka* ist auch schwieriger als inneres, denn beim inneren

---

[137] *Brhadyogi Yajnvalkya Smrti* VIII.20-21

[138] *Yoga Rahasya* II.49

[139] *Yoga Rahasya* II.50

[140] Swami Niranjanananda, *Prana and Pranayama*, Yoga Publications Trust, Munger, 2009, S. 146

*Kumbhaka* sind deine Lungen voll mit Sauerstoff und das *Prana* kann noch herausgezogen werden. Beim äußeren *Kumbhaka* sind deine Lungen leer und verlangen daher früher nach einer Einatmung.

Ich schlage die folgende Vorgehensweise vor: Lerne zuerst äußeres *Kumbhaka* mit vollem äußerem *Uddiyana Bandha* (*Bahya Uddiyana*) in *Mudras* wie *Yoga Mudra* und *Tadaga Mudra* und während *Nauli*. Der Vorteil dabei ist, dass du nicht mitzählen musst. Das bedeutet, dass du dich mit der Technik vertraut machen kannst, ohne eine vorgegebene Zeit in *kumbhaka* verweilen zu müssen. Die Anweisung für *kumbhaka* innerhalb eines bestimmten *Mudra* lautet: „Halte nach Kapazität". Das bedeutet, dass du aus dem *kumbhaka* herauskommen kannst, wenn deine Kapazität erreicht ist. Dann lernst du internes *Kumbhaka* im Rahmen einer Pranayama Übung, bei der du die Zählung beachten musst.

Zählen bedeutet zum Beispiel, dass du 10 Sekunden lang einatmest, 40 Sekunden lang *Kumbhaka* hältst und 20 Sekunden lang ausatmest. Sobald du ein gewisses Maß an Beherrschung des inneren *Kumbhaka* erreicht hast, kannst du äußere *Kumbhakas* in dein *Pranayama* einbauen. Sie werden dir jetzt weniger Schwierigkeiten bereiten, da du sie bereits in *Mudras* geübt hast. Außerdem können die äußeren *Kumbhakas* in Verbindung mit *Bhastrika* gelernt werden. Aufgrund der massiven Sauerstoffzufuhr, die *Bhastrika* liefert, erscheint es akzeptabler, den Atem mit leeren Lungen anzuhalten. Sobald die äußeren *Kumbhakas* hier gemeistert werden, können sie in *Nadi Shodhana* integriert werden. In jedem Fall sind sowohl *Bhastrika* als auch externe *Kumbhakas* keine Anfängertechniken und müssen unter der Anleitung eines erfahrenen und qualifizierten Lehrers erlernt werden.

## LÄNGE DES KUMBHAKA

Kein Buch über *Pranayama* wäre vollständig ohne eine Diskussion über die Kumbhaka-Länge und ihren Zweck. Ich muss zugeben, dass ich anfangs selbst verblüfft war über Beschreibungen von *Kumbhakas*, die mehrere Minuten dauern und sogar weit darüber hinausgehen. Aber es ist überraschend, welche Welten sich eröffnen, wenn man lange genug fleißig übt. Bei der Analyse der modernen Literatur zu diesem Thema und den alten yogischen Abhandlungen habe ich drei verschiedene Bereiche der Kumbhaka-Länge gefunden. Moderne Autoren, die sich hauptsächlich mit den gesundheitlichen Aspekten von *Kumbhaka* befassen, beschreiben *Kumbhakas* von bis zu 40 oder 50 Sekunden Länge. Diese *Kumbhakas* sind für alle zugänglich.

Ernsthafte moderne spirituelle Adepten und die yogischen Schriften beschreiben *Kumbhakas* von etwa 2 oder sogar 3 Minuten. Solche *Kumbhakas* werden eingesetzt, um die Kundalini zu erwecken und so die Meditation zu vertiefen. Diejenigen, die sie anwenden, müssen täglich und über einen langen Zeitraum hinweg *Asanas*, *Bandha*, *Mudra*, *Mitahara* (maßvolle Ernährung), *Yamas* und *Niyamas* fest verinnerlicht haben.

Es gibt einen dritten Bereich der Kumbhaka-Länge, der sich auf eine oder mehrere Stunden oder sogar weit darüber hinaus erstreckt. Diese *Kumbhakas* werden nicht nur in den yogischen Schriften beschrieben, sondern wurden auch von einigen modernen Yogameistern wie Trailanga

Swami und Pilot Baba praktiziert. Sie werden verwendet, um den Geist in *Samadhi* zu versenken. Bitte beachte, dass solche *Kumbhakas* nicht der einzige Weg sind, um *Samadhi* zu erreichen, aber für manche sind sie die Methode der Wahl. Schauen wir uns diese drei Kumbhaka-Längen genauer an.

Zunächst einmal muss gesagt werden, dass die Überlegungen zur Kumbhaka-Länge für alle Menschen gleichermaßen gelten. Das *Yoga Rahasya* schreibt allen Menschen die gleiche Atemfrequenz zu.[141] Allerdings müssen viele verschiedene Aspekte in Bezug auf die Umgebung und den Einzelnen berücksichtigt werden. Die Höhenlage verringert die mögliche Zeit, die in *kumbhaka* verbracht werden kann, da weniger Sauerstoff zur Verfügung steht. Erhöhte Luftfeuchtigkeit verkürzt ebenfalls die Kumbhaka-Zeit, da sie die Sauerstoffaufnahme vermindert. Hohe Temperaturen erschweren die Abkühlung des Organismus, der sich im *Kumbhaka* aufheizt; daher kann sich das *Kumbhaka* in kalten Klimazonen verlängern.

Das ist einer der Gründe, warum Yogis in die knackig kalten Höhen des Himalayas aufgestiegen sind. Mitte der 1980er Jahre wanderte ich mit einem indischen shaivitischen *Sadhu* (religiöser Asket) durch den Himalaya zur heiligen Stätte Muktinath, die für *Sadhus* große Bedeutung hat. Während wir jeden Tag höher und höher in die Berge stiegen, wurden die Nächte immer kälter. Ein *Sadhu* darf sich nicht in geschlossenen menschlichen Behausungen aufhalten und darf auch keine zivilisatorischen Kleidungsstücke wie Hosen tragen. Der einzige Schutz, den mein *Sadhu* hatte, um sich vor der eisigen Himalaya-Luft

---

[141] *Yoga Rahasya* I.57

zu schützen, war ein dünnes Baumwollgewand und ein großer Schal aus demselben Material. Am Abend näherten wir uns einer menschlichen Behausung in Reichweite und baten um etwas zu essen und die Erlaubnis, auf der Veranda schlafen zu dürfen. Da ich nicht an ein religiöses Gelübde gebunden war, gab ich nach einer Weile meinen Stolz auf und gesellte mich zu den Einheimischen in deren Haus in die Nähe eines schwelenden Lagerfeuers.

Trotz dieser Tatsache - und meines teuren westlichen Schlafsacks - wurde ich von der eisigen Kälte geweckt. Schüchtern wagte ich mich ins Freie, halb in der Erwartung, meinen *Sadhu* entweder zu einem Eisblock erfroren oder zumindest mit einer Lungenentzündung vorzufinden. Ich war überrascht, dass es ihm absolut gut ging. Er erzählte mir, dass er es gewohnt war, seine Körpertemperatur über Nacht mit *Kumbhaka* stabil zu halten. Je kälter die Temperatur ist, desto länger muss *kumbhaka* sein, um die Körpertemperatur zu stabilisieren. Gleichzeitig können diese langen *Kumbhakas* auch für die Meditation genutzt werden.

Weitere Faktoren, die bei der Dauer von *Kumbhaka* berücksichtigt werden müssen, sind Emotionen und Stimulanzien. Emotionen treiben *das Prana* aus und erschweren die Fixierung des *Pranas*; daher können sie die Ausübung von *Kumbhaka* ganz verhindern oder zumindest seine Dauer verkürzen. Auch der Konsum von Stimulanzien wie Kaffee und Alkohol vertreibt *Prana* und verhindert lange *Kumbhakas*. Stress, Angst, Wut, Schmerz, Schuld und Scham verkürzen ebenfalls die Kumbhaka-Länge.

So ist es selbst für einen erfahrenen Lehrer von außen sehr schwierig, die richtige Länge des *Kumbhaka* für einen

Schüler zu bestimmen. Diese Tatsachen verdeutlichen jedoch, dass ein solcher Lehrer die Kompetenz haben muss, Ratschläge zu erteilen, wenn ein Schüler darum bittet oder wenn sich ungünstige Symptome zeigen. *Pranayama* und *Kumbhaka* können nicht aus einem Buch gelernt werden, und dieses Buch ist nicht dazu gedacht, einen Lehrer zu ersetzen, sondern wird als zusätzliche Unterstützung für Lehrer und Schüler angeboten.

Sogar Sundaradeva, einer der gelehrtesten Experten für *Pranayama*, gibt in seinem *Hatha Tatva Kaumudi* zu, dass es schwierig ist, zu sagen, wie lange man in *kumbhaka* bleiben muss. Er schlägt vor, dass dies von einer weisen Person mit scharfer Intelligenz mit Hilfe eines sicheren Urteilsvermögens bestimmt werden kann.[142] Mit anderen Worten, selbst eine allgemein weise Person mit mäßiger Intelligenz und eingeschränktem Urteilsvermögen wird dieser Aufgabe nicht unbedingt gewachsen sein. Auch eine Person, die sehr intelligent ist, der es aber an Weisheit und Urteilsvermögen mangelt, wird nicht in der Lage sein, die Länge des *kumbhaka* zu bestimmen. Es geht also darum, langsam und mit Bedacht vorzugehen, bis du dir sicher bist, dass du dein aktuelles Niveau der Praxis gründlich verdaut hast, bevor du es intensivierst.

Ich habe oft gehört, dass fortgeschrittene oder etablierte Asana-Praktizierende sagen, dass sie einfach kein *Kumbhaka* praktizieren können. Dieser Eindruck entstand zwangsläufig, weil zu früh zu lange *Kumbhakas* gewählt wurden. Wenn diese Praktizierenden ihre Atemlänge um die Hälfte reduzieren und täglich üben würden, wären sie plötzlich in der Lage, *Kumbhakas* auszuführen. Aber

---

[142] *Hatha Tatva Kaumudi von Sundaradeva* XXXVIII.75

oft wird dieser Weg aus Stolz nicht gewählt. Die Einstellung scheint hier zu sein: „entweder richtig lange *Kumbhakas* oder gar keine". Das ist schade, denn es hindert uns daran, die unglaublichen Gaben von *Pranayama* zu nutzen. Es ist wichtig, ein Übungsniveau zu finden, auf dem du dich persönlich wohlfühlst, und nicht eines, das dir von einem Lehrer oder einer Lehrerin von außen aufgezwungen wird, der/die dich zu schnell vorantreibt. Das wird immer nach hinten losgehen. Wähle einen Lehrer, der keine Erwartungen daran hat, wie lange du *Kumbhaka* halten können solltest.

Das Scheitern, seine Kumbhaka-Praxis fortzusetzen, kommt von der Unfähigkeit, langsam zu beginnen und länger bei kürzeren *Kumbhakas* zu bleiben. Dieser Ehrgeiz, der in der modernen Asanapraxis als normal angesehen wird, verhindert jeden Fortschritt im *Pranayama*. Es ist kein Zufall, dass *Pranayama* das vierte Glied des Yoga ist und somit als fortgeschrittener gilt, als *Asana*.

Im *Hatha Tatva Kaumudi* heißt es, dass kurze *Kumbhakas* zur Beseitigung von Unreinheiten verwendet werden, während lange *Kumbhakas* der Erlangung von Befreiung dienen.[143] Das bedeutet, dass wir einen Reinigungsprozess von einer bestimmten Länge durchlaufen, bei dem kürzere *Kumbhakas* verwendet werden, um angesammelte Unreinheiten wie *Karma* zu verbrennen. Sobald ein gewisser Fortschritt in diesem Prozess erreicht ist, werden die *kumbhakas* automatisch länger.

Der bekannte Yogalehrer Dr. M.L. Gharote erklärt uns, dass die Atemfrequenz bei normaler Atmung 15 pro Minute beträgt, was 4 Sekunden pro Atemzyklus entspricht.

---

[143] *Hatha Tatva Kaumudi von Sundaradeva* XXXVIII.136

Diese sollte im *Pranayama* auf 2 oder 3 pro Minute gesenkt werden, was z. B. dadurch erreicht werden kann, dass man 5 Sekunden lang einatmet, die Luft 20 Sekunden lang anhält und 10 Sekunden lang ausatmet.[144] Die Haupttechnik des *Pranayama* besteht darin, die Atemfrequenz mit der Zeit langsam zu reduzieren. Nach einigen Jahren täglicher Praxis werden dann intensive *Kumbhakas* erreicht, in denen eine tiefe Transformation möglich ist.

Ranjit Sen Gupta, Autor von *Pranayama: A Conscious Way of Breathing*, hält *Kumbhakas* von 40 Sekunden für das Maximum, was aber schwer zu erreichen ist.[145] Andre Van Lysebeth hält *Kumbhakas*, die länger als 40 Sekunden dauern, für so intensiv, dass man sie nur direkt nach der Asana-Praxis ausführen sollte.[146] Dr. K.S. Joshi, Autor von *Yogic Pranayama*, hält 50 Sekunden für das Maximum.[147]

Diese Längen sind für ein allgemeines Publikum gedacht und stehen im Gegensatz zu denen, die in den meisten yogischen Texten für Eingeweihte angegeben werden: 48 Sekunden für die niedere (*kanishta*) Praxis, 64 Sekunden für die mittlere (*madhyama*) Praxis und 80 Sekunden für die intensive (*uttama*) Praxis.[148] Die Vorstellung von 80 Sekunden *Kumbhaka* als vernünftige

---

[144] M.L. Gharote, *Pranayama: The Science of Breath*, Lonavla Yoga Institute, Lonavla, 2003, S. 23

[145] Ranjit Sen Gupta, *Pranayama: A Conscious Way of Breathing*, New Age Books, Delhi, 2000, S. 58

[146] Andre van Lysebeth, *Die Große Kraft des Atems*, O.W. Barth, Bern, 1972, S. 98

[147] Dr. K.S. Joshi, *Yogic Pranayama*, Orient Paperbacks, Delhi, 1982, S. 80

[148] *Jogapradipyaka von Jayatarama*, ed. Swami Mahesananda u.a., Kaivalyadhama, Lonavla, 2006, S. 82

KUMBHAKA

Obergrenze wird von Swami Niranjanananda bestätigt, der vorschlägt, das innere *Kumbhaka* im *Nadi Shodhana* auf 80 Sekunden auszudehnen, bevor andere *Pranayamas* in Angriff genommen werden.[149] Er rät auch, *Nadi Shodhana* mit einem inneren *Kumbhaka* von 80 Sekunden und zusätzlich einem äußeren *Kumbhaka* von 40 Sekunden viermal täglich mindestens drei Monate lang zu üben, bevor er mit anderen *Pranayamas* fortfährt.[150] Das ist eine ziemlich gewaltige Praxis, und wenn sie befolgt würde, kämen nur eine Handvoll Menschen jemals über *Nadi Shodhana* hinaus. Wenn wir die von Swami Niranjanananda angegebenen Längen für die beiden *Kumbhakas* zusammenzählen, kommen wir auf 120 Sekunden. Ungefähr die gleiche Zahl nennt Yogeshwaranand Paramahamsa, der von Kumbhaka-Längen von 120 Sekunden[151] und 128 Sekunden spricht.[152] Fast die gleiche Länge, 124 Sekunden, gibt der Pranayama-Forschungsautor Shrikrishna als notwendig an, um die Kundalini zu heben.[153]

Wir können also zwei Gruppen von Längen erkennen, eine Gruppe mit einer empfohlenen Kumbhaka-Länge von etwa 40 bis 50 Sekunden und eine zweite Gruppe, die die Zeit auf etwa die dreifache Länge, also etwa 120

---

[149] Swami Niranjanananda, *Prana and Pranayama*, Yoga Publications Trust, Munger, 2009, S. 224

[150] Swami Niranjanananda, *Prana und Pranayama*, Yoga Publications Trust, Munger, 2009, S. 220

[151] Yogeshwaranand Paramahamsa, *First Steps to Higher Yoga*, Yoga Niketan Trust, New Delhi, 2001, S. 358

[152] Yogeshwaranand Paramahamsa, *First Steps to Higher Yoga*, Yoga Niketan Trust, New Delhi, 2001, S. 320

[153] Shrikrishna, *Essence of Pranayama*, Kaivalyadhama, Lonavla, 2nd edn, 1996, S. 65

Sekunden, ausdehnt. Es ist offensichtlich, dass es sich bei der ersten Gruppe um moderne Autoren handelt, die vor allem für ein gesundheitsbewusstes allgemeines Publikum geschrieben haben, und für diesen Zweck können die *Kumbhakas* auf etwa 40 bis 50 Sekunden begrenzt werden. Die zweite Gruppe besteht aus vollendeten spirituellen Adepten, die bereit sind und waren, ernsthaften spirituellen Suchern *Pranayama* zu lehren. In diesem Fall wird das *Kumbhaka* verwendet, um die Kundalini zu erwecken, und kann auf 2 Minuten oder mehr ausgedehnt werden.

Ein dritter Bereich der Kumbhaka-Länge reicht weit über die 2-Minuten-Stufe hinaus. Wenn man in den yogischen Schriften über diese super langen *Kumbhakas* liest, kann man leicht entmutigt sein, weil man denkt, dass man sie nie erreichen wird. Aber das ist so, als würdest du dich weigern, *Asanas* zu üben, weil du ein Buch mit einem Yogi gesehen hast, der ekelhafte Verrenkungen macht, oder als würdest du dich weigern, Geige zu lernen, weil du Paganini spielen gehört hast. Doch aus irgendeinem Grund ist diese Einstellung in Bezug auf *Pranayama* weit verbreitet.

Ich werde diese *Kumbhakas* hier nicht im Detail besprechen, da ich nicht glaube, dass ihre Beschreibungen für den angehenden Praktizierenden sehr hilfreich sind, sondern eher ein Hindernis darstellen. Wenn du etwas über sie lesen möchtest, schau bitte in Raghuviras *Kumbhaka Paddhati* oder Theos Bernards *Hatha Yoga* nach.

Was für den Schüler wichtig ist, ist, dass alle *Kumbhakas* Wirkungen haben, aber die längeren noch mehr, und was Autoren wie Raghuvira erreichen wollen, ist, dass die Praktizierenden nicht selbstgefällig werden, sondern ihre Fähigkeiten im *Kumbhaka* immer weiter ausbauen. Er empfiehlt immer wieder, die Länge des *Kumbhaka* zu erhöhen,[154] und erklärt den Zusammenhang zwischen der Länge des *Kumbhaka* und *Samadhi*.[155] Je länger dein *Kumbhaka* ist, desto wahrscheinlicher wirst du in *Samadhi* fallen. Mit längeren *Kumbhakas* können höhere *Samadhis* erreicht werden. Raghuvira ist weit davon entfernt, von einem ehrgeizigen sportlichen Streben um seiner selbst willen zu sprechen, denn fast jedes Mal, wenn er davon spricht, die Länge der *kumbhakas* zu verlängern, fügt er hinzu, dass dies mit äußerster Hingabe zu Gott geschehen muss, denn Yoga ohne *bhakti* ist tot.

Das Problem mit dem modernen Yoga ist, dass es sich in vielen Fällen bereits in einen Zirkus verwandelt hat, in dem derjenige, der mehr schillernde Verrenkungen ausführen kann, mehr Selbstwertgefühl bekommt. Das Letzte, was wir mit *Pranayama* tun wollen, ist, es in einen Wettbewerb zu verwandeln, bei dem Schüler mit heraushängender Zunge nach immer längeren *Kumbhakas* streben. Viel wichtiger im Hinblick auf Yoga sind die Liebe, die du für das Göttliche und alle Wesen erfährst, und die Qualität des Dienstes, den du für das Erwachen anderer Wesen leisten kannst. Wir müssen uns auch vor Augen halten, dass solche extremen *Kumbhakas* nur eines der vielen yogischen Werkzeuge sind, um *Samadhi* zu erreichen.

## DER SINN VON EXTREMEN KUMBHAKAS

Eine der yogischen Lehren besagt, dass dort, wo *Prana* hingeht, auch *Chitta* (der Geist) hingeht. Wenn sich *Prana* nicht bewegt, bewegt sich auch der Geist nicht. Wenn sich der Geist nicht bewegt, verweilt der Yogi automatisch im

---

[154] *Kumbhaka Paddhati von Raghuvira* Strophen 176, 177, 205
[155] *Kumbhaka Paddhati von Raghuvira* Strophe 218

Bewusstsein. Geistige Aktivität bei jemandem, der den Verstand nicht gemeistert hat, ist nichts anderes als der Akt, sich von seiner wahren Natur, dem Bewusstsein, in den Verstand zu projizieren. Das ist schwer zu verstehen, solange sich der Geist bewegt, aber es ist offensichtlich, wenn der Geist zum Stillstand gekomen ist. Wenn *Pranayama* gemeistert wird, können alle Lebenszeichen angehalten werden. Das kann so weit gehen, dass einige Yogis sich selbst begraben lassen. Wenn sie in der Erde begraben sind, ist kein Sauerstoff mehr vorhanden, und das bedeutet, dass der Yogi oder die Yogini sterben wird, wenn er oder sie nicht in einen sehr fortgeschrittenen spirituellen Zustand eintritt. Der größte bekannte Pranayama-Meister der letzten Jahrhunderte war wahrscheinlich Trailanga Swami. Er wurde von einer sehr großen Menschenmenge dabei beobachtet, wie er in Varanasi in den Ganges eintauchte und extrem lange unter Wasser blieb, viele Quellen sprechen von Wochen am Stück. Aber der Zweck von Trailangas *Tapas* war nicht, die Menschenmassen zu beeindrucken, denn er lebte als nackter, obdachloser Bettler in den Straßen der Stadt und wurde von vielen verachtet. Nachdem Paramahamsa Ramakrishna Trailanga gegen Ende seines Lebens, als er fast 280 Jahre alt war, getroffen hatte, bemerkte Ramakrishna, dass er wie ein zweiter Shiva sei.

Was er meinte, war, dass er keinen Unterschied zwischen Gott und Trailanga sehen konnte. Interessanterweise ist dies die Aussage eines spirituellen Meisters, der weder an *Pranayama* noch an einer anderen yogischen Technik ein Interesse hatte. Aber er bestätigte, dass der Yogi Trailanga das Ziel aller spirituellen Disziplin und aller yogischen Methoden erreicht hatte, nämlich die wahre Einheit mit dem Göttlichen.

Und Trailanga ist nicht die einzige Person, für die *Prana* eine wichtige Rolle beim Erreichen dieses Zustands spielte. Im Markusevangelium erfahren wir, dass nach der Begegnung mit Johannes dem Täufer der Heilige Geist auf Jesus Christus herabkam.[156] Die englische Übersetzung von Holy Ghost oder Heiliger Geist gibt jedoch nicht die volle Bedeutung des griechischen Originals im Neuen Testament wieder, das *pneuma* lautet, ein Wort, das vom Sanskrit-Begriff *prana* abgeleitet ist.[157] Es bedeutet Atem. In die yogische Terminologie übersetzt, empfing Jesus Gottes *Prana Shakti*, nachdem er von Johannes getauft worden war, und von da an schwebte es wie eine Taube über ihm. Es ist hier relevant, dass die *Hatha Yoga Pradipika Prana* als Vogel beschreibt.[158]

## FORTGESCHRITTENE KUMBHAKAS UND KUNDALINI

Bevor wir die Verbindung zwischen *Kumbhakas* und Kundalini- Erweckung erforschen, muss angemerkt werden, dass es alternative Methoden gibt, um das gleiche Ziel zu erreichen. Einige davon sind göttliche Gnade, *Mantra*, *Mudras* oder die Meditation über die *Chakras* auf eine bestimmte Art und Weise (*Bhutashuddhi*). Fortgeschrittene *Kumbhakas* sind nicht die einzige, aber eine wichtige Methode.

---

[156] Markus 1.10
[157] John Carroll, *The Essential Jesus*, Scribe, Melbourne, 2007, S. 24
[158] *Hatha Yoga Pradipika* III.55

Wie ich bereits erwähnt habe,[159] sollen die acht Glieder des Yoga nicht isoliert geübt, sondern wie russische Puppen ineinander gestapelt werden. Das Ziel des Yoga, die Befreiung, kann durch drei yogische Mittel erreicht werden: *Pranayama*, *Samadhi* und Hingabe an das Göttliche. Wenn die erste dieser drei Möglichkeiten genutzt wird und die spirituelle Freiheit direkt über das vierte Glied erreicht wird, sind sehr lange *Kumbhakas* nötig. Die Länge des *Kumbhakas* kann etwas verkürzt werden, wenn die darauffolgenden Glieder im *Pranayama* untergebracht werden, das wiederum in *Asana* stattfindet.

In der *Gheranda Samhita* erfahren wir, dass *Dharana* (Konzentration), das sechste Glied, innerhalb des *Kumbhakas* geübt werden soll.[160] Gheranda schlägt hier eine aufeinanderfolgende Konzentration auf die Elemente innerhalb des *Kumbhakas* vor. Obwohl wir immer noch *Pranayama* verwenden, wird die Praxis jetzt *Dharana* genannt. Das macht sie zeitlich effektiver. Erinnern wir uns daran, dass wir im Yoga geistige Freiheit erlangen, indem wir unsere eigentliche Natur, das Bewusstsein, erkennen. Das Bewusstsein ist durch geistige Aktivität verschleiert. Um diesen Schleier zu entfernen, kann der Geist durch die Beruhigung des Atems beruhigt werden, da der Atem den Geist antreibt. Alternativ kann der Geist auch durch Meditation beruhigt werden. Die Meditation an sich kann die Form einer absichtlichen Anstrengung annehmen, um den Gedankenfluss zu stoppen, wie es Shri Aurobindo erfolgreich praktizierte, oder die Form einer passiven

---

[159] Gregor Maehle, *Ashtanga Yoga: The Intermediate Series*, New World Library, Novato, 2009, S. xvii

[160] *Gheranda Samhita* III.70

Beobachtung des Gedankenflusses in der Erwartung, dass dies im Laufe der Zeit zu seiner Reduzierung führt, wie es Swami Vivekananda lehrte.

Das achtgliedrige Yoga verfolgt einen anderen Ansatz. Hier wird die Konzentration auf ein heiliges Objekt, das an sich schon eine beruhigende Wirkung auf den Geist hat, in das *Kumbhaka* integriert. So werden sowohl der Geist als auch der Atem gleichzeitig beruhigt und die Wirkung beider Praktiken wird vervielfacht. Der Geist beruhigt *das Prana* und *das Prana* beruhigt den Geist. Die größte Wirkung wird erreicht, wenn wir von beiden Seiten gleichzeitig zur Ruhe kommen. Allerdings muss *Pranayama* zuerst erlernt werden, denn es ist viel einfacher, den Atem zu beruhigen als den Geist. Ebenso muss der Körper vor der *Pranayama-Übung* durch *Asanas* beruhigt werden, was wiederum einfacher ist. Einen aufgewühlten Geist zu beruhigen, indem man direkt zur Meditation übergeht, ist so, als würde man versuchen, einen wütenden Tiger zu besänftigen, indem man ihn am Schwanz packt.

Wir haben bereits gelernt, dass das Erwecken der Kundalini bedeutet, sich für *Dharana* zu befähigen und dass *Pranayama* das wichtigste Mittel ist, um die Kundalini zu erheben. Die subtile Lebenskraft drückt sich, wenn sie nicht erweckt wird, durch die niederen Triebe aus. Sobald sie erweckt ist, neigt sich der Praktizierende dem Heiligen zu. Kundalini ist kein Phantom, sondern ein Phänomen, das im Rausch der mystischen Zustände gesehen und gefühlt werden kann.

Da die *Siddhas* genaue Beschreibungen der Kundalini hinterlassen haben, ist es für die Praktizierenden von heute einfach, die Kundalini zu visualisieren, und schon das wird, wenn es mit großer Absicht und Präzision von einem konzentrierten Geist getan wird, die Kundalini zu gegebener Zeit aufsteigen lassen. Yogeshwaranand Paramahamsa empfiehlt, Kundalini während des *Kumbhaka* zu visualisieren.[161] Dies wird von Theos Bernard bestätigt, der beschreibt, wie er bei jedem *Kumbhaka* die Kundalini erweckt, indem er sie durch Konzentration durch die *Chakras* leitet und sie im *Kronenchakra* mit dem Bewusstsein vereint.[162]

Die Verbindung zwischen *Kumbhaka*, Kundalini und geistiger Konzentration wird auch vom großen Shankaracharya bestätigt. In seinem *Yoga Taravali* erklärt er, dass die Konzentration auf das *Ajna Chakra* während des Kumbhaka *das Prana* in den zentralen Energiekanal eintreten lässt.[163] Er fügt hinzu, dass die Kundalini[164] nach oben steigt und wenn sie den Gipfel erreicht hat, ermöglicht sie es einem, mühelos *Dharana* (Konzentration) und *Dhyana* (Meditation) zu erreichen.[165] In drei kurzen Strophen hat der große Meister hier die komplizierte Verbindung zwischen *Kumbhaka*, geistiger Konzentration und Meditation erklärt. Die Betonung liegt hier auf „mühelos". Durch das Aufsteigen der Kundalini können die höheren Stufen mit relativ wenig Aufwand erreicht werden,

---

[161] Yogeshwaranand Paramahamsa, *First Steps to Higher Yoga*, Yoga Niketan Trust, New Delhi, 2001, S. 359

[162] Theos Bernard, *Hatha Yoga,* Rider, London, 1950, S. 95

[163] *Yoga Taravali von Shankaracharya* Strophe 11

[164] *Yoga Taravali von Shankaracharya* Strophe 12

[165] *Yoga Taravali von Shankaracharya* Strophe 14

während die Meditation ohne das Werkzeug der Kundalini in jahrzehntelanger leerer, sinnloser Plackerei enden kann.

Allerdings sollte nicht versucht werden, die Kundalini zu heben, ohne vorher *Asana* und *Pranayama* zu beherrschen.[166] Sobald der Yogi in beidem gefestigt ist, müssen die primären *Mudras* (Energiesiegel) erlernt werden, während die grundlegenden *Mudras* wie die *Bandhas* und *Asana-Mudras* vor dem *Pranayama* erlernt werden müssen. Im *Yoga Sutra* werden die *Mudras* nicht ausdrücklich erwähnt, aber sie werden unter den Überschriften *Asana* (wie *Yoga Mudra, Tadaga Mudra*), *Pranayama* (wie *Uddiyana Bandha Mudra*), *Pratyahara* (wie *Viparita Karani Mudra*) und *Dharana* (wie *Shambhavi Mudra, Shanmukhi Mudra*) angedeutet. Mit anderen Worten: Alle *Mudras* können einem bestimmten Glied zugeordnet werden.

Wichtig dabei ist, dass die Kumbhaka-Länge zum einen dazu dient, die Kundalini in all ihren Details genauer zu visualisieren. Andererseits beruhigt, konzentriert und reinigt eine solche Visualisierung den Geist und macht längere *Kumbhakas* möglich.

Die *Hatha Yoga Pradipika* legt die Verbindung zwischen *Pranayama* und den höheren Stufen des Yoga folgendermaßen fest:[167] 12 *Pranayamas* ergeben ein *Pratyahara* (das fünfte Glied), 12 *Pratyaharas* ergeben 1 *Dharana* (das sechste Glied), 12 *Dharanas* ergeben 1 *Dhyana* (das siebte Glied) und 12 *Dhyanas* ergeben 1 *Samadhi* (das achte Glied und die Krönung des Yoga).

---

[166] Swami Niranjanananda, *Yoga Darshan*, Sri Panchadashnam Paramahamsa Alakh Bara, Deoghar, 1993, S. 359

[167] *Hatha Yoga Pradipika* (10 Kapitel) I.36-37

# ALLGEMEINE RICHTLINIEN FÜR PRANAYAMA

## WANN DU PRANAYAMA ÜBEN SOLLTEST

*Wann man mit der Praxis beginnt*

Die Richtlinien für den Zeitpunkt des Beginns der Pranayama-Praxis sind sehr unterschiedlich, da sich die Vorstellungen darüber, was *Pranayama* ist, von Lehrer zu Lehrer stark unterscheiden. Swami Sivananda sagt zum Beispiel, dass vorbereitendes *Pranayama* von jedem ohne jegliche Voraussetzungen praktiziert werden kann.[168] Er empfiehlt auch, den Beginn der Praxis nicht aufzuschieben, bis man einen Guru gefunden hat, sondern sofort mit den Anweisungen in seinem Buch zu beginnen.[169] Der Swami bezog sich hier auf eine sehr einfache und grundlegende Form der Praxis. Er war sich bewusst, dass es nicht mehr viele Pranayama-Experten auf der Welt gibt und die Chancen, einen solchen zu finden, nicht groß sind. Eine weitere Überlegung ist, dass man nie weiß, was mit dem Neuling passiert, und die momentane Begeisterung könnte schon verflogen sein, wenn

---

[168] Swami Sivananda, *The Science of Pranayama*, BN Publishing, 2008, S. 98

[169] Swami Sivananda, *The Science of Pranayama*, BN Publishing, 2008, S. 100

der Lehrer endlich auftaucht. Es gibt jedoch auch einen Nachteil, wenn man ohne Lehrer weitermacht. Wenn ein Schüler oder eine Schülerin *Asanas* nur aus Büchern und DVDs lernt, ist die Praxis meist so verkümmert, dass es sehr schwierig sein kann, die schlechten Gewohnheiten zu ändern. Es würde mich wundern, wenn das bei *Pranayama* anders wäre.

Wie bereits erwähnt, sagte Swami Ramdev, dass *Pranayama* so harmlos sei, dass es sogar von Kindern praktiziert werden könne. Er hat auch eine einführende Form der Praxis beschrieben. T. Krishnamacharya hat einigen Patienten, die zu krank waren, um *Asana* zu üben, *Pranayama* beigebracht, in diesem Fall ein sanftes therapeutisches *Pranayama*.

Im Gegensatz dazu führte K. Pattabhi Jois, ein Schüler von T. Krishnamacharya, *Pranayama* als ein intensives *Sadhana* mit langen *Kumbhakas* ein und verlangte daher von seinen Schülern ein sehr hohes Maß an Asana-Kenntnissen. Als spirituelles *Sadhana* eingesetzt, erfordert *Pranayama*, dass der Zustand von *Asana Siddhi* (Vollkommenheit in *Asana*) in bestimmten Meditationshaltungen (vorzugsweise *Padmasana*) erreicht wird. Das bedeutet, dass du in der Lage sein musst, für die Dauer deiner Pranayama-Sitzung bequem in deiner Meditationshaltung zu sitzen, mit beiden Knien und beiden Sitzknochen auf dem Boden. Setze dich für spirituelles *Pranayama* nicht auf einen Stuhl oder in die so genannte *Sukhasana* (einfache Haltung), bei der man einfach im Schneidersitz sitzt, ohne dass die Knie ganz bis zum Boden herunterkommen können. Weder in *Sukhasana* noch beim Sitzen auf einem Stuhl, beim Anlehnen an eine Wand oder beim Faulenzen auf einem Sofa ist es möglich, den Pranastrom nach oben zu leiten, der für die spirituelle Befreiung notwendig ist. Dieses Thema wird in dem Kapitel über *Asanas* ausführlich behandelt.

Einer meiner Pranayama-Lehrer, B.N.S. Iyengar, ebenfalls ein Schüler von T. Krishnamacharya, sagte, dass *Pranayama* im Allgemeinen nach sechs Monaten Asana-Praxis begonnen werden sollte und die Meditation innerhalb eines Jahres nach dem Beginn von *Pranayama*. Sonst würde man seine Inkarnation verschwenden. Er führte *Pranayama* mit einem mittleren Schwierigkeitsgrad ein, intensivierte diesen aber schnell, wenn er den Eindruck hatte, dass der Schüler es verdauen konnte. Er erwartete, dass eine vollständige Asanapraxis zweimal am Tag durchgeführt wird, und empfahl, *Pranayama* idealerweise viermal am Tag zu praktizieren, mindestens aber zweimal am Tag. Iyengar gehörte zu einer Generation von Brahmanen, die damit aufgewachsen sind, auf dem Boden und nicht auf Stühlen zu sitzen. Das führt dazu, dass sich die Hüftgelenke vollständig öffnen und wenn mit der formalen Yogapraxis begonnen wird, ist es ein relativ kleiner Schritt, *Pranayama* im Sitzen in *Padmasana* oder zumindest *Siddhasana* auszuführen.

Jayatarama, der Autor des *Jogapradipyaka*, begründet, dass *Pranayama* erst nach *Shodhana Karma*[170] d.h. den Reinigungsprozessen, die als *Kriyas* bekannt sind, durchgeführt werden sollte. Die Gheranda Samhita unterstützt diese Ansicht, aber Swatmarama hat sie in seiner *Hatha Yoga Pradipika* in Frage gestellt. Gheranda lehrte die *Kriyas* für alle Yogis, während Swatmarama sagte, dass

---

[170] *Jogapradipyaka von Jayatarama* Strophen 463-465

nur diejenigen, die Unreinheiten haben, sie praktizieren müssen.

Da wir in unserer modernen Industriegesellschaft leben, in der es viele Arten von Schadstoffen gibt, würde ich allen, die mit *Pranayama* beginnen wollen, empfehlen, zunächst regelmäßig *Nauli*, *Kapalabhati* und *Neti Kriyas* zu üben. Diese werden in dem Kapitel über *Kriyas* ausführlich beschrieben.

Zusammenfassend lässt sich sagen, dass die Frage, wann mit der Pranayama-Praxis begonnen werden sollte, von den verschiedenen Lehrern sehr unterschiedlich behandelt wurde, was den unterschiedlichen Schwierigkeitsgrad des von ihnen gelehrten *Pranayama* widerspiegelt. Du kannst mit leichtem *Pranayama* früh oder mit schwierigem *Pranayama* später beginnen. Das Ergebnis ist wahrscheinlich ähnlich, denn im ersten Fall wird deine Fähigkeit, *Pranayama* durchzuführen, langsam wachsen, während deine Asana-Praxis reift. Verständlich ist auch Swami Sivanandas Sorge, dass eine Schülerin oder ein Schüler in einem entscheidenden Moment ihres/seines Lebens nach *Pranayama* fragen könnte, und wenn es ihr/ihm vorenthalten wird, könnte sie/er sich dann in eine eher materialistische oder abwärts gerichtete Richtung wenden. In ähnlicher Weise sieht Swami Ramdev *Pranayama* als ein Werkzeug zur Gesundheitsausbildung für die Massen, das sie weniger abhängig von teuren Medikamenten macht. T. Krishnamacharya scheint einen Mittelweg beschritten zu haben, indem er seinen Schülern ein *Pranayama-Niveau* beibrachte, das ihrem aktuellen Stand der Asana-Praxis entsprach, egal ob sie Anfänger oder Fortgeschrittene waren.

## ALLGEMEINE RICHTLINIEN FÜR PRANAYAMA

*Jahreszeit*
In mittelalterlichen Texten heißt es, dass *Pranayama* nicht im Winter oder Sommer begonnen werden sollte, sondern nur im Frühling oder Herbst. *Pranayama* kann den Temperaturhaushalt des Körpers beeinflussen und man kann sich heiß oder kalt fühlen, wenn man es beginnt. Früher hatten Yogis keine modernen Wohnungen mit Heizung und Klimaanlage, keine isolierten Dächer, Fenster oder warme Kleidung. Wenn du in einer strohgedeckten Hütte mit dem traditionellen Boden aus Kuhdung wohnst, solltest du die oben genannten Ratschläge zu den Jahreszeiten befolgen; ansonsten kannst du sie als veraltet betrachten.

*Tageszeit*
Nach einer Mahlzeit musst du 4 Stunden warten, bevor du mit dem *Pranayama* beginnst. Im *Yoga Rahasya* ist sogar von 6 Stunden die Rede. Je leerer der Verdauungskanal ist, desto einfacher wird die Pranayama-Praxis. Im Wesentlichen bedeutet das, dass du vor den Mahlzeiten üben solltest, nicht danach. Allerdings sollte eine halbe Stunde nach Beendigung des *Pranayama* vergehen, bevor man Nahrung zu sich nimmt. Die Ausnahme ist eine Tasse Milch, die direkt nach und sogar vor dem *Pranayama* eingenommen werden kann.

Die *Sandhis*, die sogenannten Knotenpunkte des Tages, gelten als günstig für *Pranayama*. *Sandhis* sind die Zeiten, in denen die Nacht in den Tag übergeht, also die Morgendämmerung, der Morgen in den Nachmittag, also die Tagesmitte, und der Tag in die Nacht, die Abenddämmerung. Die beste Zeit für *Pranayama* ist der Sonnenaufgang, wie Brhadyogi Yajnavalkya Smrti bestätigt.[171]

---
[171] *Brhadyogi Yajnavalkya Smrti* VIII.38-40

*Nach Asana*
Wenn du einmal am Tag *Pranayama* praktizierst, sollte es idealerweise direkt nach *Asana* erfolgen. In seinem Kommentar zum *Yoga Sutra* sagte der Rishi Vyasa „sati asana jaye", was so viel bedeutet wie „einmal siegreich im *Asana*". Viele Autoritäten interpretieren das so: „Erreiche den Sieg in einer *Asana* und übe erst dann *Pranayama*". Das macht Sinn, denn wenn du nicht in einer *Asana* sitzen kannst, ist *Pranayama* schwierig. Einige Autoritäten sind jedoch der Meinung, dass Vyasas Diktum bedeutet: „Übe gleich nach *Asana* dein *Pranayama*".

Natürlich ist der Körper nach *Asana* ideal vorbereitet. Du wirst viel tiefer in *Kumbhaka* gehen und mehr *Prana* aufnehmen können, wenn du deinen Körper mit *Asana* vorbereitet hast. Dein Nacken wird gründlich auf *Jalandhara Bandha* (Kinnverschluss) vorbereitet sein, wenn du *Sarvangasana* (Schulterstand) geübt hast. Wenn du zweimal am Tag *Pranayama* übst, wobei die erste Sitzung direkt nach deiner Asana-Praxis stattfindet und der zweiten keine Asana-Sitzung vorausgeht, wirst du schnell merken, dass du in der zweiten Sitzung nicht mit den Fortschritten der vorangegangenen *Asana-Sitzung* mithalten kannst.

Wenn du *Pranayama* ohne unmittelbare Vorbereitung durch *Asana* praktizierst, beschränke deine *Kumbhakas* auf etwa 40 Sekunden, es sei denn, du bist ein sehr erfahrener Praktizierender oder wirst von einem solchen unterrichtet und beaufsichtigt.

*Lebensphase*
Die *Yoga Rahasya* bezeichnet *Pranayama* als die Hauptpraxis für *Grihasthas* (Haushälter)[172] und sagt, dass

---
[172] *Yoga Rahasya* II.45

## ALLGEMEINE RICHTLINIEN FÜR PRANAYAMA

die Hauptanwendungszeit etwa zwischen dem 25. und 75. Lebensjahr liegt.[173] Die *Yoga Rahasya* lehrt, dass vor dem 25. Lebensjahr das Hauptaugenmerk auf *Asana* und danach auf *Pranayama* liegen sollte. Wenn du dich jedoch vor deinem 25. Lebensjahr nicht auf *Asana* konzentriert hast, kannst du nicht über die Stränge schlagen: Du wirst aus den oben genannten Gründen auch später im Leben eine solche Phase durchlaufen müssen. *Yoga Rahasya* gibt uns jedoch eine bestimmte Reihenfolge vor, die mit zunehmender Reife des Yogis von *Asana* zu *Pranayama* und dann zu *Dhyana* (Meditation) führt. Diese Abfolge garantiert, dass wir die Früchte unserer Mühen ernten, aber nur, wenn die vorherigen Stufen beibehalten werden. Der Hüter des *Yoga Rahasya*, T. Krishnamacharya, behielt seine Asana- und Pranayama-Praxis bis in seine 90er Jahre bei. Die wichtige Botschaft des *Rahasya* ist, auf der Leiter der yogischen Techniken immer weiter aufzusteigen. Bleib nicht auf der Ebene von *Asanas* stecken.

*Wann du Pranayama nicht üben solltest*
*Pranayama* sollte nicht geübt werden, wenn du müde bist, dich Sorgen plagen, dein Körper unrein ist oder du überarbeitet bist.[174] Wenn du müde bist, übe zuerst *Shavasana* (Leichenstellung). Wenn du von deiner Asana-Praxis müde bist, dann verbringe mehr Zeit mit deinen Umkehrhaltungen, um dich wieder aufzuladen. Danach machst du ein kurzes *Shavasana* und verbringst dann einige Minuten mit *Kapalabhati*, um dich wieder aufzuladen, bevor du zum *Pranayama* übergehst. Probiere es aus. *Kapalabhati* wirkt wahre Wunder. Fortgeschrittene

---
[173] *Yoga Rahasya* II.37
[174] *Hatha Tatva Kaumudi von Sundaradeva* III.14

Praktizierende können *Kapalabhati* und *Bhastrika* zusammen für den gleichen Zweck verwenden.

Wenn du unrein bist, nimm zuerst eine Dusche. Übe nicht, wenn du Kopfschmerzen hast. Wenn du *von Pranayama* Kopfschmerzen bekommst, ändere die Übung. Dein *Jalandhara Bandha* ist vielleicht falsch oder zu locker. *Pranayama* kann dir Kopfschmerzen bereiten, wenn *Prana* ins Gehirn aufsteigt. Das ist ein Zeichen dafür, dass deine Technik falsch ist oder dein *Kumbhaka* zu lang.

Praktiziere *Kumbhaka* nicht während der Schwangerschaft, da es den intra-abdominalen Druck erhöht, oder wenn du an einer Herzerkrankung leidest, da es den intrathorakalen Druck erhöht. *Kumbhaka* sollte nicht bei hohem Blutdruck geübt werden, da es diesen zunächst erhöhen kann. Langfristig hilft *Pranayama* bei Bluthochdruck, aber du musst eine Strategie zur Senkung des Blutdrucks finden, bevor du mit *Kumbhakas* beginnst. Zum Beispiel senkt die Atmung im Verhältnis 1 zu 2, d.h. 1 Zählzeit einatmen und 2 Zählzeiten ausatmen, den Blutdruck. Erweitere diese Zählzeiten langsam über Wochen und Monate, bis 1 Atemzug 1 Minute dauert. Bevor du mit *Kumbhaka* beginnst, solltest du dich medizinisch beraten lassen und einen qualifizierten Pranayama-Lehrer oder Yogatherapeuten aufsuchen.

Praktiziere *Kumbhaka* nicht während eines Gewitters, denn es ist ein starkes pranisches Phänomen. Praktiziere *Kumbhaka* nicht, wenn du emotional aufgewühlt bist. Wenn man emotional ist, erschöpft man sein *Prana*. Emotional zu sein kann entweder bedeuten, dass man seine Emotionen krankhaft in sich aufstaut oder dass man ihnen ständig freien Lauf lässt. Während unsere Gesellschaft jahrhundertelang von ihren Mitgliedern verlangte, dass sie Emotionen in sich hineinfressen und unterdrücken, ist es heute *en vogue*, emotionales Verhalten zu zeigen. Aus Sicht des Yoga führt sowohl das Unterdrücken von Emotionen als auch die Anhaftung an ihren Ausdruck zu mehr Emotionen in der Zukunft. Emotional zu sein bedeutet jedoch, dass du dir unbewusst eine bestimmte Reaktion eingeprägt hast, die im Yoga *Samskara* genannt wird. Wenn der Stimulus des *Samskara* wieder auftaucht, kommt eine stärkere Reaktion zum Vorschein, als aus der Situation heraus erklärbar wäre.

Angenommen, dein Partner oder deine Partnerin sagt dir, dass es ihm oder ihr lieber wäre, wenn du eine bestimmte Handlung nicht ausführen, sondern sie ihm oder ihr überlassen würdest, weil er oder sie sich in dieser Sache für fähiger hält. Du denkst einen Moment darüber nach, ob das stimmt und nimmst den Vorschlag dann ruhig an oder lehnst ihn ab. Wenn jedoch eine ähnliche Situation in deiner Kindheit immer wieder vorgekommen wäre und deine Eltern dir immer gesagt hätten, dass du bestimmte Dinge nicht tun kannst, weil du unfähig bist, dann hätte sich ein *Samskara* (eine unterbewusste Prägung) gebildet. Der heutige Vorschlag deines Partners, der vielleicht völlig vernünftig war, kann dann das *Samskara* auslösen und eine Ansammlung lebenslang unterdrückter Unwürdigkeit an die Oberfläche bringen. Dies ist nun eine Emotion, eine gegenwärtige Reaktion, die auf einer Prägung aus der Vergangenheit beruht. Emotionen stoßen *Prana* aus, ähnlich wie Kokain und Kaffee. Sie machen auch deinen Atem kurz. Bei Emotionen solltest du kein *Kumbhaka* praktizieren, sondern, wie bei Bluthochdruck (der ohnehin mit Emotionen einhergehen kann), einfach im Verhältnis 1:2 atmen und langsam die Zählzeit verlängern.

Emotionen sind etwas anderes als Gefühle. Ein Gefühl ist eine gegenwärtige Empfindung, die zum ersten Mal authentisch erlebt wird. Eine Emotion ist ein gespeichertes Gefühl, das durch einen gegenwärtigen Reiz ausgelöst wird und dich das vergangene Gefühl wieder erleben lässt. Fühlen ist also etwas, das dich im gegenwärtigen Moment ankommen lässt, während Emotionen dich aus dem gegenwärtigen Moment heraus und zurück in deine vergangenen Konditionierungen ziehen. Das nimmt durch die Anwendung von *Pranayama* ab.

## WO MAN PRANAYAMA ÜBT

Die *Hatha Yoga Pradipika* hält den Ort sowohl für die Asana- als auch für die *Pranayama-Praxis* für wichtig, während die *Gheranda Samhita* und das *Jogapradipyaka* ihn nur für *Pranayama* als wichtig erachten.[175] Sie alle sind sich jedoch einig, dass der Ort, an dem man übt, sorgfältig ausgewählt werden muss, da er das Ergebnis stark beeinflusst. Die meisten yogischen Texte erwähnen die Wichtigkeit einer Einsiedelei (*ashrama, tapovanam*) an einem schönen Ort in der Nähe eines Flusses mit viel Obst und Wurzelgemüse in der Nähe, in einem friedlichen Land gelegen. Goraksha Natha zum Beispiel empfiehlt, dass der Ort abgelegen sein sollte.[176] Der Weise Vasishta rät, dass es in einem Wald an einem Fluss sein sollte.[177] In der Neuzeit wurde dieser Vorschlag von Swami Ramdev

---

[175] *Jogapradipyaka von Jayatarama*, Strophen 365-367
[176] *Goraksha Shataka* Strophe 41
[177] *Vasishta Samhita* II.57

## ALLGEMEINE RICHTLINIEN FÜR PRANAYAMA

aufgegriffen, der ebenfalls empfiehlt, in der Nähe eines Gewässers zu üben.[178] Solche Orte erfüllen in der Regel die folgenden Voraussetzungen:

*Die Nähe zum Wasser*
Gewässer, insbesondere bewegte Gewässer wie Wasserfälle, laden die Luft mit negativen Ionen auf, was im *Pranayama* sehr hilfreich ist. Swami Niranjanananda schreibt, dass der Pranawert der Großstadtluft ein Bruchteil der Luft in den Bergen oder in der Nähe eines Wasserfalls ist.[179]

*Ein schöner, friedlicher Ort in der Natur*
Der ideale Ort für *Pranayama* ist eine Hütte oder ein Wohnhaus an einem schönen Platz in der Natur, denn dort können wir innere Stärke gewinnen, die uns zum Üben motiviert.

*Saubere Luft*
Es ist wichtig, dass *Pranayama* an einem Ort praktiziert wird, der weit entfernt ist von Rauch, Staub, Luftverschmutzung und Elektrosmog in den Städten. O.P. Tiwari sagt zum Beispiel, dass *Pranayama* in einer verschmutzten Stadt möglicherweise nicht effektiv ist. Man muss vielleicht den gesunden Menschenverstand und einen Luftreiniger benutzen.[180] Ein Ionisator zum Beispiel wird die Wirksamkeit von *Pranayama* in einer

---

[178] Swami Ramdev, *Pranayama*, Divya Yog Mandir Trust, Hardwar, 2007, S. 18

[179] Swami Niranjanananda, *Prana und Pranayama*, Yoga Publications Trust, Munger, 2009, S. 15

[180] O.P. Tiwari, *Concept of Kundalini*, DVD, Kaivalyadhama, Lonavla

Stadt verbessern. Wenn du in einer Stadt wohnst, schau dir die allgemein vorherrschende Windrichtung an. Auf der Seite der Stadt, die dem Wind zugewandt ist, kann es einen großen Unterschied in der Luftqualität geben. Swami Ramdev empfiehlt den Stadtbewohnern, die Luft vor dem *Pranayama* zu reinigen, indem sie Weihrauch verbrennen oder eine Ghee-Lampe benutzen.[181]

*Pranayama* sollte auch nicht in übermäßiger Feuchtigkeit praktiziert werden; der Ort muss frei von Insekten wie Moskitos sein; er muss vor direktem Sonnenlicht geschützt sein, das dich im *Kumbhaka* überhitzen lassen würde, und vor Zugluft, die die Fixierung des *Pranas* während des *Kumbhaka* beeinträchtigt. Deshalb sollte man nicht im Freien üben, sondern in einer Art Behausung mit Dach und Wänden.

*Abgeschiedenheit*
Das *Hatha Tatva Kaumudi* ist hier der Vorreiter. Es rät, *Pranayama* allein zu praktizieren, während man still ist,[182] in einer abgelegenen Landschaft,[183] an einem einsamen Ort zu wohnen,[184] an einem isolierten Ort leben[185] oder an einem abgelegenen Ort.[186] Das mag für einen Bürger von Varanasi überraschend klingen, das selbst zu Sundaradevas Zeiten relativ gesehen eine Metropole war.

---

[181] Swami Ramdev, *Pranayama Rahasya*, Divya Yog Mandir Trust, Hardwar, 2009, S. 82

[182] *Hatha Tatva Kaumudi von Sundaradeva* XXXVI.70

[183] *Hatha Tatva Kaumudi von Sundaradeva* XXXV.6

[184] *Hatha Tatva Kaumudi von Sundaradeva* XXXVIII.13

[185] *Hatha Tatva Kaumudi von Sundaradeva* XXXVIII.44

[186] *Hatha Tatva Kaumudi von Sundaradeva* XXXIX.2

Sundaradeva war offensichtlich nicht abgeneigt, in der Stadt zu leben, aber er empfiehlt die Abgeschiedenheit für intensive Praktiken, wie sie für die Erweckung der Kundalini erforderlich sind.

Die *Yoga Kundalini Upanishad* nennt exzessiven sozialen Umgang als eine der sechs Ursachen von Krankheiten.[187] Swami Niranjanananda erklärt, dass Klatschen, Kritisieren und das Nachgeben gegenüber emotionalen Forderungen zu einer Verschwendung von *Prana* führt.[188] Das erklärt, warum das Alleinsein während intensiver *Pranayama-Phasen* als wichtig angesehen wurde. Swami Muktibodhananda ist ebenfalls der Meinung, dass der Pranafluss in unserem Körper von den Menschen beeinflusst wird, mit denen wir zusammen sind.[189] Man muss also seine Gesellschaft sehr weise wählen oder allein sein. Das ist besonders wichtig für den Anfänger/die Anfängerin. In den yogischen Texten wird oft darauf hingewiesen, dass Einschränkungen vor allem für Anfänger gelten; sobald man die Meisterschaft erlangt hat, gelten keine Einschränkungen mehr.

*Pranayama-Anfänger/innen* sind besonders gefährdet, dass ihnen *Prana* verloren geht. Oft sind Anfänger/innen so begeistert von ihrer neu entdeckten Praxis, dass sie jedem davon erzählen. Wenn sie dann auf eine Mauer des Unverständnisses stoßen, werden sie unsicher und brechen ihre Praxis ab. Deshalb empfehlen einige Texte, im

---

[187] *Yoga Kundalini Upanishad* I.56-57
[188] Swami Niranjanananda, *Prana and Pranayama*, Yoga Publications Trust, Munger, 2009, S.221
[189] Swami Muktibodhananda, *Swara Yoga*, Yoga Publication Trust, Munger, 1984, S. 73

Geheimen zu praktizieren, bis du fest etabliert bist und nicht mehr zum Schwanken tendierst. Je gefestigter die Praktizierenden sind, desto besser können sie widrige Umstände verkraften.

Es ist wichtig zu verstehen, dass sich die oben genannten Anweisungen auf eine mehrstündige Pranayama-Praxis pro Tag beziehen, mit dem Ziel, die Kundalini zu heben. Sie gelten sicher nicht für eine 30-minütige *Pranayama-Praxis* nach der täglichen Asanapraxis. Erinnern wir uns daran, dass das *Yoga Rahasya Pranayama* als Hauptübung für Haushälterinnen und -hälter ansieht, also für Menschen, die einen Partner und Kinder haben, einen Beruf ausüben und/oder ein Geschäft führen. Der *Yoga Yajnavalkya* und der *Yoga Vasishta* betonen, dass Yoga immer zusammen mit der Erfüllung der Pflichten gegenüber der Familie und der Gesellschaft praktiziert werden sollte und niemals als Aussteigerübung.

Sehr aufschlussreich ist in diesem Zusammenhang Goraksha Nathas Aufforderung, in Abgeschiedenheit zu praktizieren, die bereits oben zitiert wurde. Goraksha empfiehlt im gleichen Atemzug, sich Gott zu widmen.[190] Das erinnert an Paramahamsa Ramakrishnas häufige Aufrufe, regelmäßig allein in die Natur zu gehen und auf Gott zu hören.[191] Wenn man viel redet, projiziert man *Prana* aus dem Mund, was den Geist schwächt. Wenn man allein in der Natur ist, ist es wahrscheinlicher, dass man auf das Göttliche hört. Es ist kein Zufall, dass die Begründer unserer großen Religionen - die vedischen Rishis, Mahavira,

---

[190] *Goraksha Shataka* Strophe 41

[191] Swami Nikhilananda (Übersetzung), *The Gospel of Ramakrishna*, Ramakrishna Math, Madras, 1942, S. 81, 246

## ALLGEMEINE RICHTLINIEN FÜR PRANAYAMA

Buddha, Moses, Jesus und Mohammed - lange Phasen in der Einsamkeit verbrachten, wo sie Einsicht erhielten.

Für viele Praktizierende ist ein Ort, der all die oben genannten Merkmale aufweist, nicht ohne weiteres verfügbar. Ziehe in diesem Fall einen Rückzugsort in Betracht. Wenn du hin und wieder alleine für ein paar Tage an einen schönen Ort in der Natur gehen kannst, kann dich dein Erfolg in der Praxis dort durch den Rest des Jahres tragen. Versuche auch, einen solchen Ort in deinem Zuhause nachzubilden. Die meisten Menschen können nicht einen ganzen Raum für das Üben reservieren. Richte eine Ecke ein, die keine rajasigen oder tamasigen Elemente enthält. Verwende einen Ionisator oder Luftfilter, um die Luftqualität zu verbessern. Übe am besten früh am Morgen, wenn dein Haus und dein Stadtteil noch ruhig sind. Das Brummen und Vibrieren der Stadt hat einen sehr rajasigen Einfluss auf den Geist.

## WIE VIELE RUNDEN IN WIE VIELEN SITZUNGEN WIE OFT PRO WOCHE?

Eines der Ziele von *Kumbhaka* ist es, die Prana-Konzentration und den Prana-Druck im Körper zu erhöhen. Du pumpst den Körper mit *Prana* auf, was den Geist verlangsamt und ihn vom Materiellen ablenkt. Um spirituell voll wirksam zu sein, musst du täglich *Pranayama* üben, mit *Kumbhakas* von mehr als 40 Sekunden Dauer, für etwa 25 bis 30 Minuten innerhalb eines 24-Stunden-Zeitraums. Gesundheitliche Wirkungen können auch mit deutlich weniger erzielt werden.

Bevor wir uns damit befassen, wie jedes einzelne *Kumbhaka* gemessen wird und wie lang es sein sollte, wollen wir festlegen, wie viele Runden in wie vielen Sitzungen über einen Zeitraum von 24 Stunden geübt werden sollten. Es ist wichtig, dass du so viele Runden machst, wie du dich auf Dauer wohlfühlst, und nicht mehr. Wenn du aufgrund der Dauer deiner Praxis anfängst, dich im *Kumbhaka* anzustrengen, wirst du wahrscheinlich unerwünschte Symptome wie Kopfschmerzen, Stress, Angstzustände oder Ohrenschmerzen entwickeln. In einem solchen Fall könntest du deine Praxis ganz aufgeben und ihre vielen Vorteile nicht genießen. Übertreibe es deshalb nie. Im Zweifelsfall solltest du lieber etwas zu wenig üben.

Swami Ramdev schlägt vor, mit 5 bis 10 Minuten pro Tag zu beginnen und die Zeit auf 30 bis 60 Minuten auszudehnen, sobald man sich daran gewöhnt hat.[192] Sicherlich kannst du nicht viel falsch machen, wenn du 10 Minuten übst, aber in diesen Zeitrahmen passen nicht viel mehr als, sagen wir, ein paar Runden von Vasishtas *Nadi Shuddhi* ohne Atemanhalten.

Wenn du deine Praxis über einen Zeitraum von 6 Monaten auf eine Länge von 30 Minuten und über einen Zeitraum von 12 Monaten auf eine volle Stunde ausdehnen würdest, müsstest du gleichzeitig dafür sorgen, dass:
- du eine ununterbrochene tägliche Asana-Praxis pflegst
- du eine ununterbrochene tägliche Pranayama-Praxis pflegst
- du bestimmte Ernährungseinschränkungen akzeptierst, wie sie im Kapitel über Ernährung aufgeführt sind

---

[192] Swami Ramdev, *Pranayama*, Divya Yog Mandir Trust, Hardwar, 2007, S. 18

- du ein solides praktisches Wissen über die *Bandhas* aufgebaut hast, wie im jeweiligen Kapitel beschrieben
- du bestimmte *Shatkarmas* praktiziert hast, wie im jeweiligen Kapitel beschrieben.

Mit anderen Worten: Du kannst anfangs so wenig üben, wie du willst, aber wenn du deine Praxis intensivierst, musst du auch deine Bemühungen in den helfenden und unterstützenden Gliedern des *Pranayama* intensivieren.

Sundaradeva schlägt vor, die Praxis im ersten Monat mit 10 Runden zu beginnen, im zweiten Monat mit 20 und so weiter.[193] Das ist eine sehr steile Steigung in der Praxis. Sundaradeva lebte im 18. Jahrhundert in der heiligen Stadt Varanasi und traf wahrscheinlich einige der fortschrittlichsten Pranayama-Praktizierenden des Subkontinents, wie zum Beispiel Trailanga Swami, der sich zu dieser Zeit in Varanasi aufhielt. Für moderne Yogis wäre es klug, ihre Praxis in einem viel langsameren Tempo zu steigern.

Die yogischen Schriften empfehlen, *Pranayama* 3 bis 4 Mal am Tag zu üben. Die *Hatha Yoga Pradipika* schlägt vor, die Kumbhaka-Praxis schrittweise auf 4 Sitzungen pro Tag zu erhöhen, d.h. morgens, mittags, abends und um Mitternacht.[194] Mit der empfohlenen Anzahl von 80 *Kumbhakas* pro Sitzung würde dies die Gesamtzahl der *Kumbhakas* pro Tag auf 320 erhöhen. Brahmananda erklärt in seinem Kommentar Jyotsna zur *Hatha Yoga Pradipika* jedoch, dass es unpraktisch ist, um Mitternacht zu

---

[193] *Hatha Tatva Kaumudi von Sundaradeva* XXXVIII.82
[194] *Hatha Yoga Pradipika* II.11

üben, und begrenzt die Anzahl der *Kumbhakas* auf 240 pro Tag.[195] Ich war froh, das zu lesen, denn es ist sicherlich unbequem, um Mitternacht aufzustehen, um *Pranayama* zu üben, obwohl ich es eine Zeit lang versucht habe, weil B.N.S. Iyengar es mir empfohlen hat.

Nathamunis *Yoga Rahasya* stimmt zu, dass *Pranayama* 4 Mal am Tag geübt werden sollte.[196] Theos Bernard, wahrscheinlich einer der aufrichtigsten westlichen Pranayama-Praktizierenden, spricht ebenfalls von 4 Sitzungen am Tag, aber sein Lehrer sagte ihm, dass eine so anstrengende Praxis nur für eine bestimmte Zeit aufrechterhalten werden muss, in seinem Fall für mindestens 3 Monate.[197] Jede Pranayama-Praxis, die aus so vielen Sitzungen pro Tag besteht, dient in der Regel der Kundalini-Erweckung und muss durch andere Übungsformen ergänzt werden.

Der *Brhadyogi Yajnavalkya Smrti* spricht davon, dass eine einzige Sitzung von 100 Runden *Pranayama* bei Sonnenaufgang alle karmischen Vergehen auslöscht.[198] Auch hier gilt, dass du intensiv üben musst, um eine solch starke Wirkung zu erzielen.

Die Zehn-Kapitel-Ausgabe *der Hatha Yoga Pradipika* bietet uns ein weniger anspruchsvolles Szenario für die Praxis von *Nadi Shodhana*. Hier finden wir, dass 12 Runden

---

[195] *Hatha Yoga Pradipika with Commentary Jyotsna*, Adyar Library, Madras, 1972, S. 24

[196] *Yoga Rahasya* II.57

[197] Theos Bernard, *Heaven Lies Within Us*, Charles Scribner's Sons, New York, 1939, S. 181

[198] *Brhadyogi Yajnavalkya Smrti* VIII.38-40

für niedere Yogis, 24 für mittelmäßige und 36 Runden für fortgeschrittene Yogis vorgeschlagen werden.[199]

T. Krishnamacharya hielt ein *Sadhana* von 3 Pranayama-Sitzungen pro Tag bis ins hohe Alter aufrecht, aber wir dürfen nicht vergessen, dass er dies tat, nachdem seine Kinder erwachsen waren und das Haus verlassen hatten. Viele yogische Texte betonen, dass man die Verantwortung für Familie und Gesellschaft nicht vernachlässigen sollte, indem man zu früh zu tief in Yoga eintaucht. Es ist ein Prozess, der langsam in das eigene Leben integriert werden muss. In jedem weiteren Lebensabschnitt sollte die tägliche Zeit, die man mit der Yogapraxis verbringt, langsam gesteigert werden. Wenn dieses Modell in unserer Gesellschaft befolgt würde, wären die Bingohallen etwas leerer, aber andererseits wären die älteren Menschen als spirituelle Führer viel gefragter. Das war in der antiken Gesellschaft der Fall und ist es bis zu einem gewissen Grad in den indigenen Gesellschaften auf der ganzen Welt immer noch.

## VORSICHTIG UND UMSICHTIG VORGEHEN

Dies dürfte eines der wichtigsten Kapitel in diesem Buch sein. Der große *Siddha* Goraksha Natha empfiehlt, es mit den *Kumbhakas* nicht zu übertreiben und immer langsam auszuatmen.[200] Wenn du deine *Kumbhakas* aggressiv bis zum Maximum treibst, kannst du das Lungengewebe schädigen, vor allem das der Lungenbläschen. Es ist genau das gleiche Prinzip wie bei der Asana-Praxis. Wenn du *Asanas* egoistisch praktizierst, kannst du alle

---
[199] *Hatha Yoga Pradipika* (10 Kapitel) IV.17
[200] *Goraksha Shataka* Strophe 51

möglichen körperlichen Schäden davontragen, wie es beim Sport, beim Turnen oder bei jeder anderen körperlichen Betätigung der Fall ist. Abgesehen davon, dass du *Kumbhaka* zu lange hältst, kannst du auch zu tief einatmen, was ebenfalls die Lungenbläschen schädigen kann. Wenn du merkst, dass dein Brustkorb zu Beginn von *kumbhaka* fast platzt, dann löse kurz dein *Jalandhara Banda*, atme eine kleine Menge Luft aus und nimm dann dein *kumbhaka* wieder auf.

Genauso kannst du zu lange ausatmen. Das übt einen großen Druck auf das Herz aus und kann es schädigen. Wie eine Einatmung, die deine Lungen schmerzen lässt, verursacht auch ein zu langes Ausatmen Schmerzen in deinem Herzen. Das ist ein Warnsignal, dass du deine gesamten Atemzyklen verkürzen musst. Ignoriere es nicht.

Beim *Pranayama* musst du noch langsamer und vorsichtiger vorgehen als beim *Asana*. Gehe nach deinen eigenen Fähigkeiten vor und vergleiche dich, wie bei den *Asanas*, nie mit anderen. Wenn du nach Luft schnappst, sind deine *Kumbhakas* zu lang.

Überanstrenge dich nie, sondern übe immer nach deinen Fähigkeiten. Beginne *dein Pranayama* mit einer einfachen Zählzeit, die dich überhaupt nicht belastet. Erhöhe sie am nächsten Tag um eine Sekunde und schaue, was passiert. Wenn du dich immer noch unterfordert fühlst, dann erweitere deine Zählzeit am nächsten Tag erneut. Du wirst schnell an einen Punkt kommen, an dem du merkst, dass das Üben ohne Anstrengung plötzlich viel interessanter und lohnender wird. Bleib an diesem Punkt für Tage, Wochen oder Monate, bis du wieder merkst, dass dein Geist abschweift, weil er das Gefühl hat, dass du keine Arbeit machst. Dann erhöhe deinen Zyklus wieder um eine Zählzeit. Schließlich kommst du an einen Punkt, den ich das rohe, unveredelte Potenzial deines Körpers für *kumbhaka* nenne. Bis zu diesem Punkt ist der Fortschritt relativ einfach, aber von hier an musst du arbeiten. In meinem Fall lag dieser Punkt bei etwa 44 Sekunden innerem *Kumbhaka*, aber das ist wahrscheinlich schon unter Berücksichtigung meiner langjährigen, relativ intensiven Asanapraxis. Es kann sein, dass du mehrere Monate lang bei dieser Zahl bleiben musst, bevor du sie wieder erhöhen kannst. Wenn du zu schnell erhöhst, können zwei Dinge passieren. Entweder merkst du, dass du es übertrieben hast, und reduzierst die Zahl wieder; oder du bist zu ehrgeizig und kämpfst weiter, bis du von negativen Symptomen so sehr ausgebremst wirst, dass du deine Praxis ganz aufgibst. Der Trick ist, die Übung so einfach zu halten, dass du dich nicht anstrengst und weitermachst, und sie andererseits so herausfordernd zu gestalten, dass du interessiert bleibst und die Veränderungen in dir bemerkst. Um beim *Pranayama* erfolgreich zu sein, musst du auf Kurs bleiben und darfst dich nicht ablenken lassen. Sei darauf vorbereitet, diese Praxis für den Rest deines Lebens fortzusetzen und verliere nicht den Schwung.

Der *Hatha Tatva Kaumudi* warnt davor, dass unvorsichtiges *Pranayama* zu Schwellungen, Schmerzen, Fieber und anderen Problemen führen kann.[201] Es wird angenommen, dass Symptome wie Schwellungen dadurch verursacht werden, dass *Prana* verloren geht. Wenn der Yogi sich nicht die nötige Zeit nimmt, um *Pranayama* richtig

---

[201] *Hatha Tatva Kaumudi von Sundaradeva* III.31

zu lernen und langsam Fortschritte zu machen, kann *das Prana* durch fehlerhafte Praxis verloren gehen. Fehlerhaftes Üben bedeutet z.B. fehlerhafte *Bandhas*, zu schnelles Ausatmen, zu schnelles Einatmen, zu langes Halten von *Kumbhaka*, zu schnelles Vorankommen, ungeeignete Ernährung, nicht in der richtigen *Asana* sitzend oder hängend, ein tamasiger oder rajasiger Geist beim Üben, weiterhin Rauschzustände zu haben, obwohl du mit der *Pranayama-Praxis* begonnen hast, oder *Pranayama* mit Drogen, Alkohol oder Kaffee zu kombinieren, nicht mit einer Haltung der Hingabe an das Göttliche zu üben, *Pranayama* nicht ausreichend durch eine angemessene Asana- und *Kriya-Praxis* zu unterstützen, usw., usw.

Es wird deutlich, wie wichtig ein kompetenter Lehrer ist. Wohin sollst du dich wenden, wenn niemand von außen auf deine Praxis schauen und dir Ratschläge geben kann? In dem Film *Meetings with Remarkable Men* tritt der armenische Mystiker George I. Gurdjieff an einen indischen Yogameister heran und beschreibt ihm seine Atemmethode. Der Meister studiert ihn mit einem langen Blick und sagt dann mit großem Mitgefühl: „Ich empfehle dir, alle deine Übungen einzustellen". Er erkennt, dass Gurdjieff ohne die richtige Anleitung wahrscheinlich mehr Schaden als Nutzen anrichten wird. Gurdjieff geht daraufhin niedergeschlagen weg und bestätigt damit das Urteil des Meisters, dass er nicht bereit war, alles zu tun, um seine Fehler zu korrigieren.

Beim *Pranayama* sollte man weder Anspannung noch Unbehagen oder Ehrgeiz verspüren, da sonst die *Nadis* beschädigt werden können. Das fasst treffend zusammen, was dieses Kapitel zu vermitteln versucht. Anspannung,

## ALLGEMEINE RICHTLINIEN FÜR PRANAYAMA

Unbehagen und Ehrgeiz führen dazu, dass du rückwärts gehst. In vielen Lebenssituationen haben wir gelernt, dass dieses Trio uns vorwärts bringt. Nicht so hier: Wenn es um unsere Seele geht, werden uns Anspannung, Unbehagen und Ehrgeiz nicht weiterbringen. Dieses Trio wird durch unsere Konditionierung verursacht und *Pranayama* ist eine Methode, um negative Konditionierungen zu lösen und zu löschen, damit wir das Leben und die Welt so erleben können, wie sie wirklich sind und nicht gemäß der schmerzhaften Prägungen unserer Vergangenheit.

Swami Ramdev sagt, dass bei Bluthochdruck oder Herzkrankheiten nur sanftes *Pranayama* angewendet werden sollte.[202] Pranayama ist in diesen Fällen nicht völlig ausgeschlossen, aber man muss noch vorsichtiger sein und einen Yogatherapeuten konsultieren. In der *Hatha Yoga Pradipika* heißt es, dass *Prana* langsam und stetig kontrolliert wird, so wie Elefanten, Löwen und Tiger Schritt für Schritt gezähmt werden.[203] Wenn du dich beeilst, so die *Pradipika*, kann dich das *Prana* töten, so wie ein wildes Tier dich töten kann, wenn es in zu großer Eile gezähmt wird. Obwohl *Prana*, die Lebenskraft in unserem Körper, unbedeutend erscheinen mag, ist sie identisch mit *Prakrti*, der Kraft, die dieses ganze Universum erschaffen hat und erhält. Sie ist eine Kraft, die unglaublich viel größer ist als wir, und die uns im Handumdrehen zerstören kann, wenn wir sie nicht respektieren, verstehen und verantwortungsvoll einsetzen.

---

[202] Swami Ramdev, *Pranayama Rahasya*, Divya Yog Mandir Trust, Hardwar, 2009, S. 85

[203] *Hatha Yoga Pradipika* II.15

In der *Pradipika* heißt es weiter, dass *Pranayama*, wenn es weise praktiziert wird, die Ursachen aller Krankheiten beseitigt, aber wenn es unbedacht praktiziert wird, hat es den gegenteiligen Effekt - es erzeugt Krankheiten.[204] Diese Strophe beschreibt die Situation eines Einzelnen, aber sie gilt auch, und derzeit vielleicht noch dringender, im globalen Maßstab. Die Kraft der Natur (*Prakrti*) kann umsichtig und friedlich zum Wohle aller genutzt werden, oder sie kann missbraucht werden und uns dann in Form von monströsen Wirbelstürmen und Hurrikans, Mega-Erdbeben und Flutwellen von bisher unvorstellbarer Stärke heimsuchen.

In den nächsten beiden Strophen der *Pradipika* werden Asthma, Emphysem, Kopfschmerzen, Ohrenschmerzen, Glaukom und Herzstörungen als Probleme genannt, die durch eine Störung des *Pranas* entstehen können und die durch eine Praxis mit großer Geschicklichkeit und subtiler Intelligenz zu vermeiden sind.[205]

Die aufgeführten Atemprobleme können nur auftreten, wenn man zu tief einatmet oder *Kumbhaka* zu lange hält. Herzprobleme können auftreten, wenn man die Ausatmung zu lange hinauszieht (d.h. wenn man eine Anzahl gewählt hat, die über die eigene Kapazität hinausgeht). Schädel-, Ohren- und Augenprobleme können auftreten, wenn *Jalandhara Bandha* nicht richtig angewendet wird. Keines dieser Probleme kann auftreten, wenn man richtig übt und die Regeln befolgt.

Man spricht hier von einer großen Geschicklichkeit, die sich langsam zur Meisterschaft entwickelt, wenn man

---

[204] *Hatha Yoga Pradipika* II.16
[205] *Hatha Yoga Pradipika* II.17-18

über lange Zeit geduldig übt. Die erforderliche Einstellung ist die des Besitzers einer Holzplantage. Holz ist eine Kulturpflanze, die erst nach langer Zeit geerntet werden kann, in manchen Fällen erst von zukünftigen Generationen. Wenn es aber nicht gepflanzt wird, wird niemand es je ernten können. Man kann ihn auch zu früh abholzen, um einen schnellen Gewinn zu erzielen. *Pranayama* kann nicht erfolgreich sein, wenn wir nach schnellem Erfolg und Belohnung verlangen. Die Fähigkeit, die es verlangt, erlangt man nur, wenn man das Bedürfnis nach schnellem Gewinn und Erfolg aufgibt. Dann ist man in der Lage, im Moment anzukommen und der Atem wird seine großen Geheimnisse offenbaren.

## HALTUNG DER HINGABE UND GEISTIGE KONZENTRATION

Das *Mahabharata* erzählt eine Geschichte über die Bedeutung von Konzentration.[206] Der Kampfkunstlehrer Acharya Drona ließ einen künstlichen Vogel auf einem hohen Baum als Zielscheibe aufstellen. Er versammelte alle Pandava- und Kaurava-Prinzen, die nacheinander auf die Zielscheibe schießen sollten, um den Kopf des Vogels abzuschießen. Doch bevor er sie schießen ließ, stellte er jedem von ihnen die gleiche Frage: „Was siehst du? Einer nach dem anderen antwortete: „Ich sehe dich, ich sehe mich und die anderen Umstehenden, ich sehe den Baum und ich sehe den Vogel". Drona forderte die jeweiligen Prinzen auf, zurückzutreten, weil sie nicht bereit waren zu schießen. Arjuna war als letzter an der Reihe. Als er gefragt

---

[206] *Mahabharata, Adi Parva*, CXXXV [88]

wurde, was er sah, sagte er: „Ich sehe nur den Vogel". Daraufhin bat Drona ihn, genauer hinzuschauen, und Arjuna antwortete: „Ich sehe nur den Kopf des Vogels". Als er aufgefordert wurde, seinen Pfeil loszulassen, schoss Arjuna den Kopf des Vogels sauber ab.

Diese Geschichte verdeutlicht, wie wichtig die geistige Konzentration im Yoga ist, denn der Pfeil unseres Geistes wird sein Ziel nur dann treffen, wenn wir das Ziel klar vor Augen haben und uns nicht von den vielen Störungen ablenken lassen, die die Welt uns bietet. Aber was genau ist das Ziel beim *Pranayama*?

In Sutra III.1 beschreibt Patanjali die Konzentration (*Dharana*, das sechste Glied) als Bindung des Geistes an einen Ort. Das Sanskrit-Wort für Ort, das er verwendet, ist *desha*. Der Begriff taucht auch im Sutra II.50 auf, wo Patanjali sagt, dass der Atem durch die Ausführung der verschiedenen *Kumbhakas* lang und subtil wird, wenn Ort (*Desha*), Zeit und Anzahl genau beobachtet werden. *Desha* ist einer der drei Parameter, die unseren Fortschritt bestimmen. Je sattviger der Ort oder das Objekt ist, an den oder das wir den Geist während des *Kumbhakas* binden, desto schneller werden wir zur mystischen Erkenntnis gelangen. Das ideale Meditationsobjekt oder der ideale Ort, an den der Geist während *kumbhaka* gebunden werden kann, ist das Göttliche.

In der Tat braucht ein Praktizierender, der das Göttliche vollständig und absolut liebt, kein *Pranayama*. *Die Nadis* können gereinigt und die Kundalini durch einen Gnadenakt des Göttlichen erweckt werden.[207] Anders als durch *Pranayama* kann diese Gnade durch intensive und

---

[207] *Kumbhaka Paddhati von Raghuvira* Strophen 181-182

## ALLGEMEINE RICHTLINIEN FÜR PRANAYAMA

vollkommene Hingabe (*Bhakti*) erlangt werden. Für diejenigen, die so eine intensive Hingabe nicht aufbringen können, ist *Pranayama* eine große Hilfe, da es das Unterbewusstsein (*Vasana*) langsam und schrittweise reinigt. Aber auch bei dieser allmählichen Reinigung ist das Ausmaß der Hingabe und Liebe zum Göttlichen, die man empfindet, von größter Bedeutung.

Die *Yoga Kundalini Upanishad* verkündet, dass *Pranayama* täglich mit einem fest auf das Göttliche ausgerichteten Geist durchgeführt werden muss.[208] Dasselbe wurde bereits in der alten *Brhadyogi Yajnavalkya Smrti* gesagt.[209] Pranayama, das mit dem Geist auf tamasige (materialistische) Objekte durchgeführt wird, macht den Geist tamasiger. Wenn er während des *Pranayama* auf rajasige (sinnliche, begehrliche) Objekte gerichtet ist, wird der Geist die rajasige Qualität des Objekts verstärken. Das sattvigste aller Meditationsobjekte ist das Göttliche. Wenn der Geist während des *Pranayama* fest auf das Göttliche ausgerichtet ist, wird man schnell Erfolg haben.

Das *Kumbhaka Paddhati von Raghuvira* erklärt, dass *Pranayama* niemals ohne Hingabe an das Göttliche praktiziert werden sollte.[210] Kumbhaka verleiht große Kraft. Es gibt fast nichts, was nicht erreicht werden kann, wenn *Kumbhaka* gemeistert wird. Es ist absolut notwendig, dass diese Kraft dem Göttlichen zu Füßen gelegt wird und nirgendwo sonst. Sie gehört dem Göttlichen, wie alles andere im Universum auch. Es gibt Wege, die sich nicht mit der Kraft des *Prana* befassen, wie der *Samkhya* und der

---

[208] *Yoga Kundalini Upanishad* I.62
[209] *Brhadyogi Yajnavalkya Smrti* IX.192-194
[210] *Kumbhaka Paddhati von Raghuvira* Strophe 179

Buddhismus. Auf diesen Pfaden ist es nicht notwendig, sich dem Göttlichen zu widmen. Yoga und *Pranayama* sind etwas anderes. Yogis, die sich nicht aufrichtig dem Göttlichen hingeben, riskieren, sich stattdessen ihrem Ego und ihrem Verstand hinzugeben. Das Problem ist, dass, wenn du ein Vakuum hinterlässt, der Verstand es mit etwas anderem füllen wird, das du nicht bewusst gewählt hast. Die Wahl wird dann von deiner Konditionierung und deinem Unterbewusstsein getroffen. Deshalb ist es besser, dem Verstand ein Objekt zu geben, auf dem er sich ausruhen kann und das vom Herzen gewählt wird, als den Verstand seine eigene Wahl treffen zu lassen.

Das letzte Ziel von *Kumbhaka* ist es, den Geist leer zu machen. Wenn der Geist leer wird, wird die zugrunde liegende tiefe Wirklichkeit durchscheinen. Diese tiefe Wirklichkeit ist das Göttliche. Bevor der Geist leer wird, wird das Göttliche durch die Objekte verschleiert, zu denen sich der Geist unbewusst hingezogen fühlt. Im *Yoga Sutra* heißt es, dass die Kraft von *Samadhi* durch die Gnade des Göttlichen erlangt wird.[211] Ob mit oder ohne *Kumbhaka*, *Samadhi* kann leicht erlangt werden, wenn der Geist fest auf das Göttliche ausgerichtet ist.

Das *Kumbhaka Paddhati* empfiehlt auch, die Atemhaltephasen zu verlängern und sich dabei den Bewegungen des *Pranas* bewusst zu werden, während man sich dem Göttlichen hingibt.[212] Die Bewegungen des *Pranas* sind Manifestationen von Shakti, der Kraft des Göttlichen. *Pranayama* kann uns, wenn wir es mit Hingabe an das Göttliche praktizieren, das Bewusstsein vermitteln, dass

---

[211] *Yoga Sutra* II.45

[212] *Kumbhaka Paddhati von Raghuvira* Strophen 205-206

alle Pranabewegungen in Wahrheit vom Göttlichen ausgeführt werden. Das bedeutet, dass wir durch den Mechanismus des *Pranas* vom Göttlichen bewegt und erhalten werden. Wir sind nicht die Handelnden; wir schauen nur zu. Genau das steht in der *Bhagavad Gita*, wo Lord Krishna sagt: „Alle Handlungen werden in Wahrheit nur von meiner *Prakrti* ausgeführt. Nur Narren glauben, dass sie der Handelnde sind.[213]

In Brahmanandas Kommentar zur *Hatha Yoga Pradipika* heißt es, dass man die *Pranayama-Praxis* damit beginnen sollte, Gott zu grüßen, indem man das Göttliche anruft.[214] Er sagt weiter, dass man die Früchte und Ergebnisse seiner Praxis dem Göttlichen übergeben sollte.[215] Nach Beendigung der Praxis sollte man den Namen Gottes wiederholen und heilige Schriften lesen.[216] Die Idee dahinter ist, dass man zu Beginn der Praxis erklären sollte, dass es unsere Absicht ist, die *Darshana* (Sicht) des Göttlichen zu erreichen, um den göttlichen Aspekt unserer Seele zu erlangen. Am Ende der Praxis geben wir das dadurch geschaffene Gute bewusst an das Göttliche zurück, anstatt es für uns selbst zu horten. Es ist jedoch wenig gewonnen, wenn wir nach all diesen edlen Absichten wieder in die übliche tamasige Erstarrung und rajasige Raserei des Geistes zurückfallen. Brahmananda erinnert uns daran, in der heiligen Atmosphäre des *Pranayama* zu bleiben, wenn es beendet ist, indem wir einen Namen des Göttlichen wiederholen und heilige Texte lesen.

---

[213] *Bhagavad Gita* III.27
[214] Brahmanandas Kommentar zur *Hatha Yoga Pradipika* II.7
[215] Brahmanandas Kommentar zur *Hatha Yoga Pradipika* II.14
[216] Brahmanandas Kommentar zur *Hatha Yoga Pradipika* II.18

Der *Hatha Tatva Kaumudi* erklärt, dass der Yogi, der sich an einem abgelegenen Ort mit spärlicher Ernährung, Gott hingibt, Körper und Geist reinigen sollte.[217] Die Reinigung des Körpers ist nutzlos, wenn man sich reichhaltig ernährt. Eine reichhaltige Ernährung produziert eine Menge Stoffwechselgifte, die der Reinigung des Körpers entgegenwirken. Wenn man wenig isst, nimmt der Körper das meiste davon auf und es bleiben nur wenige Abfallprodukte übrig. Je mehr man isst, desto mehr Giftstoffe werden den Körper verstopfen. Die Reinigung des Geistes wird natürlich auch durch die Hingabe an das Göttliche unterstützt. Die Hingabe an das Göttliche verhindert und entfernt mentale Giftstoffe. Die Hingabe an das Göttliche hilft dabei, Rachsucht, Ehrgeiz, Konkurrenzdenken, Eifersucht, Verbitterung, Zynismus und Hass zu beseitigen. Diese und andere Gifte des Geistes bestehen aus *Rajas* und *Tamas*. Wenn wir von ihnen geplagt werden, müssen wir das Göttliche darum bitten, unseren Geist friedlich, zufrieden, vergebend und mitfühlend zu machen und vor allem den Wunsch zu haben, anderen etwas zu geben und zu ihrem Leben beizutragen und ihre Heilung zu ermöglichen. Das ist die geeignete Geisteshaltung für *Pranayama*.

Goraksha Natha fordert uns auf, *Pranayama* an einem versteckten Ort zu üben, während wir in *Padmasana* sitzen, den Blick auf die Nase fixieren und uns dem Göttlichen ergeben.[218] Er schlägt vor, dass der Ort versteckt ist, damit uns niemand finden und von unserer Arbeit ablenken kann. *Padmasana* ist ideal, denn hier fließt *das Prana*

---

[217] *Hatha Tatva Kaumudi von Sundaradeva* XXXIX.1-2
[218] *Goraksha Shataka* Strophe 41

auf natürliche Weise nach oben, während Füße und Hände zum Himmel gerichtet sind. *Padmasana* ist der perfekte körperliche Ausdruck für unsere Sehnsucht nach dem Göttlichen und die Abkehr von den niederen Trieben unserer animalischen Vergangenheit. Die Ausrichtung der Augen auf die Nase (*nasagrai drishti*) fördert die Anwendung von *Mula Bandha*, das das *Muladhara Chakra* erweckt, *apana vayu* (die lebenswichtige Abwärtsströmung) nach oben wendet und die Erweckung der Kundalini unterstützt. Die Hingabe an das Göttliche ist somit das natürliche Ergebnis und die Frucht der anderen Aspekte der Meditation. Sie ist der Kern und die Essenz von *Pranayama*.

*Welche Form des Göttlichen?*
Nachdem wir so viel über das Göttliche gesprochen haben, ist es jetzt wichtig, die Vorstellung des Yoga von Gott zu klären. Im *Yoga Sutra* steht, dass es nur einen Gott gibt, Ishvara. Ishvara bedeutet nichts anderes als Gott, aber das *Yoga Sutra* sagt nicht, welcher Gott das ist. Weil Gott schwer zu ergründen ist, wird das Konzept des *ishtadevata* verwendet, das heißt die eigene Meditationsgottheit. Meditationsgottheit bedeutet, dass wir ein Bild oder Konzept von Gott wählen, mit dem wir am ehesten Erfolg haben. Es macht keinen Sinn, ein Konzept zu wählen, das dich entfremdet, denn du kannst dich nicht in das Göttliche verlieben, wenn du Gott durch ein entfremdendes Konzept siehst. Deshalb muss es für dich geeignet sein, auch wenn das bedeutet, dass es ein Konzept ist, das für niemanden sonst auf der Welt geeignet ist.

Der andere wirklich wichtige Gedanke, der in dem Begriff *ishtadevata* enthalten ist, ist, dass kein *ishtadevata* das alleinige Recht hat, die eine Gottheit, das eine Höchste Wesen zu sein. Wir können sagen, dass es nur einen Gott gibt, aber wir können nicht sagen, dass dieser eine Gott mein *ishtadevata* ist und nicht der von jemand anderem. Wenn mein *ishtadevata* für mich richtig ist, bedeutet das nur, dass ich das eine und einzige Höchste Wesen am besten verstehe, wenn ich dieses bestimmte *ishtadevata* verwende. Es kann niemals richtiger sein als das *ishtadevata* der Person neben mir.

Yoga hat sich aus der hinduistischen Tradition entwickelt, ist aber über sie hinausgegangen. Im Hinduismus gibt es etwa 33.000 Gottheiten, die nur Gesichter oder Aspekte des einen Brahman (unendliches Bewusstsein) sind. Es gibt keinen falschen oder richtigen Gott, denn alle Gottheiten führen zu dem einen Brahman. In der *Bhagavad Gita* sagt Lord Krishna, dass du, egal welchen Weg du wählst, immer zu ihm kommen wirst.[219] Wohin solltest du sonst gehen? Es gibt nur einen Gott. Krishna sagt uns auch, dass, welchen Aspekt des Göttlichen wir auch immer verehren, er diesen Glauben unerschütterlich machen wird.[220] Es ist das eine Höchste Wesen, das die heiligen Traditionen auf allen Kontinenten und in allen Kulturen inspiriert und verursacht hat. Aber da die Nationen, Kulturen und Individuen so unterschiedlich sind, unterscheiden sich unsere Vorstellungen von dem einen Göttlichen. Aber es ist immer noch dasselbe Göttliche, das nur durch eine andere Brille gesehen wird. Es spielt keine

---

[219] *Bhagavad Gita* IV.11

[220] *Bhagavad Gita* VII.21

Rolle, welche Form des Göttlichen du anbetest. Wichtig ist nur, dass du das Göttliche anbetest.

Yoga hält nichts davon, Menschen zum Hinduismus zu bekehren, und auch der Hinduismus tut das nicht. Vielmehr würde ein authentischer Yogalehrer den Schülern empfehlen, so wie es T. Krishnamacharya getan hat, zunächst die Tradition der Vorfahren ihrer eigenen Kultur aufzusuchen. Das liegt daran, dass es einfacher ist, sich mit einem *Ishtadevata* zu verbinden, wenn du unterbewusste Prägungen (*Samskaras*) hast, die mit ihm verbunden sind. Einem Yogi, der aus der jüdisch-christlich-islamischen Tradition kommt, wird also geraten, entsprechend seiner eigenen Kultur über das Göttliche zu meditieren. Für einen Yogi ist das Konzept des Göttlichen, durch das du das Göttliche erreichst, nicht wichtig. Was wichtig ist, ist, dass du es tust.

Wenn du keine Tradition hast, auf die du zurückblicken kannst, und noch kein *Ishtadevata* hast, ist die Methode, dein *Ishtadevata* zu finden, einfach und geradlinig. Patanjali sagt: „svadhyayat ishtadevata samprayogah", was bedeutet, dass du deine Meditations-Gottheit finden kannst, indem du die heiligen Bücher liest.[221] Nimm die heiligen Bücher in beliebiger Reihenfolge und beginne, sie zu studieren, und schon bald wird dir klar werden, welche Form, Manifestation oder Avatar des Göttlichen am besten zu dir passt. Du ziehst das an und wirst zu dem, woran du denkst. Wenn du immer wieder die Immobilienseiten liest, wird dein Immobilienportfolio wachsen. Wenn du Modezeitschriften liest, wird dein Kleiderschrank platzen und wenn du heilige Bücher liest, wirst

---

[221] *Yoga Sutra* II.24

du von der Form des Göttlichen angezogen, die zu dir passt.

Das bisher beschriebene Szenario bezieht sich auf das sogenannte *saguna-Brahman*, also Gott mit Form. Gott (Ishvara) ist eine personifizierte Form des formlosen Absoluten, *nirguna-Brahman*. Es gibt Yogis, die als *ishtadevata* das formlose Absolute haben. Diese Menschen praktizieren jedoch in der Regel Jnana Yoga und nicht Raja Yoga oder Karma Yoga. Das bedeutet, dass sie nur über die Natur der absoluten Realität nachdenken und nicht *Asana*, *Pranayama* und *Mudra* üben. Dies gilt als die schwierigste Form des Yoga, einfach aus dem Grund, weil unser Geist darauf ausgelegt ist, sich automatisch an Formen zu binden. Er kann das Formlose nicht begreifen. Erst wenn der Geist vollständig von jeglicher Anhaftung an Formen wie materiellen Reichtum oder schöne Erscheinungen des anderen (oder des gleichen) Geschlechts gereinigt ist, wird er zum formlosen Absoluten hingezogen. Traditionell verlangt dies von den Jnanis, dass sie zölibatär leben und keinen Besitz haben. Aus offensichtlichen Gründen ist dieser Weg für die große Mehrheit der Menschen nicht geeignet, und wenn sich eine große Gruppe von Yogis dafür entscheiden würde, würde die Gesellschaft nicht mehr funktionieren. Im Yoga wird jedoch davon ausgegangen, dass die Gesellschaft gut und Teil des göttlichen Ausdrucks ist, und deshalb ist ihre Aufrechterhaltung ein edles Ziel.

*Niederer Yoga und Raja Yoga*
Im *Hatha Ratnavali* steht, dass die niederen Yogatechniken wie *Asana*, *Pranayama* und *Mudra* nutzlos sind, wenn man

## ALLGEMEINE RICHTLINIEN FÜR PRANAYAMA

nicht das Ziel des Raja Yoga vor Augen hat.[222] Raja Yoga bedeutet königlicher Yoga. Es ist ein Begriff, der den „Königsweg" des Yoga bezeichnet und im Allgemeinen für die *Antarangas* (innere Glieder) von *Dharana*, *Dhyana* und *Samadhi* (das sechste bis achte Glied) verwendet wird. Durch *Asana*, *Pranayama* und *Mudra* magst du einen perfekten Körper, perfekte Gesundheit und vielleicht sogar einige okkulte Kräfte erlangen, mit denen du Menschen manipulieren kannst, aber all das wird dich trotzdem in Unkenntnis des Göttlichen, das in deinem Herzen verborgen ist, deiner eigenen wahren Natur, sterben lassen.[223] Raja Yoga und die Hingabe an das Göttliche sind die Aspekte des Yoga, die auf dem Sterbebett tatsächlich einen Unterschied machen. Heutzutage werden die Menschen vom Yoga angezogen, um seine gesundheitlichen Vorteile zu ernten. Sie hoffen vielleicht, dass sie, wenn sie eine perfekte Gesundheit und einen perfekten Körper erlangen, länger Freude und Komfort erleben können und verdrängen unbewusst die harte Tatsache des eigenen Todes und des Tages der Abrechnung. In gewisser Hinsicht ist das richtig, aber selbst eine Lebensverlängerung von 20 bis 30 Jahren durch Yoga ist wirklich nur ein Tropfen auf den heißen Stein im Vergleich zur Ewigkeit deines Daseins. In der *Bhagavad Gita* sagt Lord Krishna - und er wendet sich nicht nur an Arjuna, sondern an jeden einzelnen von uns - „Du und ich sind uralte Wesen. Der Unterschied zwischen uns

---

[222] *Hatha Ratnavali von Shrinivasayogi* I.19

[223] *Bhagavad Gita* X.20: „Ich bin das Selbst, das im Herzen eines jeden Wesens ruht."

ist, dass du deine Vergangenheit nicht kennst, ich aber schon."[224]

Die paar Jahrzehnte Lebensverlängerung, die du durch Yoga gewonnen hast, werden wie eine Sekunde vorbeirauschen, und dann kommt der große Moment, in dem du deinen Körper aufgeben musst. Dann werden die Freude und der Komfort, die du durch Yoga erlangt hast, in einem alten, sterbenden Körper kein Trost sein, wenn du dich fragst, worum es in deinem Leben ging und ob du aus einer Haltung des Gebens kamst, ob du etwas Gutes zu dieser Welt beigetragen und deine Bestimmung erfüllt hast. Denk mal einen Moment darüber nach: Deinen Körper perfekt proportioniert und gesund zu machen, gibt dir vielleicht nur die Möglichkeit, die Realität deines Todes länger zu ignorieren. Aber auch dann wirst du sterben, und wenn du diese Tatsache länger ignorierst, stirbst du vielleicht sogar als größerer Narr, als wenn du dich überhaupt nicht mit lebensverlängernden Yogapraktiken beschäftigt hättest. Mit „größerer Narr" meine ich, dass du noch mehr mit deinem Körper und deinem Geist verbunden und identifiziert bist und deine ewige, spirituelle Natur noch weniger zu schätzen weißt. Vor nicht allzu langer Zeit sprach ich mit einer Yogaschülerin darüber, dass Yoga eine Schule der Vorbereitung auf den Tod ist. Sie wurde richtig wütend auf mich und sagte mir, dass sie gerade ihren Körper durch Yoga kennengelernt, Gesundheit erlangt und ihren Körper genossen habe und nichts vom Tod hören wolle. Das ist sehr besorgniserregend. In diesem Fall hatte die Schülerin Yoga tatsächlich erfolgreich dazu benutzt, das brennendste und wichtigste Thema des Lebens, den Moment der Wahrheit,

---

[224] *Bhagavad Gita* IV.5

weiter von sich wegzuschieben, und Yoga ermögliche es ihr, länger zu leben, als ob sie ewig leben würde - eine Lüge zu leben. Hier wurde Yoga tatsächlich dazu benutzt, jemanden weiter in die Dunkelheit zu führen.

Es ist nicht so, dass du durch das bloße Üben von Körperhaltungen automatisch spirituell wachsen wirst. Es kann sogar sein, dass du geistig schrumpfst, wie im Fall dieser Schülerin, die die Haltungen dazu nutzte, noch besessener von ihrem Körper - ihrem materiellen Aspekt - zu werden, als sie es ohnehin schon war. Traditionell werden die Yogastellungen nicht eingenommen, um gesund zu werden (obwohl sie diesen Effekt haben), sondern mit einer Haltung des Gebets zum Göttlichen. Die Körperhaltungen sind ein Gebet in Bewegung. Aus diesem Grund hat K.P. Jois sein Buch *Yoga Mala* genannt:[225] du benutzt die Körperhaltungen wie die Perlen einer *Mala*, um dich an das Göttliche zu erinnern. In der *Bhagavad Gita* heißt es, dass alle Handlungen zur Knechtschaft führen, wenn sie nicht als Opfergabe an das Göttliche ausgeführt werden.[226] Das gilt auch für *Asana* und *Pranayama*.

Das sind die Gefahren des modernen posturalen Yoga. Das Ziel von Yoga ist es, deine Gesundheit zu verbessern, damit dein Geist klarer wird und du mehr Energie hast, um dich auf die großen Fragen des Lebens zu konzentrieren. Der wahre Zweck von Yoga ist es, dir die Erfahrung zu vermitteln, dass etwas auch im Moment des Todes Bestand hat. Im Todeskampf wird das meiste/alles, was wir waren/sind, durch die Intensität des Sterbens ausgelöscht, aber es gibt eine Erfahrung, die sogar während des

---

[225] K. Pattabhi Jois, *Yoga Mala*, Astanga Yoga Nilayam, Mysore, 1999
[226] *Bhagavad Gita* III.9

Sterbeprozesses besteht bleibt, und das ist die intensive Liebe zu Gott, manchmal auch Wissen über das Göttliche genannt. Dieses Wissen zu erlangen, ist nicht nur unser Geburtsrecht, sondern auch unsere göttliche Pflicht. Nur wenn wir diese göttliche Pflicht erfüllen, können wir in vollständigem und vollkommenem Frieden sterben. Mit dieser Erfahrung können wir in Frieden sterben, denn wir wissen, dass wir gehen können, weil wir die Vollendung gefunden haben. In dieser Hinsicht ist es viel wichtiger, einen vollkommenen Tod zu sterben, als vor dem Tod in vollkommener Gesundheit zu leben. Die neue Besessenheit der postmodernen, materialistischen Gesellschaft von der Gesundheit entsteht aus dem Bedürfnis, länger um nicht erneuerbare Ressourcen konkurrieren zu können. Wir wollen einfach nicht mehr sterben - um den Platz im Straßenkaffee, am Strand und im Casino für jemand anderen zu räumen. Lasst mich länger leben und genießen! Deshalb mache ich ja Yoga!'

Deshalb sagt das *Hatha Ratnavali*, dass *Asana*, *Pranayama* und *Mudra* ohne Raja Yoga nutzlos sind. Für sich genommen sind sie ohne Raja Yoga eine Form des Bodybuildings, da sie, wenn sie ohne Raja Yoga ausgeführt werden, nur darauf abzielen, den Körper zu erhalten. Ein wahrer Yogi ist jemand, der lieber tot ist und mit göttlichem Wissen gestorben ist, als in einem völlig gesunden Körper zu leben, der nur noch Ressourcen verbraucht. In dieser Hinsicht kann die neue Mode, Yoga nur zur Körperverschönerung und Gesundheit zu nutzen, für die heilige Essenz des Yoga gefährlicher sein als viele andere Widrigkeiten, denen es in seiner langen Geschichte ausgesetzt war.

## AUGEN / BLICKPUNKT

Das *Yoga Rahasya* empfiehlt, die Augen während des *Pranayamas* geschlossen zu halten.[227] Die Augen geschlossen zu halten, kann helfen, die Konzentration zu vertiefen und Ablenkungen auszuschließen. Es ist die Methode der Wahl für einen Yogi, der bereits einen überwiegend sattvigen Geist entwickelt hat und ein sattviges (heiliges) Objekt im Geist behalten kann. Typische sattvige Objekte wären ein *Mantra* wie *OM*, das *Gayatri-Mantra* oder das arabische *La ilaha ilallah* (es gibt keinen Gott außer Gott). Je nach deinem Glauben könntest du auch *„Ich bin, der ich bin"* wählen,[228] die Antwort, die Jahwe Mose auf dem Berg gab, als Mose ihn fragte, bei welchem Namen er genannt werden solle, oder Christi *„Ich bin der Weg, die Wahrheit und das Leben"*.[229] Visuelle Objekte können ein Bild deines *Ishtadevata* wie Lord Krishna oder Jesus Christus, ein Bild wie das OM-Symbol, das Kreuz oder der Halbmond oder das Wort *Allah* in arabischer Schrift sein. Wichtig ist die Fähigkeit, die Konzentration auf das Objekt während des *Pranayama* aufrechtzuerhalten.

Wenn man jedoch einen sehr aktiven, visuellen, fantasierenden Geist hat, kann es sogar kontraproduktiv sein, die Augen geschlossen zu halten. In diesem Fall kann das Schließen der Augen dazu führen, dass du den gegenwärtigen Moment auf den Schwingen deiner Fantasie verlässt, aber das ist nicht exakt das, was du beim *Pranayama* erreichen willst. Während des Schlafs befinden sich die Augen in einem REM-Muster (Rapid Eye

---

[227] *Yoga Rahasya* I.92

[228] Exodus 3.14

[229] Johannes 14.6

Movement). REM ist mit Träumen und damit mit der Aktivität des Unterbewusstseins (*Vasana*) verbunden. Auch im Wachzustand drückt sich das Unterbewusstsein durch Augenbewegungen aus. Scheinbar unregelmäßige Augenbewegungen, die nicht direkt mit einer bewussten Aktivität verbunden sind, deuten darauf hin, dass das Unterbewusstsein Daten aus der Vergangenheit verarbeitet. In diesem Fall projiziert dein Unterbewusstsein vergangene Erfahrungen wie Scham, Schuld, Angst, Wut und Schmerz auf den gegenwärtigen Moment. Das ist für *Pranayama* nicht förderlich, da es rajasige oder tamasige Bilder im Geist erzeugen kann.

Im Gegensatz zu *Yoga Rahasya* schlägt Goraksha Natha vor, *Pranayama* mit zur Nase gerichteten Augen zu üben.[230] Hier sind die Augen halb geschlossen, so dass man seine Umgebung kaum wahrnehmen kann, während man sich selbst im gegenwärtigen Moment hält. Um zu verhindern, dass die Augen umherwandern, werden sie an die Nase gebunden (*Nasagrai Drishti*). *Das Nasagrai Drishti* ist mit dem *Muladhara Chakra* verbunden, das es, ähnlich wie das *Mula Bandha*, aktiviert. Dieses *Drishti* sollte gewählt werden, wenn der Yogi dazu neigt, mit geschlossenen Augen vor sich hin zu träumen und wenn *Mula Bandha* noch schwach ist. Es sollte auch dann verwendet werden, wenn versucht wird, die Kundalini aus dem *Muladhara Chakra* zu erheben.

Sundaradeva empfiehlt, den Geist während des *Pranayamas* zwischen den Augenbrauen zu konzentrieren (*Bhrumadhya Drishti*).[231] Während des *Bhrumadhya Drishti*

---

[230] *Goraksha Shataka* Strophe 41

[231] *Hatha Tatva Kaumudi von Sundaradeva* XXXVI.15

werden die Augen sanft nach oben gerichtet. Es ist wichtig, dass dieses *Drishti* sanft bleibt, da man die Sehnerven strapazieren kann, wenn es erzwungen wird. Verlängere langsam die Zeit, die du täglich in diesem *Drishti* verbringst; gehe nicht von 0 auf 30 Minuten an einem Tag. Das *Bhrumadhya-Drishti* ist sehr wirkungsvoll: Es zieht das *Prana* zum *Ajna Chakra* (3. Auge) und hebt es dadurch in der *Sushumna* nach oben. Es ist ein fortgeschrittener *Drishti* als *Nasagrai*. Wenn *das Prana* zum *Ajna* aufsteigt und lange genug dort verbleibt, findet objektiver *Samadhi* statt. *Bhrumadhya Drishti* wird empfohlen, wenn man über das Göttliche mit Form (*saguna* Brahman) meditiert. Alle Gottheiten stellen *saguna* Brahman dar. Die Meditation während des *Kumbhaka* auf Jesus Christus oder Lord Krishna wird idealerweise von *Bhrumadhya Drishti* begleitet.

Raghuvira verkündet, dass der Erfolg im *Pranayama* schnell eintritt, wenn er durch *Shambhavi Mudra* unterstützt wird.[232] *Shambhavi Mudra* ist eine intensivere Version von *Bhrumadhya Drishti*. In *Bhrumadhya Drishti* ist es dir überlassen, wie weit du die Augen nach oben richtest. Es ist wichtig, dass die Augen fixiert werden, um zu verhindern, dass sie sich in den Augenhöhlen herumbewegen, was die Projektion von *Vasana* (Konditionierung, Inhalt des Unterbewusstseins) ermöglichen würde.

Bei *Shambhavi Mudra* hingegen sind die Augen zwischen den Augenbrauen eingeschlossen und ganz nach oben gerichtet. Die Augen sind so weit nach oben gerichtet, dass man buchstäblich keinen visuellen Input mehr wahrnimmt, aber das innere Auge ist ganz nach oben

---

[232] *Kumbhaka Paddhati von Raghuvira* Strophe 284

zum Göttlichen gerichtet. Dies ist eine schwierige yogische Technik, die nur allmählich in die eigene Praxis integriert werden kann. Ist sie jedoch einmal erlernt, steigert sie die Fertigkeit im *Pranayama* erheblich, da sie es dem Yogi ermöglicht, den Geist in das Göttliche zu versenken.

Ein göttliches Bild im Kopf zu Behalten, kann erleichtert werden, indem du eine Kopie desselben göttlichen Bildes vor dich hinstellst, während du *Pranayama* übst. Jedes Mal, wenn du während des *Kumbhaka* die geistige Konzentration verlierst, öffne deine Augen und schaue es an. Sobald du einen klaren Eindruck von diesem sattvigen Bild in deinem Geist hast, schließe deine Augen wieder. Wenn du kein göttliches Bild hast, über das du meditieren kannst, kannst du zu diesem Zweck auch einfach dein heiliges Buch nehmen. Allein die Anwesenheit deines heiligen Buches wird dein *Pranayama* sattviger machen. Das Fixieren der Augen auf ein heiliges Objekt wird *Trataka* genannt. Es reinigt und läutert das Unterbewusstsein, weil es die unwillkürlichen Augenbewegungen unterbricht. T. Krishnamacharya lehrte, dass *Trataka* dich leicht zur Beherrschung von *Shambhavi Mudra* führt, was an sich schon eine mächtige Methode für den Zugang zu *Samadhi* ist.[233]

## SICH AUSRUHEN

Es ist wichtig, nach dem *Pranayama* eine Pause einzulegen, die ausreichend lang ist, um sich danach erfrischt zu fühlen. Wenn du vor dem *Pranayama* müde oder überdreht bist, kann es hilfreich sein, direkt davor ein

---

[233] T.Krishnamacharya,*YogaMakaranda*,rev.Englishedn,MediaGaruda,Chennai,2011,S.100

kurzes *Shavasana* (Entspannung) zu machen. Wenn du danach immer noch müde bist, solltest du die Praxis nicht machen. Das ist kontraproduktiv. Reorganisiere deinen Schlafrhythmus, damit du während der Praxiszeit nicht müde bist. Es wird empfohlen, weder zu viel noch zu wenig zu schlafen, wenn man Yoga übt.[234]

Führe keine mehrstündigen Asana- und Pranayama-Übungen am frühen Morgen durch, ohne dich danach ausreichend auszuruhen. Es ist keine gute Idee, zu versuchen, den Rückstand durch Schlaf am Nachmittag aufzuholen. Im *Hatha Tatva Kaumudi* steht, dass Schlafen am Tag Krankheiten verursacht,[235] und die *Yoga Kundalini Upanishad* bestätigt, dass Schlafen am Tag und spätes Zubettgehen diese Folge haben.[236] Das liegt daran, dass Schlafen in Intervallen oder Schlafen zu unpassenden Zeiten das *Vayu* durcheinander bringt. Das bedeutet, dass es den idealen Fluss des *Prana* im Körper stört, ähnlich wie wenn man zu viel isst oder Zeit mit Menschen verbringt, die einen negativen Einfluss auf einen haben. Eine Störung des Schlafrhythmus hat im Allgemeinen einen tamasigen Einfluss auf den Geist. Es ist gut, früh ins Bett zu gehen und früh aufzustehen. Um 4.45 Uhr morgens beginnt *brahmi muhurta*, die göttliche Zeit. Das ist die Zeit, in der wir Gott am nächsten sind; daher ist es die ideale Zeit für spirituelle Übungen wie *Pranayama*, *Asana* oder Meditation.

Versuche, deinen Schlaf an einem Stück zu bekommen, anstatt am Nachmittag oder tagsüber zu schlafen.

---

[234] *Bhagavad Gita* VI.16
[235] *Hatha Tatva Kaumudi von Sundaradeva* III.35
[236] *Yoga Kundalini Upanishad* I.56-57

Wenn du so müde bist, dass du es tun musst, dann tu es, aber versuche als langfristiges Projekt, dein Leben so zu organisieren, dass dies nicht notwendig ist. Swami Rama sagte, dass Schlafen am Tag die drei *Doshas* (Hemmstoffe) *Vata*, *Pitta* und *Kapha* vergrößert und deshalb unter keinen Umständen stattfinden sollte.[237] Beachte hier den Unterschied zwischen Yoga und Ayurveda. Ayurveda strebt ein Gleichgewicht zwischen den drei *Doshas* an, während Yoga sie als Störungen ansieht und sie vollständig umwandeln und vertreiben will. Dazu später mehr.

Im Allgemeinen wird *Pranayama* dein Schlafbedürfnis verringern. Das geschieht automatisch und langsam mit der Zeit. Aber reduziere deine Schlafzeit nicht, nur weil du mit der Praxis begonnen hast. *Pranayama* neigt dazu, uns in einem sattvigen Zustand zu halten, aber nur dann, wenn es mit einem sattvigen Geist ausgeführt wird. Das moderne Leben kann sehr hektisch sein. Der hektische (rajasige) Geist verliert sein Gleichgewicht und sinkt in die Trägheit (*Tamas*) ab, um es wiederzuerlangen. Wenn wir dann aufwachen, sind wir so tamasig, dass wir Kaffee oder Kokain brauchen, um unseren Geist hektisch genug zu machen, um die viel zu große Hypothek und die drei Jobs, die dafür nötig sind, zu schultern. Wir lassen dann den ganzen Tag über unser sympathisches Nervensystem laufen, bis wir es nicht mehr abschalten können und Schlaftabletten brauchen, um dem rajasigen Verstand entgegenzuwirken. Und so dreht sich der Kreis. Der sattvige Zustand vermeidet den extremen Energieaufwand des rajasigen Zustands

---

[237] Swami Rama, *Path of Fire and Light*, Bd. 1, Himalayan Institute Press, Honesdale, 1988, S. 33

und muss daher nicht so sehr ins *Tamas* hinabsteigen, um sich zu regenerieren.

## HITZE, SCHWEISS UND FEUER

Die Ausatmung ist ein Mechanismus, um Wärme nach außen zu leiten. Du kannst leicht feststellen, dass die ausgeatmete Luft wärmer ist als die eingeatmete - es sei denn, die Umgebungstemperatur ist sehr hoch. In einem normalen Pranayama-Atemzyklus macht die Einatmung ein Drittel und die Ausatmung zwei Drittel der Zeit aus. Das bedeutet, dass du während dieses Zyklus 66% der Zeit nutzen kannst, um Wärme nach außen abzugeben. Wenn du ein erfahrener Praktizierender bist und dein Verhältnis 1 für die Einatmung, 4 für *Kumbhaka* und 2 für die Ausatmung ist, kannst du nur 28,58% deines Atemzyklus für die Ausatmung und die Wärmeabgabe nutzen. Wenn alle anderen Parameter gleich sind, wirst du dich aufheizen.

Diese Hitze wird im Yoga als die Entzündung deines inneren Feuers betrachtet, das dazu dient, Verblendung und Unwissenheit zu verbrennen. Wenn du in einer warmen Umgebung praktizierst, produziert dein Körper Schweiß als Kühlmechanismus. Sowohl Goraksha Natha[238] als auch Svatmarama[239] empfehlen, den Schweiß mit den Händen in den Körper zurück zu reiben. Diese beiden Empfehlungen stehen jedoch eindeutig in Kapiteln und Passagen, die sich nur auf *Pranayama* und nicht auf *Asana* beziehen. Der Schweiß, der während der *Asana* produziert wird, bevor der Körper gereinigt ist, ist giftig und

---

[238] *Goraksha Shataka* Strophe 50

[239] *Hatha Yoga Pradipika* II.13

sollte abgewaschen werden, da *die Asana* in erster Linie für die Reinigung des grobstofflichen Körpers gedacht ist. Dies wird von Swami Rama bestätigt, der lehrte, dass das Einmassieren des Schweißes in die Haut erst akzeptabel ist, wenn der Körper gereinigt ist.[240]

Um den Schweiß in den Körper zurück reiben zu können, musst du deine Haut entblößen. Deshalb solltest du *Pranayama* so leicht bekleidet wie möglich üben. Es kann sein, dass du dich am Ende deiner Übung viel heißer fühlst als zu Beginn. Da du dich während des *Kumbhaka* nicht ausziehen kannst (die Bewegung würde das *Vayu* durcheinander bringen), ist es hilfreich, dich zu Beginn deiner Praxis mit einer Decke oder einem Schal zu bedekken, den du abwerfen kannst, anstatt zu viel zu tragen. Laut dem *Hatha Tatva Kaumudi* verhindert das Einreiben des Schweißes in die Haut, dass das *Prana* verloren geht.[241] Du wirst feststellen, dass das Einreiben des Schweißes in die Haut, insbesondere in die Gliedmaßen, nach einer intensiven Pranayama-Sitzung eine deutlich integrierende Wirkung hat.

Im Sommer oder während einer Hitzewelle wirst du feststellen, dass es sehr schwierig ist, deine Kumbhaka-Länge beizubehalten, vor allem tagsüber. Anstatt dein Herz unter der übermäßigen Hitzebelastung zu strapazieren, beschränke dein *Pranayama* auf den frühen Morgen oder die kühle Nacht oder reduziere deine *Kumbhakas*, wenn es angebracht ist. Wenn du ein oder zwei Jahre lang konstant *Pranayama* praktiziert hast, wirst du feststellen,

---

[240] Swami Rama, *Path of Fire and Light*, Bd. 1, Himalayan Institute Press, Honesdale, 1988, S. 53

[241] *Hatha Tatva Kaumudi von Sundaradeva* XXXIX.54

dass du im Winter die größten Fortschritte in Bezug auf die Länge der *Kumbhakas* machst. Je nachdem, wo du wohnst, ist der Sommer nicht geeignet, um das *Kumbhaka* zu verlängern, und du hast vielleicht sogar Schwierigkeiten, dein Niveau zu halten.

In einem kalten Klima wie hoch oben in den Bergen ist es viel einfacher, seine *Kumbhakas* zu verlängern. Das ist einer der Gründe, warum sich viele fortgeschrittene Yogis in die eiskalten Gefilde des Himalaya zurückgezogen haben. Wir wissen zum Beispiel, dass T. Krishnamacharya in der Lage war, das Eis bis zu einem bestimmten Durchmesser um seinen Körper herum zu schmelzen, allein durch die im *Kumbhaka* erzeugte Hitze. Eine andere Möglichkeit, mit der Hitze umzugehen, besteht darin, *Kumbhaka* im oder sogar unter Wasser zu praktizieren, wie es Trailanga Swami und Pilot Baba getan haben.

Übe nicht in der direkten Sonne. Dadurch erhitzt du dich zu schnell und belastest dein Herz. Verwende keinen Wind, um dich beim *Kumbhaka* abzukühlen. Du musst an einem Ort ohne Zugluft üben. Durch Zugluft wird das *Prana* in deinem Körper gestört. Sie ist eine Ursache für Krankheiten. Die Yogis von früher bauten kleine Meditationshütten mit einer Tür und einem Fenster auf der dem Wind abgewandten Seite. Setze dich nicht in den Weg des Windes, wenn du *Pranayama* übst.

*Schweiß, Kumbhaka-Länge und Reinigung von Agni*
In der *Hatha Yoga Pradipika* und vielen anderen Texten ist von drei Übungsstufen die Rede, die als *kanishta* (untergeordnet), *Madhyama* (mittel) und *uttama* (übergeordnet) bezeichnet werden und oft mit Kumbhaka-Längen von 48 Sekunden, 64 Sekunden bzw. 80 Sekunden identifiziert werden. Denke

daran, dass der Begriff „*untergeordnet*" hier im Rahmen einer ernsthaften, hingebungsvollen, spirituellen Praxis gemeint ist, die den Yogi vollständig transformieren soll. Eine solche Praxis beginnt bei 48 Sekunden, aber absolut gesehen ist es immer noch eine ernsthafte Praxis, und niemand, der nicht richtig vorbereitet und unterrichtet ist, sollte sie durchführen. Die drei Stufen *Kanishta, Madhyama* und *Uttama* sollen zum Schwitzen, zum Pochen des *Pranas* und schließlich zur Stetigkeit des *Pranas* führen.[242] Diese letzte Stufe ist eine Vorstufe zur Praxis der höheren Stufen (*Antarangas*), aber das Schwitzen, das die erste Stufe begleitet, wird als wesentlich für die Reinigung der *Nadis* und des Geistes angesehen. Es ist *Tapas* im wahrsten Sinne des Wortes, denn *Tapas* leitet sich von der *Verbwurzel tap* - kochen - ab.

Erinnern wir uns an Sundaradevas Aussage, dass reines, nicht gestörtes *Pitta* (Stoffwechselfeuer) das Feuer der Weisheit entfacht, die Hindernisse (*Doshas*) vertreibt und die Erweckung der Kundalini bewirkt.[243] Dieser reine, ungestörte Zustand von *Pitta* tritt jedoch unter normalen Umständen selten auf, da *Pitta* hier als *Dosha* fungiert. *Pitta* wird in seinen reinen, ungestörten Zustand (d.h. den körperlichen Ausdruck von *Sattva*) zurückversetzt, indem man das Feuer von *Kumbhaka* langsam erhöht und gleichzeitig die Reinheit des Körpers durch *Mitahara* (maßvolle Ernährung) und die Reinheit des Geistes durch Hingabe an das Göttliche (*Ishvara pranidhana*) aufrechterhält. Ohne diese beiden essentiellen Unterstützungen ist es besser, *Kumbhaka* nicht bis zur Kanishta-Stufe (d.h. 48 Sekunden)

---

[242] *Hatha Yoga Pradipika* II.12
[243] *Hatha Tatva Kaumudi von Sundaradeva* XXXVI.55

zu steigern, da *Pitta* dann beeinträchtigt bleibt und somit ein Hindernis darstellt.

## WIE LANG IST EIN MATRA?

Das *Yoga Sutra* fordert dazu auf, den Atem lang und subtil zu machen.[244] Um das zu erreichen, müssen wir den Atem messen, und das bedeutet, dass eine Zeiteinheit eingeführt werden muss. Diese Zeiteinheit wird *Matra* genannt. Ursprünglich war ein *Matra* recht vage definiert. Wir hören von Definitionen für ein *Matra*, wie z.B. das Knie einmal mit der Hand zu umkreisen, zweimal mit der Hand zu klatschen oder dreimal mit dem Finger zu schnippen.[245] Im *Kumbhaka Paddhati* wurden jedoch noch exotischere Wege zur Messung des *Matra* angegeben. Sein Autor, Raghuvira, definiert es als die Zeit, die mit dem Läuten der Glocke verbracht wird, um das Kalb zur Kuh zu rufen.[246] Sundaradeva bezeichnet in seinem *Hatha Tatva Kaumudi* die Zeit, die mit dem Läuten der Glocke verbracht wird, wenn das Kalb zum Zeitpunkt des Melkens der Kuh gefüttert wird, genauer als *Matra*.[247]

Wenn du Zweifel an der genauen Länge eines Matras hattest, sind sie jetzt sicher ausgeräumt. Das Messen von Matras mit einer Sanduhr aus Kupfer wurde bereits im *Hatha Ratnavali* von Shrinivasayogi eingeführt und im *Hatha Tatva Kaumudi* bestätigt.[248]

---

[244] *Yoga Sutra* II.50
[245] *Brhadyogi Yajnavalkya Smrti* VIII.12
[246] *Kumbhaka Paddhati von Raghuvira* Strophen 158-160
[247] *Hatha Tatva Kaumudi von Sundaradeva* XXXVIII.123-125
[248] *Hatha Tatva Kaumudi von Sundaradeva* X.47

Da sich das Üben mit einer Sanduhr als zu einschränkend erwies, wurden *Matras* in lange und kurze *Matras* unterteilt, wobei lange *Matras Adimatras* genannt werden. Ein langes *Matra* bedeutet, dass die Länge des *Matras* selbst gedehnt wird, sobald eine bestimmte Anzahl gemeistert wird. Für unsere Zwecke können wir ein *Matra* mit einer Sekunde gleichsetzen, wobei wir bedenken, dass wir später auf dem Weg zur Meisterschaft dasselbe *Matra* auf 2 oder 4 Sekunden ausdehnen können, oder sogar auf die Zeit, die wir für das Ausatmen im Schlaf brauchen.

## VERHÄLTNIS UND LÄNGE

Definieren wir einen Atemzug als einen Atemzyklus, der aus Einatmung und Ausatmung besteht. Zu Beginn des *Pranayama* besteht ein Atemzug oder Atemzyklus aus zwei Komponenten, der Einatmung und der Ausatmung. Im fortgeschrittenen *Pranayama* kann er vier Komponenten haben: Einatmung (*puraka*), inneres (*antara*) *kumbhaka*, Ausatmung (*rechaka*), äußeres (*bahya*) *kumbhaka*. Das Verhältnis der einzelnen Komponenten zueinander kann entweder gleich (*sama*) oder ungleich (*vishama*) sein. Zum Beispiel ist ein Verhältnis von 1 *Matra* für die Einatmung zu 1 *Matra* für die Ausatmung gleich (*sama*), während ein Verhältnis von 1:2 ungleich (*vishama*) ist. Im *Yoga Rahasya* heißt es, dass zuerst die gleichen Verhältnisse angewandt werden müssen, und erst wenn man sich damit wohlfühlt, sollte man die ungleichen Verhältnisse anwenden.[249] Gleiche Verhältnisse machen den Geist aufgrund der relativ langen Einatmung rajasiger, während ungleiche Verhältnisse den Geist aufgrund der relativ langen

---

[249] *Yoga Rahasya* I.94

Ausatmung tamasiger machen. Rajasige und tamasige Tendenzen werden jedoch ausgeglichen, sobald *kumbhaka* ins Spiel kommt, das, wenn es richtig ausgeführt wird, den Geist sattvig macht.

Die Gesamtlänge jedes Atemzugs, die im Verhältnis ausgedrückt wird, wird als Länge bezeichnet. Wenn wir mit der Übung des Verhältnisses 1:1 beginnen, verwenden wir zunächst die Länge der Atemzüge, die wir normalerweise machen. Wenn zum Beispiel die durchschnittliche Atemfrequenz 15 Atemzüge pro Minute beträgt, dauert jeder Atemzug etwa 4 Sekunden. Wir verteilen die Hälfte davon auf die Einatmung und die Hälfte auf die Ausatmung und kommen so auf eine Zählung von 2:2 Sekunden. Das Verhältnis wäre dann 1:1, was einem gleichen (*sama*) Verhältnis entspräche.

Wenn du ein Verhältnis siehst, das drei Komponenten enthält, bezieht sich das normalerweise auf die Einatmung, das innere *Kumbhaka* und die Ausatmung. Das beliebteste Verhältnis ist das fortgeschrittene 1:4:2-Verhältnis, das laut der *Yoga Rahasya* sehr wichtig ist, weil es die Hauptmethode zur Reinigung der *Nadis* ist.[250] Dies ist ein Beispiel für ein ungleichmäßiges (*vishama*) Verhältnis. Es gibt auch ungewöhnlichere Verhältnisse: Die *Yoga Chudamani Upanishad* empfiehlt zum Beispiel ein Verhältnis von 6:8:5, was viel versöhnlicher ist als 1:4:2.[251]

In der *Gheranda Samhita* heißt es, dass sich die drei *Pranayama*-Grade (*kanishta-einfach*, *Madhyama-mittel* und *uttama-fortgeschritten*) auf Einatmungen von 12 *Matras* (Sekunden) für *kanishta*, 16 für *Madhyama* und 20 für *uttama*

---

[250] *Yoga Rahasya* II.59-60
[251] *Yoga Chudamani Upanishad* Strophe 103

beziehen.²⁵² Wenn wir die mittlere Länge von 16 Sekunden für die Einatmung nehmen und sie mit dem wichtigen Verhältnis 1:4:2 umrechnen, kommen wir auf 16 Sekunden für die Einatmung, 64 Sekunden für *kumbhaka* und 32 Sekunden für die Ausatmung. Diese Zählung ist so wichtig, dass sie zum Beispiel in der *Mandala Brahmana Upanishad* als *Pranayama* bezeichnet wird.²⁵³ Die *Gheranda Samhita* misst dieser Zählung ebenfalls große Bedeutung bei.²⁵⁴

Wenn du ein Verhältnis siehst, das vier Komponenten hat, wie z.B. 1:1:1:1, bezieht sich die vierte Zahl auf die äußeren (*bahya*) *kumbhakas*.

## MANTRA UND ZÄHLEN MIT DEN FINGERN

In unseren ersten Pranayama-Sitzungen können wir die Länge (*kala*) jeder Atemkomponente zählen, indem wir im Geiste die Anzahl der Sekunden zählen, während wir im Hintergrund eine Uhr ticken hören. Wenn es viele Hintergrundgeräusche gibt, kann es schwierig sein, das Ticken einer Uhr zu hören. Das ist besonders dann der Fall, wenn man schnell atmende *Pranayamas* wie *Kapalabhati* und *Bhastrika* praktiziert. Aus diesem Grund ist es sehr hilfreich, ein Metronom zu verwenden, das eine Lautstärkefunktion hat. Bei bestimmten modernen Handgeräten wie Handys und Tablets kann auch eine Metronom-App heruntergeladen werden.

Nach ein paar Sitzungen empfehle ich dir jedoch, das Zählen von Zahlen in deinem Kopf loszulassen, es sei

---

²⁵² *Gheranda Samhita* V.55
²⁵³ *Mandala Brahmana Upanishad* I.1
²⁵⁴ *Gheranda Samhita* V.49-51

denn, du willst dein *Pranayama* als Zusatzqualifikation nutzen, um Buchhalter, Mathematiker oder Hedgefondsmanager zu werden - so edel diese Berufe auch sein mögen. Denke daran, dass du zu dem wirst, was du denkst. Aus diesem Grund wählt der Yogi sattvige Meditationsobjekte, und Zahlen sind nicht sattvig. Die beste Zählmethode für *Pranayama* ist die Verwendung von *Mantras*.

*Mantra* ist eine sehr wichtige Disziplin. Der Erfolg im höheren Yoga und in der Kundalini-Erweckung ist nahezu unmöglich, wenn man *Mantra* nicht kennt. Moderne Asana-Praktizierende sollten nicht denken, dass Disziplinen wie *Mantra* und *Chakra* etwas für schwache Gemüter sind. Es ist noch nicht lange her, dass es Yogis gab, die ihr Lagerfeuer mit *Mantras* entzünden konnten - eine Kunst, die heute auf der Strecke geblieben zu sein scheint.

*Mantras* sind bioplasmische Schallwellen, die eingesetzt werden, um Veränderungen im Körper und/oder Geist des Praktizierenden und, in Fällen wie den Lagerfeuern, sogar in der Umgebung zu bewirken. Die Bedeutung von *Mantras* wird durch die *Yoga Rahasya* untermauert, in der verkündet wird, dass *Pranayama* mit *Mantra* ausgeführt werden sollte, denn nur dann bringt es Stabilität des Geistes, Freiheit von Leiden, ein langes Leben und die Entwicklung von Hingabe.[255] Die *Yoga Rahasya* wird noch konkreter, wenn sie erklärt, dass *Pranayama* durch das Aussprechen von *OM* gemessen werden sollte, da durch *OM* die *Chakras* gereinigt werden. Eine besonders beliebte Anwendung des *OM* bei Yogis ist das Anschlagen des *OM* während jeder *Matra* in das *Muladhara* (Basis)-*Chakra*, um die Kundalini zu erwecken. Fortgeschrittene

---

[255] *Yoga Rahasya* I.97-98

Praktizierende können auf das viel längere *Gayatri-Mantra* umsteigen, wenn sie eine bestimmte Länge der Zählzeit erreicht haben.

Der Weg, *Mantra* in *Pranayama* einzubauen, ist das digitale Zählen. Dazu berührst du jedes Fingerglied einmal mit dem Daumen, wenn die Uhr oder das Metronom tickt. Jede Ziffer hat drei Fingerglieder, multipliziert mit vier Fingern (der Daumen wird zum Zählen verwendet) ergibt das insgesamt 12 für eine ganze Hand. Wenn du z.B. 48 Sekunden lang im *Kumbhaka* bleibst, zählst du deine volle Hand 4 Mal. Jedes Mal, wenn dein Daumen ein Fingerglied berührt, sprichst du im Geiste *ein Mantra* deiner Wahl aus, standardmäßig ist das *OM*. Auf diese Weise benutzt du deine Hand für die den Geist betäubende Aufgabe des Zählens, während du deinen starken Geist für die erhebende Aufgabe des Aussprechens *des Mantras* einsetzt. Das stille Aussprechen von *Mantras* in deinem Geist wird als kraftvoller angesehen als das hörbare Aussprechen.

# Vorbereitung für Pranayama

Es wurde bereits darauf hingewiesen, dass *Pranayama* die Vorbereitung für die höheren Stufen ist. *Pratyahara*, *Dharana*, *Dhyana* und *Samadhi* werden durch *Pranayama* und seine Essenz, *Kumbhaka*, vorbereitet und angetrieben. In den folgenden Kapiteln geht es jedoch um die Vorbereitung auf *Pranayama* und *Kumbhaka*. Ohne diese Vorbereitung kann *Pranayama* nicht gelingen.

# MITAHARA

Mitahara bedeutet eine moderate yogische Ernährung. Ich bin kein qualifizierter Ernährungsberater und kann nur Ratschläge zur Ernährung geben, wenn es darum geht, wie sie sich auf Yoga auswirkt. Wie du jedoch bald feststellen wirst, hat die Wahl deiner Lebensmittel einen größeren Einfluss auf dein Yoga als jede andere Aktivität außerhalb deiner formalen Praxis. Ich möchte mich nicht auf die Ernährungsdiskussion einlassen, denn sie ist emotional sehr aufgeladen. Viele Menschen essen, was ihnen ihr Geschmacksnerv diktiert oder was sie in der Werbung oder in den Auslagen der Supermärkte sehen. Auf der anderen Seite gibt es diejenigen, die einen fast religiösen Eifer haben, wenn es um ihre Ernährung geht. Sie sind sehr stolz darauf und verurteilen diejenigen, die eine „minderwertige" Ernährung einhalten. Auch diese Haltung ist für Yoga gefährlich, denn Stolz macht viele Verdienste, die durch Yoga erworben wurden, zunichte.

Im *Yoga Rahasya von Nathamuni*, einem Text, der durch T. Krishnamacharya überliefert wurde, wird ausdrücklich darauf hingewiesen, dass man bei der Nahrung sowohl quantitativ als auch qualitativ wählerisch sein muss. Im *Yoga Rahasya* heißt es, dass der Yogi nur eine begrenzte Menge an Nahrung zu sich nehmen sollte und nur solche, die sattvig ist. Kurz gesagt, besteht sattvige Nahrung aus Obst, Gemüse, Milch (für diejenigen, die sie vertragen), Ghee, Nüssen und Samen sowie einigen Getreidesorten. Das *Yoga Rahasya* sagt auch, dass es wichtig ist, die Nahrungsaufnahme einzuschränken, wenn man mit Blockaden (*Granthis*) und Rückbeugen arbeitet. Außerdem führt es die Verstopfung der *Nadis* und körperliche Blockaden direkt auf zu viel Nahrung und überschüssiges Fett zurück.[256] Die *Yoga Rahasya* sagt, dass *Nadi Shodhana*, die Hauptmethode zur Reinigung der *Nadis*, nur in Kombination mit reduzierter Nahrungsaufnahme und sattviger Nahrung funktioniert.[257] Der Autor des *Yoga Rahasya* verbindet die Aufforderung zur eingeschränkten Nahrungsaufnahme auch mit dem Gebot, nur zu angemessenen Zeiten zu essen,[258] das sind der Morgen, die Mittagszeit und der Abend. Das schließt das so genannte Grasen aus, bei dem ständig kleine Häppchen und Zwischenmahlzeiten gegessen werden. Dadurch vermischen sich unverdaute und verdaute Nahrung im Magen und es entsteht *Ama* (Gift). Die schärfste Anweisung gegen wahllose Nahrungsaufnahme kommt jedoch aus dem *Yoga Rahasya*, wo es heißt, dass körperliche und geistige Probleme „immer" aufgrund von undisziplinierter Nahrungsaufnahme entstehen.[259]

Außerhalb von *Yoga Rahasya* betonte T. Krishnamacharya die Bedeutung einer sparsamen, einfachen Ernährung. Seiner Meinung nach sollte ein Yogi weniger essen und eine Gewichtszunahme um jeden Preis vermeiden[260]

---

[256] *Yoga Rahasya* II.29

[257] *Yoga Rahasya* II.60

[258] *Yoga Rahasya* III.7

[259] *Yoga Rahasya* III.5

[260] A.G. Mohan, *Krishnamacharya: His Life and Teachings*, Shambala, Boston & London, 2010, S. 95

und Fett abbauen.²⁶¹ Der Aufruf zu einer maßvollen Ernährung geht bis in die alte *Chandogya Upanishad* zurück, in der es heißt, dass in der Reinheit der Nahrung die Reinheit des Geistes liegt.²⁶²

Andere Texte stimmen dem zu. Die *Gheranda Samhita* erklärt, dass Yoga ohne eine maßvolle Ernährung Krankheiten hervorruft und jeden durch die Praxis geschaffenen Verdienst zunichte macht.²⁶³ Die *Shiva Samhita* ist fast zynisch, wenn sie sagt, dass keine Klugheit der Welt einem Yogi Erfolg bringen kann, der sich nicht maßvoll und enthaltsam ernährt.²⁶⁴ Wie viele andere Texte zählt auch die *Hatha Tatva Kaumudi* 10 *Yamas* und *Niyamas*. Von den *Yamas* ist *Mitahara* (mäßige Ernährung) die wichtigste.²⁶⁵ Er verbietet nicht nur große Mengen an Nahrung, sondern auch jegliche Süßigkeiten und rät zu einer maßvollen Ernährung zu jeder Zeit,²⁶⁶ oft in Verbindung mit Schweigen als Voraussetzung für *Pranayama*. Sein Autor Sundaradeva rät uns, dass ohne die Einhaltung einer maßvollen Ernährung keinerlei Erfolg im Yoga erreicht werden kann, und er verbindet dies wiederum mit dem Rat, die Redseligkeit zu meiden.²⁶⁷ Auch die *Shiva Samhita* empfiehlt, wenig zu essen und zu reden.²⁶⁸ Der Grund,

---

²⁶¹ A.G. Mohan, *Krishnamacharya: His Life and Teachings*, Shambala, Boston & London, 2010, S. 96

²⁶² *Chandogya Upanishad* VII.62.2

²⁶³ *Gheranda Samhita* V.2

²⁶⁴ *Shiva Samhita* V.183

²⁶⁵ *Hatha Tatva Kaumudi von Sundaradeva* IV.45

²⁶⁶ *Hatha Tatva Kaumudi von Sundaradeva* XXXVI.66

²⁶⁷ *Hatha Tatva Kaumudi von Sundaradeva* LV.5

²⁶⁸ *Shiva Samhita* III.33

warum wir die beiden oft zusammen erwähnt finden, ist, dass Nahrungsaufnahme Energieaufnahme bedeutet, während Reden Energieabgabe bedeutet. Die Energie, die für Yoga zur Verfügung steht, kann durch die Auswahl der richtigen Nahrungsmittel erhöht werden, aber es hat wenig Sinn, wenn die gleiche Energie durch Redseligkeit und Tratsch verbraucht wird.

Sundaradevas wichtigster Ratschlag zur Ernährung dürfte sein, dass der Yogi nur Nahrung zu sich nehmen sollte, um seinen Körper zu erhalten.[269] Der zeitgenössische Trend, Köche und Köchinnen zu Berühmtheiten und Künstlern zu machen, spiegelt die Tendenz wider, Essen als Mittel zur Genussgewinnung zu betrachten. Die Betonung liegt auf dem maximalen Genuss des Geschmackssinns, der Geschmacksknospen. Dabei wird jedoch der Rest des Verdauungskanals außer Acht gelassen, der dann die Exzesse der Geschmacksknospen verdauen muss. Der Körper ist dem Motor deines Autos sehr ähnlich, nur viel komplexer. Stell dir vor, dein Auto hätte plötzlich Geschmacksknospen entwickelt und würde dich zwingen, zu Tankstellen zu fahren, wo du die üppigsten und leckersten Benzine und Öle bekommst. Immer mehr Gewürze würden hinzukommen und das Benzin und Öl würde in immer raffinierteren Kombinationen und Abwandlungen zubereitet werden. Dein Auto finge an zu stottern und manchmal würde es krank oder hätte einen Kater wegen der schweren und reichhaltigen Lebensmittel. Meistens würde es zu viel schlucken, weil das Benzin zu lecker war. Dein Auto finge an, Fett anzusetzen und an der Ampel nicht mehr los zu fahren. Nach immer

---

[269] *Hatha Tatva Kaumudi von Sundaradeva* LV.5

häufigeren Aufenthalten in der Werkstatt würde es dich schließlich weit vor seiner Zeit komplett im Stich lassen. Genau das wird mit deinem Körper passieren, wenn du dich auf den Weg machst, zum Vergnügen zu essen.

Seltsamerweise benutzen die Menschen jetzt spirituelles Vokabular, wenn sie über das Essen sprechen. Sie sagen, dass das „Essen göttlich" war. Das ist eine traurige Projektion des Göttlichen auf den sinnlichen Genuss. Weil wir das Göttliche in uns aus den Augen verloren haben, projizieren wir es jetzt auf den oberflächlichen und seichten Genuss, den unsere Geschmacksnerven bieten. Wahre Freude erfahren wir, wenn wir durch die höheren Stufen des Yoga die *Darshana* (Sicht) des Göttlichen erlangen. Bis wir diese wahre Freude erfahren, müssen wir das Fahrzeug unseres Körpers fit halten, um auf dem Weg zur Freiheit zu reisen. Nur dann kann der Körper seine Aufgabe erfüllen. Essen ist dazu da, den Körper zu erhalten und ihn mit Treibstoff zu versorgen. Essen ist nicht dazu da, uns die Erfahrung göttlicher Freude zu ermöglichen. Göttliche Freude erfahren wir, wenn wir das Göttliche in unserem Herzen erblicken. Denn, wie Lord Krishna sagt: „Ich bin das Selbst, das im Herzen aller Wesen wohnt".[270]

Wenn wir essen, um unseren Körper zu erhalten, wie Sundaradeva im *Hatha Tatva Kaumudi* vorschlägt, werden wir unsere Gräber nicht mit unseren Zähnen schaufeln. Unsere Gräber werden wir jedoch mit unseren Zähnen schaufeln, wenn wir die Lebensmittel nach ihrer Neigung auswählen, unsere Geschmacksnerven intensiv zu stimulieren. Die Geschmacksstimulation ist in der modernen Gesellschaft so wichtig geworden, weil viele ihrer

---

[270] *Bhagavad Gita* X.20

Mitglieder die einfache Freude am Leben ohne äußere Sinnesreize nicht mehr erleben können.

Sahajananda, Autor des *Hatha Yoga Manjari* und Schüler des großen Goraksha Natha, geht noch weiter als der *Hatha Tatva Kaumudi*, wenn er sagt, dass *Mitahara* (maßvolle Ernährung) nicht nur unter den *Yamas*, sondern auch unter den *Niyamas* ihresgleichen hat.[271] Auch die vedischen Schriften legen Wert auf maßvolle Ernährung. In der *Yoga Kundalini Upanishad* heißt es, dass der Geist (*chitta*) zwei Ursachen hat: Konditionierung (*vasanas*) und Lebenskraft (*prana*). Es ist notwendig, nur eine von beiden zu kontrollieren, da die andere automatisch mit kontrolliert wird. Laut der *Upanishad* ist die Kontrolle des *Prana* möglich, indem man die Einschränkung seiner Essgewohnheiten mit dem Üben von *Asanas* und der Erweckung der Kundalini kombiniert (was wiederum durch *Pranayama*, *Mudra* und Meditation erreicht wird).[272] Dieselbe *Upanishad* betrachtet ungesunde Nahrung als eine der sieben Ursachen von Krankheiten.[273]

## WAS IST MITAHARA UND WAS SOLL MAN ESSEN?

Es gibt drei Arten, *Mitahara* zu betrachten, drei verschiedene Aspekte. Die *Bhagavad Gita* beschreibt *Mitahara* als den Verzehr von sattviger Nahrung.[274] Die *Vasishta Samhita* misst *Mitahara* anhand der Anzahl der

---

[271] *Hatha Yoga Manjari von Sahajananda* I.42

[272] *Yoga Kundalini Upanishad* I.1-2

[273] *Yoga Kundalini Upanishad* I. 56-57

[274] *Bhagavad Gita* 17.8

Bissen, die ein Yogi zu sich nimmt,[275] was bedeutet, dass ein Yogi weniger zu sich nimmt als ein durchschnittlicher Mensch. Eine dritte Art, *Mitahara* zu betrachten, wird in der *Hatha Yoga Pradipika* beschrieben, die besagt, dass das Essen vor dem Verzehr Gott dargebracht werden muss.[276] Die *Gheranda Samhita* kombiniert zwei dieser Aspekte, wenn sie vorschlägt, mit Liebe zum Göttlichen zu essen und den Magen halb leer zu lassen.[277] Um eine maximale Wirkung zu erzielen, praktiziert ein weiser Yogi alle drei Aspekte von *Mitahara* gleichzeitig.

Bevor man seine Nahrung zu sich nimmt, erinnert sich der weise Yogi an Gott in der für ihn geeigneten Form. Wir müssen uns daran erinnern, dass es nicht an unserer Kraft liegt, dass die Erde Nahrung hervorbringt, und nicht an unserer Kraft, dass unser Körper sie verdauen kann, sondern an der Kraft von *Prakrti*, an der Kraft von Shakti, die nichts anderes ist als der nährende weibliche Aspekt des einen Höchsten Wesens.

Nachdem wir unsere Nahrung dem Göttlichen geopfert haben, müssen wir unsere Nahrungsaufnahme auf das Maß beschränken, das zur Erhaltung unseres Körpers erforderlich ist. Warum nicht mehr? Warum sollten wir nicht nach Herzenslust essen? Nahrungsmittel und die daraus resultierenden Fäkalien ziehen das *apana vayu* nach unten. Die Kundalini- Erweckung ist jedoch auf einen aufwärts gerichteten Fluss von *Apana* als einen ihrer Hauptmotoren angewiesen. Deshalb müssen Nahrungsmittel und Fäkalien reduziert und in der akuten Phase

---

[275] *Vasishta Samhita* I.50

[276] *Hatha Yoga Pradipika* 1.58

[277] *Gheranda Samhita* V.21

der Kundalini-Erweckung fast vollständig ausgeschieden werden. Das ist kein hochtrabendes Konzept, sondern kann von jedem Meditierenden erlebt werden. Die Meditation, und eigentlich jede spirituelle Praxis, sollte nach dem Stuhlgang stattfinden. Aber nur zum Verständnis: Setz dich einige Zeit nach einer schweren Mahlzeit oder vor dem Stuhlgang hin und versuche, deinen Geist auf das *Ajna Chakra* und seine Energiequelle in der Mitte des Schädels zu richten. Wenn du kein sehr starker Meditierender bist, wirst du feststellen, dass dein Bewusstsein durch die Anziehungskraft verdauter oder unverdauter Nahrungsmittel im Verdauungskanal nach unten gezogen wird. Das ist ein großes Hindernis, und in der Yogapraxis geht es darum, vernünftig zu sein und die Chancen zu deinen Gunsten zu nutzen. Die Abwesenheit von verdauten und unverdauten Nahrungsmitteln verringert den Abwärtsfluss von apana vayu und erhöht damit die Wahrscheinlichkeit, dass du eine inspirierende Meditationserfahrung machst.

Der dritte Aspekt von *Mitahara* ist, dass die Nahrung sattvig sein sollte. Sattvige Nahrung ist Nahrung, die die natürliche Tendenz hat, den Geist zum Heiligen und weg vom Profanen zu ziehen. Das Profane gibt es in zwei Kategorien: Tamasige Nahrung macht den Geist stumpf und schwer, während rajasige Nahrung den Geist wankelmütig und unruhig macht. Sattvige Nahrung hat auch den höchsten Pranawert, da sie nicht denaturiert ist.

Im Allgemeinen besteht die sattvige Kategorie aus frischem Gemüse, Obst, Milch und Ghee, Körnern, Samen und Nüssen. In der *Hatha Yoga Pradipika* heißt es, dass Milch und Ghee für Yogis gesund sind.[278] Die *Shandilya Upanishad*

---

[278] *Hatha Yoga Pradipika* II.14

sagt dasselbe und verbindet den Verzehr von Ghee und Milch mit dem Schutz vor brennenden Empfindungen. Mit anderen Worten: Ghee und Milch schützen den Verdauungskanal vor *Agni* (Feuer), das bei der Kundalini-Erweckung geschürt wird.[279] Auch die *Shiva Samhita* rät zum Genuss von Milch und Ghee,[280] und dies wurde auch vom Siddha Goraksha Natha befürwortet.[281] Dass Milch besonders hilfreich für fortgeschrittenes *Pranayama* ist, wurde von T. Krishnamacharya bestätigt, der sie mit seiner Fähigkeit in Verbindung bringt, seinen Herzschlag während des *Nadi Shodhana Pranayama* anzuhalten.[282] Auch Theos Bernard lernte von seinem Lehrer, dass *Pranayama* zu dem Zustand des „Lebens auf Luft" führen kann, dem nur noch Milch hinzugefügt werden muss.[283] Swami Rama sagt, dass Ghee *Vata* lindert, *Pitta* kühlt und *Kapha* wieder aufbaut und aus diesem Grund die ideale Nahrung für *Pranayama* ist.[284] Er behauptet auch, dass Ghee verdorbenes *Pitta* bändigt, was es zu einer wahren Wundernahrung macht.

Swami Ramdev hält Milch, Obst und grünes Gemüse für die ideale Nahrung für *Pranayama*,[285] und in einem

---

[279] *Shandilya Upanishad* Strophe 22

[280] *Shiva Samhita* III.37

[281] *Goraksha Shataka* Strophe 53

[282] A.G. Mohan, *Krishnamacharya: His Life and Teachings*, Shambala, Boston & London, 2010, S. 56

[283] Theos Bernard, *Heaven Lies Within Us*, Charles Scribner's Sons, New York, 1939, S. 154

[284] Swami Rama, *Path of Fire and Light*, Bd. 1, Himalayan Institute Press, Honesdale, 1988, S. 12

[285] Swami Ramdev, *Pranayama*, Divya Yog Mandir Trust, Hardwar, 2007, S. 18

anderen Text empfiehlt er die Einnahme von grünem Gemüse in großen Mengen.[286] Sahajananda, Autor des *Hatha Yoga Manjari*, empfiehlt grüne Nahrung, um Verstopfung zu vermeiden.[287] Shrikrishna, Autor von *Pranayama*, empfiehlt, sich hauptsächlich von Obst und Gemüse zu ernähren.[288] Im *Jogapradipyaka* empfiehlt Jayatarama grüne Kichererbsen, eine Hülsenfrucht, um die *Vayus* wieder ins Gleichgewicht zu bringen, wenn sie durch falsche Praxis gestört wurden.[289] Die vom Yogapraktizierenden gewählte Nahrung sollte einen hohen Pranawert haben,[290] und zu diesem Zweck muss sie frisch und unbehandelt, also frei von Konservierungsstoffen und Chemikalien sein. Durch das Veredeln und Verpacken von Lebensmitteln werden sie automatisch tamasig, da sie bei der Verarbeitung und Verpackung ihr *Prana* verlieren.[291] Um die Regale der meisten Supermärkte machst du einen großen Bogen, denn viele Gemüse- und Obstsorten werden radioaktiv behandelt und mit Chemikalien wie Arsen besprüht, um sie haltbar zu machen. Auch wenn sie von außen gut aussehen, ist ihr Pranawert deutlich reduziert. Strahlenbehandlung und Chemikalien werden eingesetzt, um die Fähigkeit der

---

[286] Swami Ramdev, *Pranayama Rahasya*, Divya Yog Mandir Trust, Hardwar, 2009, S. 84

[287] *Hatha Yoga Manjari von Sahajananda* II.23

[288] Shrikrishna, *Essence of Pranayama*, 2nd edn, Kaivalyadhama, Lonavla, 1996, S. 98

[289] *Jogapradipyaka von Jayatarama* Strophen 800-806

[290] Swami Niranjanananda, *Prana and Pranayama*, Yoga Publications Trust, Munger, 2009, S. 14

[291] Swami Niranjanananda, *Prana und Pranayama*, Yoga Publications Trust, Munger, 2009, S. 211

Bakterien zu verringern, Lebensmittel abzubauen. Unser Verdauungsprozess ist jedoch auf sehr ähnliche Bakterien angewiesen, um effizient zu sein. Wenn es in deinem Kühlschrank Dinge gibt, die scheinbar nicht aufgespalten werden, sind sie wahrscheinlich komplett denaturiert. Als Faustregel gilt: Was für die (exogenen) Bakterien in deinem Kühlschrank nicht gut genug ist, ist auch für die (endogenen) Bakterien in deinem Verdauungstrakt nicht hilfreich. Ohne es zu einer Obsession werden zu lassen, solltest du so viele Bio-Lebensmittel wie möglich essen, um Pestizide und Düngemittel zu vermeiden. Düngemittel lassen Gemüse und Obst groß werden, aber sie mindern ihren Nährwert.

### KATEGORIEN VON LEBENSMITTELN

Ich werde mich nun mit den Kategorien von Lebensmitteln und den Vorzügen oder Nachteilen, die sie dem Yogi bringen, befassen. Da ich kein Ernährungswissenschaftler bin, bezieht sich mein Rat nur auf die Ernährung aus yogischer Sicht.

Die wichtigste Regel in Bezug auf die Ernährung ist wahrscheinlich die, die besagt, dass das Essen des einen das Gift des anderen sein kann. Nur weil eine bestimmte Kategorie von Lebensmitteln für Inderinnen und Inder geeignet ist, heißt das nicht zwangsläufig, dass sie auch für Menschen ostasiatischer, mediterraner oder afrikanischer Abstammung geeignet ist. Im Laufe der Evolution und der Geschichte haben sich die Menschen an viele Nahrungsmittel angepasst, die früher nicht für sie geeignet waren. Viele der heutigen Yogaschülerinnen und -schüler kommen jedoch aus unterschiedlichen ethnischen

Hintergründen, die es zu berücksichtigen gilt. Du musst dir die Frage stellen, an was sich deine Vorfahren angepasst haben. Auch deine Ernährung muss sich an deine persönliche Situation anpassen, d.h. mehr Eiweiß für diejenigen, die ein sehr körperliches Leben führen oder harte körperliche Arbeit verrichten. Wenn du zum Beispiel kaukasischer oder afrikanischer Abstammung bist und eine sehr intensive, mehrstündige Asanapraxis ausübst, brauchst du wahrscheinlich eine höhere Proteinzufuhr als jemand südasiatischer Abstammung, der sich mehr auf eine Pranayama- und Meditationspraxis konzentriert.

Die emotionale Diskussion darüber, welche Lebensmittel bei der Beschaffung mit Gewalt verbunden sind und welche Lebensmittel unethisch sind, möchte ich an dieser Stelle beiseite lassen. Milchprodukte gelten in Indien aus fadenscheinigen Gründen als gewaltfrei, da ihre Produktion unweigerlich mit dem Tod von Bullenkälbern verbunden ist, auch wenn die Milchkühe erst geschlachtet werden, wenn ihre Produktion nachlässt.

1. Milchprodukte gehören zu den sattvigsten Lebensmitteln. Käse, vor allem gelber Käse, gilt als zu schwer und verarbeitet für Yoga. Sie brauchen zu viel Energie zum Verdauen und ihr Verdauungsprozess ist zu langsam. Milch und Ghee gelten als yogische Supernahrungsmittel. Wenn du Milch verträgst solltest du viel davon verwenden. Milch kann jedoch hohe Mengen an Giftstoffen enthalten, da sie am Ende der Nahrungskette steht. Deshalb ist es wichtig, Bio-Produkte zu verwenden. Man geht heute davon aus, dass sich die Milchtoleranz in Form einer Genmutation vor etwa 5000 Jahren

im Uralgebirge entwickelt und von dort aus nach Süden und Westen verbreitet hat. Menschen mit diesem Gen können Milchprodukte verdauen. Diejenigen, die dieses Gen nicht haben, reagieren darauf mit Unverträglichkeiten und können sich mit den Lobeshymnen auf die Milch in den yogischen Schriften wenig trösten. Die yogische Tradition wurde von den Menschen in Südasien übernommen. Da sie schon sehr früh Landwirtschaft betrieben, entwickelten sie eine Toleranz gegenüber Milchprodukten. Ein Yogi, der aus einem ostasiatischen Land kommt, in dem sich keine Milchkultur entwickelt hat, muss vielleicht nach einem geeigneten Ersatz suchen.

2. Gemüse, Knollen und Hülsenfrüchte gelten ebenfalls als sattvig und haben einen sehr hohen Nährwert. Außerdem machen sie den Körper basisch und enthalten in der Regel wenig Giftstoffe. Gemüse ist ideal für Yoga, und du kannst so viel davon essen, wie du willst. Ich werde nicht näher auf bestimmte Gemüsesorten eingehen, denn auch das hängt von deinem angestammten Hintergrund ab.

3. Obst hat viele der Vorteile von Gemüse, aber einen Nachteil. Es enthält eine Menge Zucker. Wenn du zu viel Obst isst, kann das deinen Zuckerstoffwechsel stören und zu Diabetes führen. Da der Energie- und Zuckergehalt von Obst leicht freigesetzt werden kann, ist es ratsam, es morgens oder tagsüber zu essen, aber nicht am Abend, wenn wenig Energie benötigt wird. Obst enthält in der Regel

nur geringe Mengen an Giftstoffen, da es am Anfang der Nahrungskette steht.

4. Samen und Nüsse sind sehr nahrhaft und enthalten viel Eiweiß und andere Nährstoffe, aber manche Menschen reagieren allergisch auf sie. Solange sie richtig gelagert werden, enthalten sie in der Regel nur geringe Mengen an Giftstoffen.
5. Kohlenhydrate wie Kartoffeln, Weizen, Reis und Roggen können von denjenigen verwendet werden, die sie vertragen. Viele Menschen haben eine Glutenunverträglichkeit. Kohlenhydrate sind eine billige Energiequelle, leicht verdaulich und enthalten in der Regel keine hohen Mengen an Giftstoffen. Sie enthalten jedoch wenig Nährstoffe, machen den Organismus sauer und tragen zu vielen modernen Krankheiten wie Diabetes (hoher glykämischer Index) und Krebs (Wachstum) bei. Wie bei der Milch argumentieren einige Experten, dass wir als Spezies nicht genug Zeit hatten, uns an landwirtschaftliche Produkte wie einfache Kohlenhydrate anzupassen. Viele Menschen sind intolerant gegenüber einfachen Kohlenhydraten, wissen es aber nicht. Wenn du einfache Kohlenhydrate zu dir nimmst, solltest du sie nicht mit Eiweiß kombinieren. Vor allem solltest du Eier, Fleisch, Milchprodukte und Fisch nicht mit Brot, Reis, Kartoffeln, Weizen usw. kombinieren. Proteine werden im Magen in einer sauren Reaktion aufgespalten und verbleiben zu diesem Zweck eine ganze Weile im Magen. Einfache Kohlenhydrate werden im Dünndarm in einer alkalischen Reaktion abgebaut und wandern

deshalb sehr schnell durch den Magen. Wenn du beides mischst, bleiben die einfachen Kohlenhydrate zu lange im Magen und dein Körper wird zu sauer. Du kannst beide Gruppen, die Proteine und die einfachen Kohlenhydrate, mit Gemüse oder Salat kombinieren, die komplexe Kohlenhydrate sind. Die meisten Fälle von Fettleibigkeit werden heute durch eine kohlenhydratreiche Ernährung verursacht und nicht durch eine fettreiche Ernährung. Fett ist eine bessere und natürlichere Energiequelle, da es dem Körper über einen längeren Zeitraum zur Verfügung steht. Es führt nicht zu großen Schwankungen in der Energieverfügbarkeit, wie es bei einfachen Kohlenhydraten der Fall ist.

6. Eiweiß dient dem Aufbau und der Reparatur von Muskeln und anderen Geweben, ist aber schwer verdaulich und kann hohe Mengen an Giftstoffen enthalten. Lebensmittel, die reich an Eiweiß sind:

- Eier werden von indischen Vegetariern mit fadenscheinigen Argumenten abgelehnt, ähnlich wie bei der Akzeptanz von Milch. Eier sind die am besten verfügbare Form von Eiweiß, können aber hohe Mengen an Chemikalien enthalten. Wenn du sie verwendest, kaufe Bio.
- Soja ist eine weitere gute Eiweißquelle, aber es ist ein Phytoöstrogen und viele Kaukasier vertragen es nicht, weil es nicht von ihren Vorfahren verwendet wurde. Hüte dich vor Tofu und Sojamilch, die aufgrund der hochindustriellen Produktionsweise

für viele ungeeignet sind. Fermentiertes Soja, z. B. Tempeh, ist viel leichter zu verdauen.
- Rotes Fleisch und Geflügel sind schwer zu verdauen und können hohe Mengen an Chemikalien enthalten. Obwohl sie von Buddhisten akzeptiert werden, lehnen Yogis sie mit der Begründung ab, dass du die Angst isst, die das Tier beim Töten erlebt. Die biochemischen Verbindungen, wie z. B. Adrenalin, die das Tier ausscheidet, erschweren es dir, spirituelle Zustände zu erreichen. Spirituelle Entwicklung ist keine schwammige, abstrakte Angelegenheit, sondern ein biochemischer Prozess. Wenn du den Körper eines Lebewesens isst, das spirituell und intellektuell weniger entwickelt ist als du, nimmst du alle seine Neurotransmitter auf und sie neigen dazu, in deinem Gehirn die gleichen Reaktionen hervorzurufen wie im Gehirn der Beute. Biochemisch sind wir anderen Säugetieren sehr, sehr ähnlich, und viele Hormone wie Serotonin und Adrenalin haben bei uns fast die gleiche Funktion wie bei ihnen.

In meinem ersten Buch über *Asana* habe ich erklärt, dass der Körper die kristallisierte Geschichte unserer vergangenen Gedanken, Gefühle und Handlungen ist. Wenn du ein Tier verschlingst, sammelst du die gesamte Geschichte seiner Gedanken und Gefühle an, die sich in seinem Körper kristallisiert haben. Du wirst sie dann in deinem Leben recyceln. Mehr als alles andere ist der Vegetarismus daher ein Akt der inneren Hygiene. Indem du die Vergangenheit des Tieres in dein Gewebe importierst, macht es der Fleischverzehr weniger wahrscheinlich, dass du spirituell erhabene Zustände erreichst und aufrechterhältst, aber er macht es natürlich nicht unmöglich.

Yoga ist jedoch ein System, das die Wahrscheinlichkeit, spirituelle Befreiung zu erfahren, langsam und systematisch erhöht. Aus diesem Grund werden alle Hindernisse nach und nach beseitigt und alle Faktoren, die dazu beitragen, werden auf die gleiche Weise in Gang gesetzt. Keine einzelne yogische Methode kann die spirituelle Befreiung bewirken, aber in ihrer Gesamtheit machen sie sie immer wahrscheinlicher. Der Verzicht auf Fleisch von Säugetieren ist eine der Maßnahmen, die die Chancen zu deinen Gunsten erhöhen.

Fleisch gilt als eine Kategorie von Lebensmitteln, die den Geist tamasig macht, da es sehr schwer zu verdauen ist. Es muss sehr lange gekaut werden und selbst dann verbleiben die Reste im Verdauungstrakt und ziehen *Apana Vayu* nach unten. Wenn du rotes Fleisch und Geflügel essen musst, solltest du dich an biologische Sorten und Wildfleisch halten, da sie weniger Giftstoffe und Chemikalien enthalten als Nutztiere. Der Hauptgrund für den Fleischverzehr sind gesundheitliche Gründe. Wenn sich deine Vorfahren nicht an eine fleischlose Ernährung angepasst haben, kann es dir schwer fallen, schnell umzusteigen und genügend Nährstoffe aus einer vegetarischen Ernährung zu ziehen. Es hat keinen Sinn, ein kranker und schwacher Yogi zu werden. Du wirst jedoch feststellen, dass yogische Methoden wie *Nauli* und *Kapalabhati* sehr effektiv sind, um *Agni* zu steigern und zu reinigen, so dass es vielleicht möglich ist, später auf Fleisch zu verzichten. Außerdem ist *Pranayama* darauf ausgerichtet, immer mehr Lebenskraft aus der Luft zu gewinnen, sodass der fortgeschrittene Yogi immer weniger Nahrung braucht.

- Fisch enthält wichtige Verbindungen wie Omega-3-Öle und gilt als eine der besten Proteinquellen. In der yogischen Literatur wird er aus ähnlichen Gründen wie die Ablehnung von Fleisch ausgeschlossen, obwohl einige indische Weise seine Verwendung akzeptiert haben.[292] Ein weiterer Aspekt ist, dass Zuchtfisch hohe Mengen an Chemikalien enthält und in den Meeren gefangene Fische einer alarmierend zunehmenden Verschmutzung, insbesondere durch Quecksilber, ausgesetzt sind.
- Milchprodukte enthalten viel Eiweiß, aber viele Menschen vertragen sie nicht. Außerdem befürworten die yogischen Texte nur Milch und Ghee und keine anderen Formen von Milchprodukten wie Käse und Joghurt. Da Molkereiprodukte in der Nahrungskette weiter oben stehen, enthalten sie oft hohe Mengen an Giftstoffen in Kombination mit Antibiotika und anderen Chemikalien, die in der Tierhaltung eingesetzt werden. Wenn du Milchprodukte verwendest, solltest du, wann immer möglich, auf Bio-Produkte zurückgreifen.
- Auch andere Hülsenfrüchte als Soja, wie die vielen Bohnen- und Linsensorten enthalten viel Eiweiß, aber es müssen mehrere von ihnen kombiniert werden, um ein vollständiges Eiweiß zu bilden. Da die meisten Menschen sie vertragen und sie keine großen Mengen an Giftstoffen enthalten, sind sie eine wichtige Eiweißquelle für Yogis.

---

[292] Swami Nikhilananda (Übersetzer), *The Gospel of Ramakrishna*, Ramakrishna Math, Madras, 1942, S. 131, 199

Zusammenfassung: Abgesehen von Hülsenfrüchten gibt es keine einfache und geradlinige Wahl von Eiweiß: Bei jeder Wahl musst du negative Aspekte in Kauf nehmen. Wer Milch verträgt, kann sie als zusätzliche Eiweißquelle nutzen. Eine weitere wichtige Frage, die ich hier nur andeuten möchte, ist, ob einige der Zahlen, die sich auf unsere täglich benötigte Eiweißzufuhr beziehen, Mythen sind. Abgesehen von deinem Lebensstil wird dein individueller Eiweißbedarf stark davon beeinflusst, an was sich deine Vorfahren angepasst haben.

Die Frage, ob Yogis Vegetarier sein müssen, sollte nicht nur auf der Grundlage ihres Glaubens beantwortet werden. Buddhistische, christliche und islamische Mystiker, von denen die meisten in irgendeiner Form Fleisch gegessen haben, haben ähnliche mystische Zustände erreicht wie die indischen Yogis, *Siddhas* und *Rishis*. Die statistische Häufigkeit der Befreiung scheint bei vegetarischen indischen Mystikern höher zu sein als bei jeder anderen Gruppe auf der Welt. Yoga-Haltungen werden heute auch von vielen Nicht-Vegetariern erfolgreich praktiziert, aber lange *Kumbhakas* gelten nur für Vegetarier als sicher. Fortgeschrittenes *Pranayama* ist der einfachste Zugang zu mystischen Erfahrungen, aber es hat seinen Preis - Vegetarismus. Swami Kuvalayananda weist darauf hin, dass das Diktum des Vegetarismus nicht für den physischen Kulturisten gilt, also für jemanden, der *Pranayama* nur wegen seiner körperlichen Vorteile praktiziert. In diesem Fall sollten die *Kumbhakas* auf jeweils etwa 40 Sekunden begrenzt werden, was ausreicht, um die körperlichen Vorteile zu ernten.

*Kumbhakas*, die länger als 40 Sekunden dauern, dienen dazu, *Karma* und Konditionierungen zu löschen und schließlich die Kundalini zu erwecken. Keiner dieser

Bereiche sollte angegangen werden, wenn man Fleisch isst. Kundalini-Erweckung in Kombination mit Fleischessen kann gefährlich und schmerzhaft sein. Wenn du nicht ganz auf Fleisch verzichten kannst, wäre es klug, es eine Zeit lang wegzulassen, während du dich mehr auf *Pranayama* einlässt. Die Wirkung von *Pranayama* kann dir helfen, länger auf Fleisch zu verzichten. Wenn du bereit bist, auf eine Fleischsorte zu verzichten, dann verzichte zuerst auf das Essen von Säugetieren.

## WEITERE HINWEISE DARAUF, WAS MAN NICHT KONSUMIEREN SOLLTE

Das *Hatha Tatva Kaumudi von Sundaradeva* empfiehlt, Süßigkeiten zu meiden.[293] Kuchen, Schokolade, Eis und andere zuckerhaltige Lebensmittel werden vom Yogi idealerweise gemieden oder nur in sehr kleinen Mengen zu sich genommen. Zucker beeinflusst den Blutzuckerstoffwechsel stark und kann zu Diabetes und anderen Krankheiten führen. Dazu gehören auch alle anderen Lebensmittel, die einen hohen glykämischen Index haben, wie Weißbrot, gebackene Bohnen und bestimmte Früchte.

In der *Shiva Samhita* heißt es, dass der Yogi sich von sauren, adstringierenden, scharfen und bitteren Lebensmitteln sowie von Salz und in Öl gebratenen Speisen fernhalten soll.[294] Das Säure-Basen-Gleichgewicht wurde bereits angesprochen und ist ein zu umfangreiches Thema, um hier erschöpfend behandelt zu werden. Der

---

[293] *Hatha Tatva Kaumudi von Sundaradeva* XXXVI.66
[294] *Shiva Samhita* III.33

Säure-Basen-Haushalt ist für den Yogi genauso wichtig wie das Gleichgewicht der *Doshas*. Viele moderne Menschen sind stark übersäuert, und viele chronische Krankheiten sind die Folge davon. Salz sollte in Maßen eingenommen werden. Es erhöht den Blutdruck und schädigt die Arterien. Das Frittieren von Lebensmitteln macht sie generell krebserregend. Iss so wenig Frittiertes wie möglich und achte darauf, womit du frittierst. Bestimmte Öle werden beim Frittieren viel giftiger als andere. Kokosnussöl und Ghee sind bei höheren Temperaturen sehr stabil und werden daher weniger giftig.

Jayatarama, der Autor des *Jogapradipyaka*, warnt davor, dass der Konsum von Alkohol, Tabak, Hanf und Opium zu einer schmerzhaften Hölle ohne Ende führen wird.[295] Die Warnung scheint stark übertrieben, aber der Autor meint es gut. Natürlich haben es Menschen geschafft, große Erfolge zu erzielen, obwohl sie einige oder sogar alle der oben genannten Dinge konsumiert haben. Aber auch hier ist die Frage, ob es deine Chancen erhöht. Indem du Freizeitdrogen konsumierst, verringerst du die statistische Wahrscheinlichkeit, spirituelle Freude und Glückseligkeit sinnvoll und sicher in dein Leben zu integrieren.

Das muss ohne emotionale Aufregung besprochen werden. Alkohol mobilisiert und vertreibt lediglich *Prana*. *Pranayama* versucht, *Prana* zu akkumulieren und die für die spirituelle Praxis verfügbare Energie zu erhöhen. Alkohol macht auch deinen Geist tamasig (träge). Außerdem ist er ein Antiseptikum, das dein Gehirn und Nervensystem schädigt. Tabak, Hanf und Opium sind Nervengifte, die deinen Geist ebenfalls tamasig machen und

---

[295] *Jogapradipyaka von Jayatarama* Strophen 372-380

die *Nadis* blockieren, die du durch *Pranayama* reinigen willst. Die Gefahr, die vom Rauchen jeglicher Substanzen ausgeht, erhöht sich, wenn du *Pranayama* übst. Durch *Kumbhaka* kannst du die aktive Oberfläche deiner Lunge sogar verdoppeln. Wenn du jetzt Tabak oder Marihuana rauchst, ist die Wahrscheinlichkeit, an Lungenkrebs zu erkranken, höher als bei einem Raucher, der kein *Pranayama* praktiziert.

Shrikrishna, der Autor von *Pranayama*, empfiehlt, sich von Gewürzen und gebratenen Speisen, Alkohol, Tabak, Tee, Kaffee, kalten Getränken und für fortgeschrittene Pranayama-Praktizierende auch von Fleisch, Huhn, Eiern und Fisch fernzuhalten.[296] Gewürze sind sehr rajasig und machen deinen Geist aufgeregt, unruhig und wankelmütig. Gewürze lassen deinen Geist herum springen wie einen Affen, der erst eine Flasche Whisky getrunken hat, dann von einem Skorpion gestochen wurde und schließlich ausrutschte und in ein Wespennest fiel.

Kaffee und Tee sind Mobilisatoren und Vertreiber von *Prana*, die sich nicht gut mit *Pranayama* vertragen. Außerdem macht Kaffee deinen Geist sehr rajasig und bringt deinen Blutzuckerspiegel durcheinander. Er mobilisiert plötzlich viel Energie, und nach einiger Zeit stürzt du ab und brauchst einen weiteren Schuss. Kaffee erhöht außerdem den Blutdruck und die Herzfrequenz, beides Dinge, die *Pranayama* zu reduzieren versucht. Außerdem macht er den Körper sehr sauer. Kaffee ist daher eine der schädlichsten Substanzen für Yogis.

---

[296] Shrikrishna, *Essence of Pranayama*, 2. Aufl., Kaivalyadhama, Lonavla, 1996, S. 98

Versuche auch, chemische Kosmetika, chemische Reinigungsmittel, chemische Lösungsmittel und Farben zu vermeiden oder zu reduzieren. Chemische Medikamente wie Antibiotika, Kortison und einige Impfstoffe haben in lebensbedrohlichen Situationen durchaus ihre Berechtigung, aber man muss sich fragen, ob die Neigung, sie ständig zu verschreiben, neben der Pharmaindustrie auch anderen hilft. Auch vor der Kombination von *Pranayama* mit halluzinogenen Drogen muss gewarnt werden. Bei der Einnahme halluzinogener Drogen werden bestimmte physiologische Sicherheitsmechanismen außer Kraft gesetzt. Du kannst dein Gehirn leicht schädigen, wenn du sie mit *Pranayama* kombinierst. Opium und seine Derivate wie Morphin und Heroin sind selbstmörderisch für einen spirituell Praktizierenden. Sie schneiden deine spirituellen Antennen ab und reduzieren deine Weltsicht auf die Überlebensperspektive des *Muladhara* (erstes *Chakra*). Ähnlich gefährlich sind Kokain, Crack, Speed und Ecstasy, die jede Entwicklung oberhalb des *Manipura* (drittes Chakra) verhindern. Auch Kaffee gehört zu dieser Gruppe, er ist nur viel weniger stark als die anderen. Er verhindert die Entwicklung nicht, ist aber ungünstig für sie.

# ASANA

Asana ist der Grundstein, auf dem alle anderen yogischen Techniken aufbauen. Ohne *Asana* kann der Erfolg in den höheren Yogatechniken nicht erreicht werden, geschweige denn, dass er integriert werden kann. Der Erfolg im *Pranayama* ist nur dann ein realistisches Ziel, wenn der Körper zuvor im Feuer der Asana-Praxis gebacken wurde. Für mich persönlich sind die Ashtanga Vinyasa-Sequenzen die ideale Basis, um in *Pranayama* einzusteigen, aber vielleicht ist das nicht für jeden die geeignete Übungsform. Welche Form von *Asana* du auch immer praktizierst, je mehr Zeit und Energie du in sie investierst, desto schneller wirst du im *Pranayama* Fortschritte machen und desto fortgeschrittenere Pranayama-Übungen kannst du beginnen und erfolgreich integrieren. Bis in seine 90er Jahre hinein praktizierte T. Krishnamacharya zweimal am Tag *Asana*, um seine dreimal tägliche Pranayama-Praxis zu unterstützen.

Die Ausführung von *Asana* ist eine Voraussetzung für *Pranayama*, und *Pranayama* muss in *Asana* ausgeführt werden, d.h. nicht im Liegen, auf einem Stuhl sitzend oder an eine Wand gelehnt.[297] Im *Yoga Makaranda* von T. Krishnamacharya steht, dass *Pranayama* nur wenig Nutzen bringt, wenn es nicht zusammen mit *Asana* (und *Yama* und *Niyama*) praktiziert wird.[298] Yama und *Niyama*

---

[297] Die Ausnahme von der Regel ist *Ujjayi* ohne *Kumbhaka*, das auch im Gehen ausgeführt werden kann.
[298] T. Krishnamacharya, Yoga Makaranda, rev. English edn, Media

habe ich bereits in meinem Buch *Ashtanga Yoga: Praxis und Philosophie* beschrieben.²⁹⁹ Im *Yoga Rahasya*, das durch T. Krishnamacharya überliefert wurde, heißt es, dass die Fähigkeit zum *Pranayama* nicht ohne das Üben von Körperhaltungen erworben werden kann und dass Meditation nicht ohne *Pranayama* erreicht werden kann,³⁰⁰ eine Aussage, die die Bedeutung von *Asana* unterstreicht. Im selben Text heißt es, dass man nach *Asana Pranayama* machen muss und erst danach *Pratyahara* (Rückzug der Sinne, das fünfte Glied) und erst danach *Dharana* (Konzentration, das sechste Glied) praktiziert wird. Dem *Rahasya* zufolge können ohne diese besondere Reihenfolge keine Vorteile erzielt werden.³⁰¹

Patanjali beschreibt in seinem *Yoga Sutra* nicht die Techniken als solche, sondern die Ergebnisse, die man erfährt, wenn man die Technik korrekt ausführt. Die Abfolge der *Sutren*, die *Pranayama* beschreiben, beginnt mit „tasmin sati",³⁰² was so viel bedeutet wie „darin seiend". Darin zu sein bedeutet, in dem etabliert zu sein, was zuvor beschrieben wurde. Den *Sutras* über *Pranayama* gehen die drei *Sutras* voraus, die das Glied von *Asana* beschreiben. Darin sein" bedeutet also, mit *Pranayama* zu beginnen, nachdem du dich in der *Asana* etabliert hast.

Auch in der *Vasishta Samhita* steht, dass zuerst *Asana*, dann *Nadi Shuddhi* (Reinigung der *Nadis*) und dann *Pranayama*

---

Garuda, Chennai, 2011, S. 55
[299] Gregor Maehle, *Ashtanga Yoga: Praxis und Philosophie*, New World Library, Novato, 2007, S. 212-225
[300] *Yoga Rahasya* I.45
[301] *Yoga Rahasya* I.21
[302] *Yoga Sutra* II.49

geübt werden muss.³⁰³ Diese Reihenfolge ist eine Besonderheit des Weisen Vasishta. Andere *Rishis* und *Siddhas* betrachteten *Nadi Shuddhi* als die erste Übung von *Pranayama* und nicht als eine separate Übung davor. Auf jeden Fall sagt Vasishta laut und deutlich, dass *Asana* an erster Stelle steht.

Rishi Vyasa sagt in seinem Kommentar zum *Yoga Sutra*, dass man, nachdem man in einer *Asana* siegreich war („sati asana jaye"), nun mit *Pranayama* beginnt.³⁰⁴ Auch in der *Hatha Yoga Pradipika* steht, dass *Pranayama* geübt wird, sobald man die Ermächtigung in *Asana* (*asana siddhi*) erlangt hat.³⁰⁵ Dies wird durch das *Hatha Tatva Kaumudi von Sundaradeva* bestätigt, in dem es heißt, dass jemand, der *Asana* gemeistert hat, *Pranayama* üben sollte und ansonsten nicht.

Moderne Autoritäten und Autoren stimmen mit diesen alten Weisungen überein. M.L. Gharote schreibt, dass nur derjenige, der in den *Asanas* stabil ist, Erfolg im Yoga haben kann.³⁰⁶ Andre Van Lysebeth behauptet, dass *Kumbhaka* nur sicher ist, wenn es mit der Asana-Praxis kombiniert wird, und dass jedes *Kumbhaka*, das länger als 40 Sekunden dauert, direkt nach der Asana-Praxis ausgeführt werden muss,³⁰⁷ d.h. nicht frühmorgens vor der Asana-Praxis und nicht spätnachmittags, viele Stunden nachdem man *Asana* beendet hat.

---

³⁰³ *Vasishta Samhita* I.84

³⁰⁴ *Yoga Sutra* II.49, Vyasas Kommentar

³⁰⁵ *Hatha Yoga Pradipika* II.1

³⁰⁶ Dr. M.L. Gharote, *Pranayama: The Science of Breath*, Lonavla Yoga Institute, Lonavla, 2003, S. 52

³⁰⁷ Andre van Lysebeth, *Die Große Kraft des Atems*, O.W. Barth, Bern, 1972, S. 98

## WAS GENAU SIND ASANA SIDDHI UND ASANA JAYA?

Die obigen Zitate verdeutlichen, dass ein gewisses Maß an *Asana-Meisterschaft* erreicht sein muss, bevor man mit *Pranayama* beginnen kann, auch wenn das noch nicht ganz klar macht, was genau *Pranayama* ausmacht. Die meisten der zitierten Autoritäten verstehen *unter Pranayama* ernsthaftes spirituelles *Pranayama*, einschließlich langer *Kumbhakas*, und nicht nur einfaches therapeutisches *Pranayama*. Wir müssen uns nun fragen, was genau dieser Grad der Beherrschung von *Asana* ist und was genau *Pranayama* im Kontext dieser Zitate ausmacht. Der Grad der Beherrschung von Asana muss an den Schwierigkeitsgrad des *Pranayama* angepasst werden, das man praktiziert. T. Krishnamacharya zum Beispiel hat Schülern, die zu krank waren, um *Asana* zu üben, einfaches *Pranayama* beigebracht, und der bekannte Pranayama-Lehrer Swami Ramdev lehrt einführendes *Pranayama*, ohne vorher viel *Asana* zu unterrichten. Man kann sagen, dass die kontrollierte Atmung ohne *Kumbhaka* oder die kontrollierte Atmung mit *Kumbhaka* bis zu 10 Sekunden ohne große Sicherheitsvorkehrungen ausgeführt werden kann. Mit anderen Worten, eine solche einfache Praxis ist kein *Pranayama* in dem Sinne, wie die Schriften den Begriff verwenden: Sie betrachten oft ein 48-sekündiges *Kumbhaka* als Einstiegsstufe, für die *Asana Siddhi* (Ermächtigung zur Körperhaltung) oder *Asana Jaya* (Sieg in der Körperhaltung) erforderlich sind. Traditionell wird *Asana Jaya* als die Fähigkeit definiert, eine *Asana* drei Stunden am Stück auszuführen, und genau diese Definition wurde mir vermittelt, als ich in Indien lernte.

O.P. Tiwari, der Leiter von Kaivalyadhama, fügt eine wichtige Information hinzu. Er sagt, dass man mit *Pranayama* beginnen kann, sobald man *Asana Siddhi* in bestimmten Haltungen erreicht hat.[308] Mit anderen Worten: *Asana Siddhi* ist kein Begriff, der sich auf die gleichzeitige Beherrschung aller Haltungen bezieht, sondern nur auf die Haltungen, die für *Pranayama* geeignet sind. Dies wurde von T. Krishnamacharya bestätigt, der den Begriff *asana siddhi* im Plural verwendete. Er sagte, dass es nicht möglich sei, mehr als 24 *Asana Siddhis* zu erlangen, und dass dies auch nicht notwendig sei. Bezeichnenderweise steht bei Rishi Vyasa „sati asana jaye" im Singular. Er spricht nicht vom allgemeinen Erfolg in allen *Asanas*, sondern vom Erfolg oder Sieg in einer der wichtigen Meditationshaltungen. *Pranayama* kannst du seiner Meinung nach nur praktizieren, wenn du problemlos und über einen längeren Zeitraum in einer der vorgeschriebenen Haltungen sitzen kannst, und das schließt das Liegen, das Sitzen auf einem Stuhl, das Anlehnen an eine Wand oder das einfache Sitzen im Schneidersitz mit den Knien vom Boden entfernt aus.

## WELCHE ASANAS SIND WICHTIG UND NOTWENDIG?

Über *Asanas* sagt Patanjali, dass sie die dualen Qualitäten von Stabilität und Leichtigkeit haben müssen.[309] Im Asana hört die Anstrengung auf und Meditation über die Unendlichkeit findet statt,[310] und man ist jenseits des Einflusses der

---

[308] O.P. Tiwari, *Kriyas and Pranayama*, DVD, Kaivalyadhama, Lonavla.
[309] *Yoga Sutra* II.46
[310] *Yoga Sutra* II.47

Dualität.[311] Hier legt Patanjali die Latte sehr hoch. Obwohl er es nicht ausdrücklich sagt, gibt es nur eine Haltung, die seiner Beschreibung entspricht, und das ist *Padmasana* (Lotussitz), wenn man sie einmal gemeistert hat. Das Sitzen auf einem Stuhl zum Beispiel macht den Geist dumpf und schwer, weil die Schwerkraft uns nach unten zieht, während in *Padmasana* die Wirbelsäule perfekt gegen die Schwerkraft ausgerichtet ist. Diese Ausrichtung hebt die Wirbelsäule und das Gehirn nach oben und erzeugt Leichtigkeit. Wichtig ist, dass in *Padmasana* die Fußsohlen und Handflächen nach oben gerichtet sind und Energie von oben empfangen wird, während beim Sitzen auf einem Stuhl automatisch Energie aus den Fußsohlen in die aufnahmebereite Erde abfließt.

*Padmasana* ermöglicht, sobald es gemeistert wird, eine natürliche Ausrichtung, die mühelos ist. *Shavasana* (Totenstellung) ist ebenfalls mühelos, aber von allen Haltungen bietet sie die größte Angriffsfläche für die Schwerkraft nach unten. Aus diesem Grund erzeugt sie Schwere, während *Padmasana* Leichtigkeit erzeugt. Die dritte Bedingung von Patanjali verlangt außerdem die Überwindung der Dualität, zum Beispiel der Dualität zwischen *Rajas* (Aktivität) und *Tamas* (Trägheit). Auch hier ist *Shavasana* die trägste aller Haltungen; daher bietet sie einen Angriffspunkt für die Gegensätze. *Padmasana* ist die einzige Haltung, in der die Wirbelsäule durch die wunderbare Ausrichtung ihrer Energiezentren (*Chakras*) automatisch die Meditation über die Unendlichkeit und die Transzendenz der Dualität ermöglicht. Es gibt noch andere Haltungen, vor allem *Siddhasana* und *Swastikasana*, die eine solche Ausrichtung bis zu einem gewissen Grad ermöglichen, aber viele traditionelle

---

[311] *Yoga Sutra* II.48

Schulen und Lehrer haben *Pranayama* aus den oben genannten Gründen nur in *Padmasana* erlaubt.

T. Krishnamacharyas ewiger Liebling, das *Yoga Rahasya*, besagt, dass von allen Haltungen *Shirshasana* (Kopfstand) und *Padmasana* (Lotussitz) die wichtigsten sind.[312] Der Kopfstand wird natürlich nicht direkt zum Üben von *Pranayama* verwendet, aber er bewirkt die Beruhigung und Umkehrung von *Amrita* (Nektar), die für *Pranayama* wesentlich sind. Der *Siddha* Goraksha Natha lehrte, dass *Pranayama* nur in *Padmasana* geübt werden sollte.[313] Der Weise Gheranda lehrte ebenfalls die Anwendung von *Padmasana*, aber nur mit dem rechten Bein zuerst und dem linken Bein oben.[314]

Von den vedischen Texten akzeptiert die *Yoga Chudamani Upanishad* nur *Padmasana* für *Pranayama*.[315] Die alte *Brhadyogi Yajnavalkya Smrti* rät ebenfalls, *Padmasana* für die Praxis von *Pranayama* anzunehmen.[316] Die *Yoga Kundalini Upanishad* akzeptiert sowohl *Padmasana* als auch *Vajrasana*,[317] gibt aber *Padmasana* den Vorzug.[318] Die *Amrita Nada Upanishad* ist etwas liberaler und sagt, dass *Padmasana*, *Svastikasana* oder *Bhadrasana* ausreichen, solange der Übende leicht darin sitzen kann.[319]

---

[312] *Yoga Rahasya* I.103

[313] *Goraksha Shataka* Strophe 41

[314] *Gheranda Samhita* II.8

[315] *Yoga Chudamani Upanishad* Strophe 106

[316] *Brhadyogi Yajnavalkya Smrti* IX.186-190

[317] *Yoga Kundalini Upanishad* I.2

[318] *Yoga Kundalini Upanishad* I.22-23

[319] *Amrita Nada Upanishad* 18-20

Der *Hatha Tatva Kaumudi* verschärft die Anforderungen, indem er nur *Padmasana* für *Pranayama* zulässt.[320] Bhavadeva Mishra, Autor des *Yuktabhavadeva*, ist etwas weniger streng, wenn er sagt, dass *Pranayama vorzugsweise* in *Padmasana* ausgeführt wird.[321] Brahmananda, Kommentator der *Hatha Yoga Pradipika*, bevorzugt *Siddhasana* für die Ausführung von *Kumbhaka*.[322] Siddhasana wird in vielen Texten als die wichtigste aller Yogastellungen erwähnt, weil sie *Mula Bandha* hervorruft und sich für das Heben der Kundalini eignet. In den meisten Fällen ist *Padmasana* jedoch das bevorzugte Asana während *Pranayama*.

Laut van Lysebeth ist *Padmasana* von allen Haltungen die einzige, die eine korrekte Ausrichtung der Wirbelsäule garantiert, und genau deshalb wird sie in den meisten yogischen Schriften als bevorzugte Haltung genannt. Aus meiner eigenen Pranayama-Praxis kann ich bestätigen, dass *Padmasana* die effizienteste Haltung dafür ist. Allerdings muss ich zugeben, dass ich *Asana Siddhi* in *Padmasana* nicht durch die reine Asanapraxis selbst erlangt habe. Selbst nach einer langen Phase der Asana-Praxis fand ich *Padmasana* nach 10 bis 15 Minuten immer noch unangenehm. Das änderte sich radikal, als ich mit *Pranayama* begann. Vielleicht lag es einfach daran, dass sich mein Geist nun auf die Ausführung einer Aufgabe in *Padmasana* konzentrierte, anstatt einfach auf Anzeichen von Unbehagen zu warten. Nachdem ich mit *Pranayama* in *Padmasana* begonnen hatte, gelang es mir schnell, meine Zeit in *Padmasana* auf 30 Minuten, dann auf 1 Stunde

---

[320] *Hatha Tatva Kaumudi von Sundaradeva* XXXVI.6
[321] *Yuktabhavadeva von Bhavadeva Mishra*, lxvi
[322] *Hatha Yoga Pradipika* II.9, Brahmanandas Kommentar

und schließlich auf 3 Stunden auszudehnen, wenn auch nicht in einer einzigen Sitzung. Rückblickend wäre es besser gewesen, wenn ich nicht so konservativ gewesen wäre, sondern früher mit *Pranayama* in *Padmasana* begonnen hätte. Dann wäre ich in der Lage gewesen, mehr zu erreichen, anstatt auf eine mythische Stufe der *Asana* zu warten, die nie kommen wird.

Eine andere Geschichte veranschaulicht die Kraft von *Padmasana*. Einmal wurde ich während des *Pranayamas* in *Padmasana*, als ich externe *Kumbhakas* und Kundalini-Techniken hinzufügte, so ekstatisch, dass ich buchstäblich jedes Zeitgefühl verlor. Wenn ich aus diesen Sitzungen kam, waren meine Beine völlig taub. Eines Tages muss ich mein taubes Bein sehr ungeschickt aus *Padmasana* herausgeklappt haben, denn ich zog mir einen Mikroriss in der Gelenkkapsel meines linken Knies zu. Danach konnte ich 8 Monate lang nicht mehr in *Padmasana* sitzen und musste mich mit *Siddhasana* zufrieden geben. Zu meiner Überraschung nahm meine Kumbhaka-Länge deutlich ab und damit auch die Gesamtlänge meiner Pranayama-Sitzungen. Außerdem verringerte sich meine Konzentrationsfähigkeit und meine Neigung zu spirituellem Hochgefühl. Es war ziemlich verblüffend zu sehen, was für einen Unterschied es machte, dass ich einfach mein *Padmasana* verloren hatte. Ein moderner indischer Lehrer, den ich sehr schätze, sagte mir einmal: „Ihr Westler glaubt, dass man mystische Kräfte erlangen kann, indem man einfach in *Padmasana* sitzt. Heute würde ich antworten, dass das nicht nur die Westler glauben, sondern dass es genau das ist, was in den *Shastras* (Schriften) steht. Es überrascht nicht, dass die meisten hinduistischen Gottheiten, vedischen *Rishis* und tantrischen *Siddhas* in *Padmasana* abgebildet sind. Es ist ein wahres

Laboratorium für spirituelle Befreiung. Aber vergiss nicht, dass es nicht das Labor ist, das Ergebnisse bringt. Es ist das, was du darin tust, die Handlungen, die du ausführst. Diese Handlungen müssen *Pranayama* und Meditation sein, wie sie in den *Shastras* beschrieben werden. Das bloße Sitzen wird dich nicht weit bringen.

Ich hoffe, dass ich bei dir etwas Neugier und Begeisterung für *Padmasana* geweckt habe. Aber sei bitte nicht so dumm wie ich, so schnell auf die 3-Stunden-Stufe zu gehen. Deine Knie werden es dir danken.

Schauen wir uns nun die Anforderungen an die Haltungen im *Pranayama* an, dann wird klar, warum *Padmasana* so gut ist. Jede Haltung, die für *Pranayama* verwendet wird, muss die folgenden Anforderungen erfüllen:

- Füße und Hände müssen vom Boden abgewandt sein, damit der Boden nicht das *Prana* absorbiert, das aus ihnen herausgeschleudert wird. Das schließt das Sitzen auf Stühlen aus, wo die Füße nach unten zeigen.
- Die Beine dürfen nicht tiefer als das *Muladhara* (Basischakra) sein, damit *Prana* und Blut nach oben fließen. Auch das schließt das Sitzen auf Stühlen und das Anlehnen an Wände aus.
- Das Becken muss stark nach vorne gekippt werden, damit die doppelte S-Kurve der Wirbelsäule intensiviert wird und die Wirbelsäule die Form einer zum Schlag bereiten Kobra annimmt. Das ist die Voraussetzung dafür, dass sich die Schlangenkraft erheben kann.
- Um *Mula bandha* zu stimulieren, muss der Damm entweder auf den Boden drücken, was in *Padmasana* durch die starke Vorwärtsneigung des Beckens erreicht wird, oder durch die linke Ferse stimuliert werden, was in *Siddhasana* gegeben ist.

- Idealerweise sollten die Fersen durch die Vorwärtsneigung des Beckens in den Bauch drücken, um *Uddiyana Bandha* zu stimulieren. Das ist nur in *Padmasana* der Fall.
- Die Haltung muss eine feste Basis bieten, die lange Zeit natürlich gehalten werden kann. Sie muss den ganzen Körper mühelos gegen die Schwerkraft ausrichten, so dass es zu keinem Zusammensacken oder krummer Haltung kommt. Auch hier steht *Padmasana* an erster Stelle.

Die Haltung, die am besten zu dieser Aufgabe passt, ist *Padmasana*, gefolgt von *Siddhasana* und *Swastikasana* oder *Virasana*, wenn keine der ersten beiden Haltungen möglich ist.

Die Haltungen sind hier in der Reihenfolge ihrer Wichtigkeit aufgeführt, wobei *Padmasana* die wichtigste, aber auch die schwierigste ist. Lerne die Haltungen in umgekehrter Reihenfolge, indem du mit *Virasana* beginnst und dich langsam zu *Padmasana* vorarbeitest. *Meditationsstellungen* wie diese sollten gegen Ende der allgemeinen Asanapraxis geübt werden, wenn der Körper und insbesondere die Hüftgelenke aufgewärmt sind. Wenn du nicht weißt, wie du deine Hüftgelenke drehst und bewegst, kannst du deine Knie verletzen. Lass dich von einem Yogalehrer beraten, um die Haltungen zu lernen. Ich habe die Haltungen in meinen beiden früheren Büchern *Ashtanga Yoga: Praxis und Philosophie* und *Ashtanga Yoga: Die Fortgeschrittenen-Serie* beschrieben. Hier habe ich die Meditationshaltungen nur in Grundzügen beschrieben, da es sich um ein Buch über *Pranayama* handelt. Bei diesen Beschreibungen gehe ich davon aus, dass du eine allgemeine Asana-Praxis hast. Um *Pranayama* zu üben, musst du eine gewisse Grundlage in *Asana* haben.

## Padmasana

Dies ist die beste Haltung für *Pranayama*, weil das Becken nach vorne gekippt ist und die Wirbelsäule so ausgerichtet ist, wie eine Kobra, die zum Schlag ausholt – das ist notwendig, damit die Schlangenkraft aufsteigen kann. Goraksha Natha, Gheranda und andere Autoritäten akzeptieren nur, dass das rechte Bein zuerst abgelegt wird, aber T. Krishnamacharya empfiehlt, die Seiten zu wechseln. Wenn du ein paar Minuten in *Padmasana* sitzen kannst, beginne damit, zum Beispiel dein *Kapalabhati* in *Padmasana* zu üben. Irgendwann wirst du in der Lage sein, ein paar Runden deiner Haupt-Pranayama-Praxis in *Padmasana* zu machen. Verlängere nicht plötzlich die Zeit, die du in *Padmasana* verbringst. Füge nur eine Minute oder höchstens ein paar Minuten pro Woche hinzu. Die Haltung ist extrem kraftvoll und stundenlange Sitzungen darin sollten fortgeschrittenen *Pranayama-Praktizierenden* überlassen werden.

Um die Haltung sicher aus einem Sitz mit gestreckten Beinen einzunehmen, beugst du das rechte Kniegelenk vollständig, indem du zuerst die rechte Ferse zur rechten Pobacke ziehst. Wenn du das Gesäß nicht mit der Ferse berühren kannst, deutet das darauf hin, dass dein Quadrizeps zu kurz ist, um *Padmasana* sicher einzunehmen. Gehe in diesem Fall in *Virasana*, um deinen Quadrizeps zu verlängern, oder setze dich stattdessen in den Schneidersitz. Wenn du mit der Ferse das Gesäß berühren kannst, lass das rechte Knie zur Seite fallen, so dass der rechte Fuß gepointet und nach innen gedreht ist. Ziehe nun die rechte Ferse in die rechte Leiste, um sicherzustellen, dass das Kniegelenk in dieser abduzierten Position vollständig gebeugt bleibt. Von hier aus hebst du die rechte Ferse in Richtung

ASANA

Bauchnabel und bringst das Knie näher an die Mittellinie. Halte die Ferse in einer Linie mit dem Bauchnabel und setze den Fußballen in die gegenüberliegende Leiste.

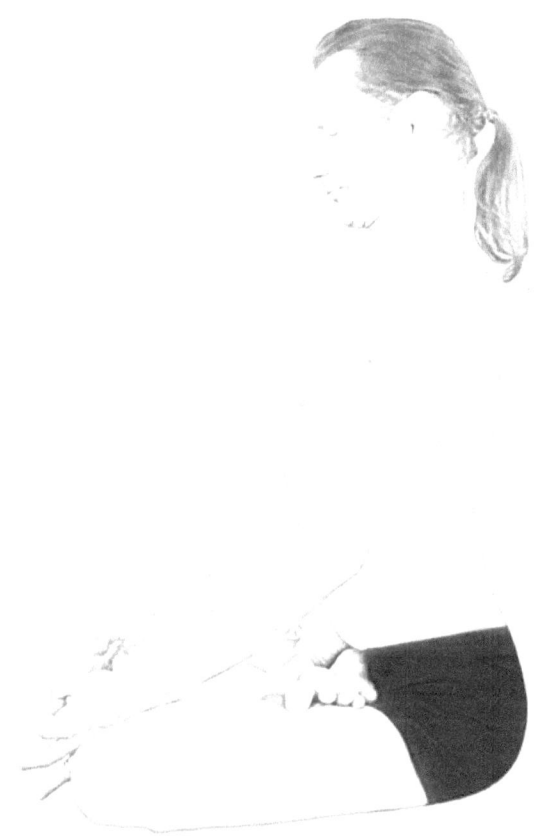

*Padmasana, manchmal auch Muktasana oder Kamalasana genannt*

Wiederhole diese Schritte auf der linken Seite, als ob das rechte Bein noch gerade wäre. Beuge zunächst das Kniegelenk vollständig, bis die Unterseite des Oberschenkels die Rückseite des Beins über die gesamte Länge berührt. Ziehe das Knie weit nach links und lege zunächst den linken Knöchel unter den rechten Knöchel auf den Boden. Von hier aus hebst du den linken Fuß über den rechten Knöchel in Richtung Bauchnabel, während du das linke Knie zur Seite ziehst. Hebe den linken Fuß nicht über das rechte Knie, denn das würde bedeuten, dass du das linke Kniegelenk öffnest, was beim Übergang eine seitliche Bewegung im Knie auslösen würde. Halte das linke Kniegelenk beim Übergang so weit wie möglich gebeugt, damit du den Oberschenkelknochen (Femur) und das Schienbein (Tibia) als Einheit bewegen kannst, ohne dass eine Lücke dazwischen entsteht.

Wenn das linke Bein in Position ist, bewege beide Fersen aufeinander zu, sodass sie den Nabelbereich berühren. Bringe beide Knie nahe zusammen, so dass die Oberschenkelknochen fast parallel werden (je nach Längenverhältnis zwischen Oberschenkel und Schienbein). Drehe nun deine Oberschenkelknochen nach innen, bis die Vorderkanten der Schienbeine nach unten und die Fußsohlen und Fersen nach oben zeigen. Auf diese Weise werden die Kniegelenke vollständig geschlossen und dadurch geschützt. Setze dich nicht in *Padmasana*, wenn du die anfängliche seitliche Drehung der Oberschenkel beibehältst, mit der du die Haltung einnimmst. Der Schlüssel zur Beherrschung von *Padmasana* ist die Fähigkeit, deine Oberschenkelknochen in der Haltung nach innen zu drehen. Das ist schwierig zu lernen, wenn du dich nur in *Padmasana* hinsetzt, ohne aufgewärmt zu sein. Ein ideales Hilfsmittel, um dies zu lernen, ist das Schema der Oberschenkelrotation in der Ersten Serie, wie es in meinem Buch *Ashtanga Yoga: Praxis und Philosophie* beschrieben wird.

## Siddhasana

Siddhasana bedeutet „Haltung der Adepten". Sie wird so genannt, weil sie dazu dient, die Kundalini zu heben. In dieser Haltung sind die Kurven der Wirbelsäule nicht so stark ausgeprägt wie in *Padmasana* und daher ist sie für *Pranayama* etwas weniger geeignet. Mit der linken Ferse im Dammbereich ist *Siddhasana* jedoch die Haltung der Wahl, um *Mula Bandha* zu stimulieren. Goraksha Natha und andere Autoritäten sagen, dass die linke Ferse zuerst platziert werden muss, um das *Muladhara Chakra* zu stimulieren. In dieser Hinsicht ist die Haltung ein Spiegelbild von *Padmasana*, für das die klassischen Autoritäten vorschreiben, das rechte Bein zuerst zu platzieren.

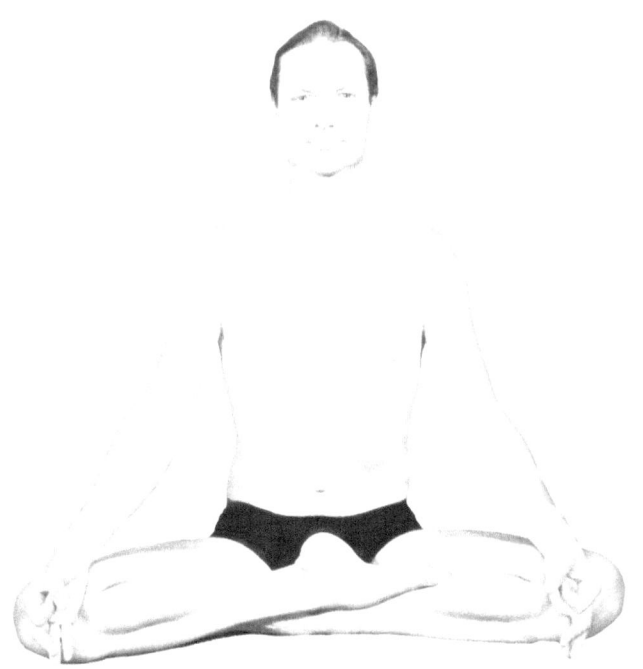

*Siddhasana, manchmal auch Vajrasana genannt*

Die Merkmale von *Siddhasana* unterscheiden sich stark von denen von *Padmasana*. Während wir in *Padmasana* die Knie so nah wie möglich zusammenbringen, nehmen wir sie in *Siddhasana* so weit wie möglich auseinander. Am Anfang kannst du dich auf eine Unterlage setzen, z. B. eine gefaltete Decke, und die Höhe der Unterlage verringern, wenn du mehr Übung hast. Die Unterlage hilft dir dabei, das Becken mehr nach vorne zu kippen.

Beuge im Sitzen mit geraden Beinen (*Dandasana*) das linke Bein und lege die Ferse gegen den Damm, den Ort des *Muladhara Chakra*, zwischen Anus und Genitalien. Beuge nun das rechte Bein und lege den rechten Knöchel auf den linken, so dass die rechte Ferse gegen das Schambein drückt. Das Zeugungsorgan befindet sich nun zwischen der linken und rechten Ferse. Schiebe nun die Zehen des rechten Fußes zwischen Wade und Oberschenkel des linken Beins. Bewege mit beiden Händen die Wade und den Oberschenkel des rechten Beins auseinander, greife hindurch und ziehe die Zehen des linken Fußes nach oben, so dass sie zwischen Wade und Oberschenkel des rechten Beins eingefügt sind. Achte genau darauf, wie sich dadurch die Position der Ferse verändert und was es mit der Rotation des linken Oberschenkels macht. Erst durch diese letzte Aktion kommt die Ferse des linken Fußes in den richtigen Kontakt mit dem Damm zwischen Anus und Genitalien. Das ist die Position, die für das Heben der Kundalini notwendig ist.

Für Anfänger gibt es eine einfachere Variante dieser Haltung, die *Ardha* (halbe) *Siddhasana* genannt wird. Hier werden die Fersen nicht übereinander gestapelt, sondern voreinander platziert, wobei beide Füße auf dem Boden liegen. Nimm diese Haltung nur zum Aufwärmen ein und steigere dich nach Möglichkeit zu *Siddhasana*.

## Svastikasana

Leider wurde das Hakenkreuz in der Neuzeit von den deutschen Nazis auf der ganzen Welt popularisiert. Aber sie haben es ganz falsch verstanden. Su-astika bedeutet „Symbol des Guten". Es symbolisiert die lebensspendenden Kräfte der Sonne und die göttliche Ordnung auf dem Planeten Erde, dargestellt durch die Weltachse, den Berg Kailasha in Tibet, den Thron von Lord Shiva. Vor der globalen Erwärmung konnten Pilger, die sich dem Berg Kailasha näherten, noch ein riesiges Hakenkreuz in der Eiskuppel vom Kailasha sehen. Auch heute noch kann man vom Weltraum aus sehen, wie die vier riesigen Flüsse Indus, Yamuna, Ganges und Brahmaputra ein Hakenkreuz bilden, wenn sie aus der Ebene um den Berg Kailasha herabfließen und über eine Milliarde Menschen mit Wasser versorgen. Dies ist eine Erinnerung an die lebensspendende Bedeutung des Hakenkreuzes, weit entfernt von der Verblendung moderner politischer Bewegungen.

In *Svastikasana* sind die Beine und Füße in Form eines Hakenkreuzes angeordnet. Die Knie sind hier breiter als in *Padmasana*, aber enger als in *Siddhasana*.

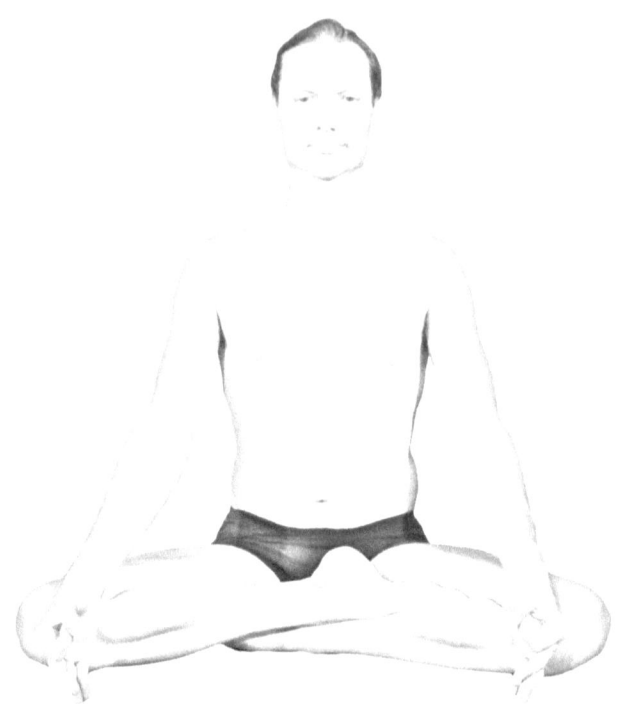

*Svastikasan*a

*Svastikasana* ist *Padmasana* und *Siddhasana* unterlegen, und es gibt keine Präferenz dafür, welches Bein zuerst platziert wird. Du kannst gerne die Seiten wechseln. Im Sitzen mit geraden Beinen (*Dandasana*) beugst du das linke Bein und legst die Ferse in die rechte Leiste. Dann beugst du das rechte Bein und legst die rechte Ferse in die linke Leiste. Schiebe nun die Zehen des rechten Fußes zwischen die Wade und den Oberschenkel des linken Beins. Bewege nun mit beiden Händen die Wade und den Oberschenkel des rechten Beins auseinander, greife hindurch und ziehe die Zehen des linken Fußes nach oben, sodass sie zwischen Wade und Oberschenkel des rechten Beins eingefügt sind.

Die Haltung ist ähnlich wie *Siddhasana*, aber weniger anspruchsvoll. Die Fersen liegen nicht übereinander, sondern sind seitlich versetzt. Dadurch wird das Kippen des Beckens erleichtert, aber es gibt keine Stimulation von *Mula Bandha*.

## Virasana

Virasana bedeutet „Haltung des Helden". Es ist die Art und Weise, in der die alten Krieger saßen. Sie ist eine hervorragende Einstiegshaltung und sollte regelmäßig praktiziert werden, bevor alle anderen Haltungen dieser Kategorie (d. h. Meditationshaltungen) ausprobiert werden. Durch das tägliche Üben *von Virasana* wird der Quadrizeps gedehnt und alle anderen Meditationshaltungen können leichter gemeistert werden. Es ist gut, jeden Morgen vor der allgemeinen Asanapraxis 10 Minuten in Virasana zu sitzen. Unterstütze dich zunächst mit gefalteten Decken unter dem Gesäß, die hoch genug sind, damit du keine Schmerzen in den Knien spürst. Während sich deine Oberschenkel langsam erwärmen und dehnen, verringerst du die Höhe der Unterlage, auf der du sitzt, bis du schließlich, vielleicht nach Jahren, flach auf dem Boden sitzt. Dies ist die ideale Vorbereitung für *Padmasana*.

Sobald du auf dem Boden angekommen bist, wechselst du in eine der anderen Haltungen. Wenn du in *Virasana* sitzen kannst, nutze sie für deine Pranayama-Übungen, bis du ohne Polsterung gerade auf dem Boden sitzen kannst. Wechsle dann zu *Ardha Siddhasana* oder *Svastikasana*, gefolgt von *Siddhasana* und schließlich *Padmasana*.

*Virasana* ist dem Sitzen auf einem Stuhl weit überlegen, auch wenn du dich ziemlich hoch aufstützen musst. Die Fußsohlen sind nach oben gerichtet und das *Prana* fließt auf natürliche Weise nach oben, während die Schwerkraft beim Sitzen auf einem Stuhl das *Prana* immer nach unten zieht.

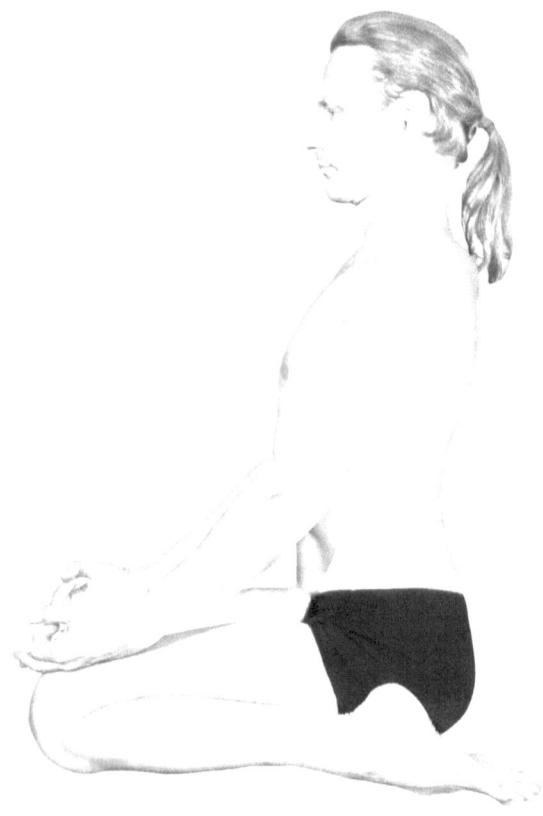

*Virasana, manchmal auch Bhadrasana oder Vajrasana genannt*

In *Virasana* ist es wichtig, dass deine Oberschenkel parallel und nicht nach außen gerichtet sind. Die Füße müssen gerade nach hinten zeigen und nicht zur Seite, in der Weise, wie Kinder häufig sitzen. Das wäre ein sicherer Weg, um deine Knie zu ruinieren. Fußsohlen und Fersen müssen gerade nach oben zeigen und die Zehen nach hinten. Stelle die Füße breiter als deine Hüften und lege eine gefaltete Decke zwischen deine Füße. Indem du die Höhe der Decke langsam verringerst, sitzt du schließlich zwischen deinen Füßen.

Halte die Vorwärtsneigung des Beckens so weit wie möglich aufrecht. Das ist in dieser Haltung schwieriger als in den anderen Meditationshaltungen. Wegen dieser Schwachstelle wirst du in *Virasana* irgendwann krumm werden und deshalb schließlich zu den anderen Haltungen übergehen. Nur in *Padmasana* kannst du 3 Stunden lang mühelos sitzen, während deine Wirbelsäule die Form einer zum Schlag ausholenden Kobra annimmt.

Bitte beachte, dass die Asana-Namen in den Schriften nicht festgeschrieben sind. Es gab keine Tradition, die die Genauigkeit der Asana-Namen bewahrt hat, so wie es zum Beispiel Traditionen gab, die die *Veden*, *Upanishaden*, *Yoga Sutras* und *Brahma Sutras* genau bewahrt haben. Verschiedene Schulen in Indien können unterschiedliche Namen für ein und dasselbe *Asana* verwenden. Zum Beispiel benutzten verschiedene Schulen den Namen *Vajrasana* für *Padmasana*, *Siddhasana* oder sogar *Virasana*. Die Namen der *Asanas* wurden als nicht so wichtig erachtet.

## BEDEUTUNG DER UMKEHRUNGEN

Eine wichtige Ergänzung zum *Pranayama* ist *Viparita Karani Mudra*, was übersetzt so viel heißt wie Verschluss der umkehrenden Handlung. *Viparita Karani* bedeutet, den Körper täglich für eine wesentliche Zeit umzukehren.

Es ist ein Prinzip, nicht der Name einer Haltung. Es gibt keine Haltung, die den Namen *Viparita Karanyasana* trägt. Du kannst den Körper in einem modifizierten Schulterstand, Schulterstand oder Kopfstand umdrehen, wobei die Effizienz in genau dieser Reihenfolge steigt. Einige Schulen akzeptieren nur den Kopfstand (*Shirshasana*) als *Viparita Karani*, weil er die effizienteste und kraftvollste Form davon ist. Der Grundgedanke von *Viparita Karani* liegt in der Bedeutung des Zentrums der Schädelhöhle. Dieser Bereich oberhalb des weichen Gaumens, der den Thalamus, den Hypothalamus, die Zirbeldrüse und die Hypophyse umfasst, die alle um den größeren Bereich des dritten Ventrikels zentriert sind, wird im Yoga als lunares Pranazentrum oder einfach als Mond bezeichnet. Es wird angenommen, dass es *Amrita*, den Nektar der Unsterblichkeit, ausströmt, aber beachte, dass *Amrita* nichts anderes als ein anderer Name für *Prana* ist. Im Bereich des Nabels befindet sich das solare Zentrum des *Prana* oder einfacher gesagt die Sonne, die auch das Magenfeuer darstellt. In unserer normalen Körperposition wird *Amrita* nach unten gezogen und von der Sonne verbrannt. Wenn der Körper täglich über einen längeren Zeitraum auf den Kopf gestellt wird, wird *Amrita* gespeichert/angehalten. Das kann man als *Amrita Siddhi* bezeichnen, wenn das *Amrita* dauerhaft gespeichert wird und nicht mehr ins Feuer fällt. Dieser Zustand ist sehr wichtig für die Entwicklung von *Pranayama* und der höheren Gliedern des Yoga, da er die Sinne automatisch nach innen gerichtet hält.

Um auf diesen Zustand hinzuarbeiten, musst du zunächst deinen Atem während der Umkehrstellungen so weit wie möglich verlangsamen. T. Krishnamacharyas

Idee des Kopfstandes war es, nur 2 Atemzüge pro Minute zu machen. Verlangsame deinen Atem allmählich, nicht plötzlich. Bei Umkehrhaltungen steigt der Blutdruck zunächst an, um dann nach ein paar Minuten wieder abzufallen. Wenn du unter hohem Blutdruck leidest, musst du Maßnahmen ergreifen, um deinen Blutdruck zu senken, bevor du an Umkehrstellungen arbeitest. Sobald du eine sehr langsame Atemfrequenz bei deinen Umkehrhaltungen erreicht hast, kannst du anfangen, Atemzüge hinzuzufügen, vielleicht einen alle paar Tage. Sei sensibel und höre auf, bevor du unerwünschte Symptome bekommst. Wenn du Symptome wie Kopfschmerzen, Gereiztheit, Nackenschmerzen, Ohrenschmerzen, Ohrensausen, Druck oder ein flaumiges Gefühl in deinem Kopf verspürst, solltest du die Zeit nicht weiter verlängern, bis du dich gefestigt hast. In manchen Fällen musst du die Zeit, die du in den Umkehrhaltungen verbringst, reduzieren. Lass dich von einer qualifizierten Lehrkraft beraten.

Die Frage, wie schnell du die Zeit in den Umkehrhaltungen verlängern kannst, hängt von deinem Alter und deinem allgemeinen Gesundheitszustand ab. Wenn du jung, sportlich und bei bester Gesundheit bist, kannst du die Umkehrstellungen recht schnell ausdehnen, während ältere Menschen mit bestimmten chronischen Gesundheitsproblemen es vielleicht sehr, sehr langsam machen müssen. Einige Lehrer/innen sind der Meinung, dass Menschen über 50 nicht mit längeren Umkehrhaltungen beginnen sollten.

## ALLGEMEINE ASANA-PRAXIS

Deine allgemeine Asana-Praxis außerhalb der klassischen Meditationshaltungen und der Umkehrhaltungen ist ebenfalls sehr wichtig für *Pranayama*. Generell gilt: Je fortgeschrittener deine Asanapraxis ist, desto schneller wirst du dich im *Pranayama* entwickeln. Ein fortgeschrittener Asana-Praktizierender mit einer täglichen 2-stündigen Praxis wird in der Lage sein, im *Pranayama* schnell Fortschritte zu machen, muss aber trotzdem den Prozess des *Pranayama* durchlaufen, da dessen Wirkungen nicht durch die Asana-Praxis erreicht werden können, egal wie fortgeschritten sie auch sein mag.

Ein Yogi mit einer weniger fortgeschrittenen Asana-Praxis wird beim *Pranayama* langsamer vorankommen, aber er wird trotzdem Fortschritte machen. Es ist wichtig, *Asana* und *Pranayama* täglich zu üben, sonst können die durch *Pranayama* erzielten Fortschritte nicht gesichert werden, sondern verpuffen. Wie die meisten Informationen in diesem Buch bezieht sich auch diese Regel auf *Pranayama* als spirituelle Disziplin und nicht auf einfaches therapeutisches *Pranayama*, auf das sie nicht zutrifft. Einige Yogis haben von einem Prana-Druck gesprochen, der sich durch die Praxis aufbaut und einfach wie eine Flüssigkeit aus einem offenen Ventil entweicht, wenn die Praxis unterbrochen wird.

Yogaschriften, die von der Beherrschung von *Asana* als Voraussetzung für *Pranayama* sprechen, beziehen sich auf eine intensive Form von *Pranayama*. In der *Hatha Yoga Pradipika* und der *Gheranda Samhita* zum Beispiel wird ein 48 Sekunden langes *Kumbhaka* als minderwertiges *Kumbhaka* bezeichnet. Das liegt daran, dass sich diese Texte nur an eine kleine Elite von Schülern und Schülerinnen richteten, die bereit waren, alles in den Yoga zu stecken und den größten Teil des Tages zu üben. Beide Texte empfehlen, 4 bis 5 Stunden pro Tag zu üben. Diesem Rat zu folgen und seine Pranayama-Praxis mit einem 48-sekündigen

*Kumbhaka* zu beginnen, ist eine Möglichkeit für diejenigen, die eine sehr fortgeschrittene Asana-Praxis haben, während es für alle anderen purer Wahnsinn wäre. Aber selbst für diejenigen, die in Bein-hinter-den-Kopf-Haltungen, Rückbeugen, Armbalancen und extremen Hüftdrehungen sehr fortgeschritten sind, ist es keine gute Idee, sich von Anfang an so zu belasten. Es ist viel besser, ein angenehmes Verhältnis zu wählen und sich dann langsam zu steigern, während man geübter wird.

Man sollte bei seiner Pranayama-Praxis niemals gestresst, ängstlich oder angespannt sein. Dadurch wird ein Sympathikusreflex ausgelöst (d.h. das sympathische Nervensystem wird aktiviert), und wenn dieses Muster einmal etabliert ist, ist es schwer, es wieder rückgängig zu machen. Es ist dann sehr unwahrscheinlich, dass du mystische Zustände erlebst, die in der Regel durch das parasympathische Nervensystem ausgelöst werden. Ebenso ist es unwahrscheinlich, dass du deine Praxis fortsetzt, wenn du sie als anstrengend oder mühsam empfindest. Ich habe mit mehreren fortgeschrittenen Asana-Praktizierenden gesprochen, die ihre Pranayama-Praxis nicht oder nur sehr schwer fortsetzen konnten, weil sie mit einer zu schwierigen Atem Zählzeit begonnen hatten. Wenn dein Geist während der Praxis tamasig (träge) oder rajasig (hektisch) wird, kann es sein, dass deine Zählzeit einfach zu lang ist.

Viele moderne Lehrer/innen setzen die Einstiegsvoraussetzungen für *Pranayama* in Bezug auf die Asanapraxis sehr niedrig an. Das liegt daran, dass *Pranayama* einen radikalen Wandel durchgemacht hat. Es wird heute in der Yogatherapie und zu Gesundheitszwecken eingesetzt und Menschen verschrieben, die sehr geringe Fähigkeiten in Asanas haben. Wenn zwei Lehrer über *Pranayama* sprechen, meinen sie nicht unbedingt das Gleiche. Diejenigen, die sagen, dass man keine oder fast keine Fähigkeiten in Asanas als Voraussetzung braucht, sprechen von einer sehr, sehr anspruchslosen Form von *Pranayama*, die von jemandem, der Pranayama für den Zugang zu mystischen Zuständen lehrt, nicht einmal als solche erkannt werden würde.

Wenn du *Pranayama* aus gesundheitlichen Gründen anwendest, solltest du es sehr einfach halten und in diesem Fall vielleicht nur einfache Atemübungen machen. Wenn du *Pranayama* so anwendest, wie es in den traditionellen Yogatexten und in diesem Buch beschrieben wird, um mystische Zustände zu erreichen, dann brauchst du eine aufrichtige, tägliche Asana-Praxis. Wenn du *Kumbhakas* von 48 Sekunden und mehr anstrebst, brauchst du eine tägliche Asana-Praxis von mindestens 60-90 Minuten. Wenn es Möglichkeiten gibt, die Asana-Praxis zu halbieren oder ganz abzuschaffen und trotzdem eine erstklassige Pranayama-Praxis aufrechtzuerhalten, hat dieser Autor sie noch nicht gefunden.

# BANDHAS

Ernsthaftes *Pranayama* sollte nicht ohne vorheriges Wissen über die *Bandhas* praktiziert werden. Moderne Praktizierende scheitern oft beim *Pranayama* und brechen ihre Praxis ab, weil sie in den meisten Fällen ohne ausreichende Kenntnis der *Bandhas* damit beginnen. *Bandhas* sind neuromuskuläre Verschlüsse, die verhindern, dass *Vayu* im *Kumbhaka* verloren geht. *Kumbhakas*, die länger als 10 Sekunden dauern, sollten nicht ohne *Bandhas* praktiziert werden. Atemstillstände von weniger als 10 Sekunden können aufgrund von Überraschung, Freude, Angst usw. auftreten, aber als solche sind sie nicht wirklich *Pranayama*. Wir könnten sagen, dass ein richtiges *Pranayama Kumbhaka* bei über 10 Sekunden beginnt. Eine tiefe und kontrollierte, langsame Atmung kann auch ohne die *Bandhas* durchgeführt werden, aber sie wird effizienter, wenn man einige von ihnen anwendet.

Werfen wir einen Blick auf die Beweise. In der *Yoga Rahasya* steht, dass *Pranayama* ohne die Anwendung der drei *Bandhas* keinen Nutzen bringt[323] und dass *Pranayama* ohne die *Bandhas* nutzlos ist und zu Krankheiten führen kann.[324] Im Gegensatz dazu wird *Pranayama*, wenn es mit allen drei *Bandhas* ausgeführt wird, die Ursachen aller Krankheiten zerstören, so der Autor Nathamuni.[325]

---

[323] *Yoga Rahasya* I.6
[324] *Yoga Rahasya* I.95
[325] *Yoga Rahasya* II.50

Auch der Text, der von T. Krishnamacharya überliefert wurde, betont in seinen Beschreibungen der einzelnen *Pranayamas* zusätzlich die Bedeutung der *Bandhas*. Laut dem *Rahasya* kann *Nadi Shodhana*, die wichtigste Pranayama-Methode, nur dann ihrem Stellenwert gerecht werden, wenn sie von allen drei *Bandhas* begleitet wird. Im *Hatha Ratnavali* heißt es, dass die Anwendung aller Bandhas das *Prana* in den zentralen Energiekanal (*Sushumna*) eintreten lässt,[326] eine Behauptung, die auch in der *Hatha Yoga Pradipika* zu finden ist.[327] Der große Shankaracharya sagte auch, dass durch die Praxis der drei *Bandhas* die Kundalini aufsteigt und in die *Sushumna* eintritt.[328] Er fügte hinzu, dass durch die Beherrschung der *Bandhas Kevala Kumbhaka* (die Krönung des *Pranayama*) erreicht wird.[329] Die *Yoga Kundalini Upanishad* erklärt, dass durch die Anwendung von *Mula Bandha* während des *Kumbhaka*, *Apana Vayu* durch die *Chakras* aufsteigt und die *Granthis* (energetische und karmische Blockaden) durchstößt.[330] Im selben Text steht, dass die drei *Bandhas* immer angewendet werden sollten, wenn *kumbhaka* ausgeführt wird.[331] Auch die *Shandilya Upanishad* verkündet, dass während des *Kumbhaka* die *Bandhas* angewendet werden müssen, um das *Prana* in die *Sushumna* zu ziehen.[332] Der *Yuktabhavadeva von Bhavadeva Mishra* unterstützt die Aussage,

---

[326] *Hatha Ratnavali von Shrinivasayogi* II.8

[327] *Hatha Yoga Pradipika* II.46

[328] *Yoga Taravali von Shankaracharya* Strophe 6

[329] *Yoga Taravali von Shankaracharya* Strophen 8-9

[330] *Yoga Kundalini Upanishad* I.64-86

[331] *Yoga Kundalini Upanishad* I.40

[332] *Shandilya Upanishad* Strophen 26-30

dass alle *Pranayamas* von den drei *Bandhas* begleitet werden sollen.³³³ Das *Kumbhaka Paddhati von Raghuvira* geht sogar so weit, dass es von „shat anga kumbhaka" spricht, was die sechs Glieder der Retention des Atems bedeutet.³³⁴ Diese werden als Einatmung, Retention, Ausatmung und die drei *Bandhas* bezeichnet. Das *Hatha Tatva Kaumudi von Sundaradeva* behauptet auch, dass *Prana* durch *Kumbhaka* mit den *Bandhas* in die *Sushumna* bewegt wird, und gibt an, welche Kombination von *Bandhas* in welcher Atemphase angewendet werden muss.³³⁵

Unter den modernen Autoren behauptet auch Swami Ramdev, dass *Pranayama* ohne *Bandhas* unvollständig ist und dass die *Bandhas* äußerst hilfreich sind, um es zu meistern.³³⁶ Der Forscher Shrikrishna erklärt, dass beim *Kumbhaka* immer die drei *Bandhas* angewendet werden sollten und zusätzlich *Mula* und *Uddiyana Bandha* während der Ein- und Ausatmung.³³⁷ Er erklärt auch, dass ohne die Anwendung der drei *Bandhas* beim *Pranayama* schädliche Ergebnisse auftreten können.³³⁸ Dies ist wahrscheinlich der Hauptgrund dafür, dass *Pranayama* für moderne Schüler/innen weniger attraktiv ist. Wenn du mit *Pranayama* und insbesondere mit *Kumbhaka* beginnst,

---

³³³ *Yuktabhavadeva von Bhavadeva Mishra* lxviii

³³⁴ *Kumbhaka Paddhati von Raghuvira* 186-187

³³⁵ *Hatha Tatva Kaumudi von Sundaradeva* XXXIX.87

³³⁶ Swami Ramdev, *Pranayama*, Divya Yog Mandir Trust, Hardwar, 2007, S. 21

³³⁷ Shrikrishna, *Essence of Pranayama*, 2. Aufl., Kaivalyadhama, Lonavla, 1996, S. 81

³³⁸ Shrikrishna, *Essence of Pranayama*, 2. Aufl., Kaivalyadhama, Lonavla, 1996, S. 119

ohne *Bandha* zu beherrschen, können sich negative Auswirkungen einstellen. Wenn du die folgenden Anleitungen studierst und deine Fortschritte von einem Lehrer, der sich mit *Bandha* auskennt, überprüfen lässt, wirst du sicher Erfolg mit *Pranayama* haben.

## UNTERSCHIED ZWISCHEN KUMBHAKA WÄHREND BANDHA/MUDRA UND WÄHREND PRANAYAMA

Die *Bandhas* sind Teil einer größeren Gruppe von yogischen Techniken, die *Mudras*, Energiesiegel, genannt werden. Die *Bandhas* haben mit vielen anderen *Mudras* gemeinsam, dass sie während des *Kumbhaka* eingesetzt werden, um das *Prana* in eine gewünschte Richtung zu lenken. Um einige der *Bandhas* richtig zu lernen, müssen wir *kumbhaka* anwenden. Allerdings ist das *kumbhaka* hier kein richtiges *kumbhaka* im Sinne von *Pranayama*, denn es wird nicht gezählt. Wenn *kumbhaka* im *Pranayama* praktiziert wird, können wir uns dafür entscheiden, 20 *kumbhakas* mit einer Länge von 64 Sekunden zu machen, denen eine 16-sekündige Einatmung und eine 32-sekündige Ausatmung vorausgehen. Um die *Kumbhakas* sicher auszuführen, würden wir die *Bandhas* als zusätzliche Technik hinzufügen.

Wenn wir die *Bandhas* lernen oder irgendwelche anderen *Mudras* üben, zählen wir die *Kumbhakas* nicht. Die Anweisung lautet hier immer: „Halte bis zu deiner Kapazität und konzentriere dich auf die Qualität der Ausführung des *Bandhas*". Du kannst die Übung mehrmals wiederholen, aber ohne eine vorgegebene Anzahl von Runden. Übe die *Bandhas*, insbesondere *Jalandhara Bandha*, bis du sie beherrschst, und führe sie erst dann in gezählte *Kumbhakas* ein. Sobald du mit den gezählten *Kumbhakas* beginnst, musst du die *Bandhas* beherrschen, damit du dich auf andere Aspekte deines *Pranayamas* konzentrieren kannst, wie z.B. Zählen, *Mantra*, Visualisierung von *Chakra*, Sonne, Mond oder Gottheit deiner Meditation.

## Jalandhara Bandha

Swami Kuvalayananda erklärt, dass der Begriff *Jalandhara* von jalan (das Gehirn) und *dhara* (Zug nach oben) kommt.[339] Durch die Vorwärtsbeugung des Kopfes erzeugt das *Bandha* einen Zug auf das Rückenmark. Noch mehr als beim inneren *kumbhaka* ist dies beim äußeren *kumbhaka* der Fall.

Es ist wichtig, dass Asana-Praktizierende ein Verständnis von *Mula* und *Uddiyana Bandha* erwerben, bevor sie sich an die Asana-Praxis wagen, da es schwieriger ist, die *Bandhas* zu kultivieren, wenn man an eine fehlerhafte Asana-Praxis *ohne* Bandhas gewöhnt ist. Das Gleiche gilt für *Jalandhara Bandha* in Bezug auf *Pranayama*. Es ist bei weitem das wichtigste *Bandha* für *Pranayama* und auch wenn man die anderen beiden *Bandhas* am Anfang bis zu einem gewissen Grad ignorieren kann, ist *Jalandhara* die Essenz des inneren *Kumbhaka*.

Sein Name kommt von der Stimulation, die es auf das Gehirn und das Rückenmark ausübt, wenn das Kinn beim *Kumbhaka* auf die Brust gelegt wird. Man muss zuerst *Jalandhara Bandha* lernen und erst dann mit dem inneren (*antara*) *kumbhaka* beginnen. Äußeres *Kumbhaka* mit *Jalandhara Bandha* ist eine fortgeschrittenere Form der Übung, die später erlernt werden sollte.

### VORTEILE VON JALANDHARA BANDHA

Die *Hatha Yoga Pradipika* verkündet, dass man am Ende der Einatmung und vor Beginn des *Kumbhaka*

---

[339] *Yoga Mimamsa* II.3

*Jalandhara Bandha* anwenden muss,[340] eine Aussage, die unter anderem im *Yuktabhavadeva*[341] und im *Hatha Tatva Kaumudi*,[342] wiederholt wird. In der alten *Brhadyogi Yajnavalkya Smrti* wird *Jalandhara Bandha* zusammen mit einer Reihe von *Yoga Upanishaden* erwähnt.[343] Die *Dhyana Bindu Upanishad* erklärt, dass *Amrita* (Nektar der Unsterblichkeit) bei der Ausführung von *Jalandhara Bandha* nicht in das Magenfeuer (*Agni*) fällt, wo es normalerweise verbrannt wird, und somit ein langes Leben gewonnen wird.[344] Die gleiche Behauptung wird in der *Shiva Samhita* aufgestellt, die hinzufügt, dass der Yogi durch *Jalandhara Bandha* den Nektar aufnimmt, der sonst zerstört wird.[345] Die *Yoga Rahasya* verkündet, dass *Jalandhara* den Abwärtsfluss von *Amrita* behindert und so das Leben verlängert.[346] Sie besagt auch, dass *Jalandhara* die Zeugungskraft erhält[347] und durch die Kontrolle der vitalen Lüfte (*Vayus*) viele Krankheiten überwindet.[348] Die *Hatha Yoga Pradipika*[349] und die *Yoga Kundalini Upanishad*[350] stimmen beide darin überein, dass *Jalandhara Bandha* das *Prana* in den zentralen Energiekanal (*Sushumna*) bewegt.

---

[340] *Hatha Yoga Pradipika* II.45
[341] *Yuktabhavadeva von Bhavadeva Mishra* lxviii
[342] *Hatha Tatva Kaumudi von Sundaradeva* XXXIX.87
[343] *Brhadyogi Yajnavalkya Smrti* IX.186-190
[344] *Dhyana Bindu Upanishad* stanzas 78-79
[345] *Shiva Samhita* IV.38-39
[346] *Yoga Rahasya* I.72
[347] *Yoga Rahasya* I.80
[348] *Yoga Rahasya* I.81
[349] *Hatha Yoga Pradipika* III.72
[350] *Yoga Kundalini Upanishad* I.52

Die beiden anderen *Nadis* sollten durch Zusammenziehen der Kehle entschieden gestoppt werden.

Unter den modernen Autoritäten bekräftigte Swami Kuvalayananda, dass *Kumbhaka* unter keinen Umständen ohne *Jalandhara Bandha* praktiziert werden sollte. T. Krishnamacharya lehrte, dass *Jalandhara Bandha* die Kundalini erweckt, aber dazu muss das Kinn weit unter den Schlüsselbeinen positioniert werden.[351]

Die meisten verantwortlichen Autoritäten erklärten, dass *Jalandhara* obligatorisch ist, wenn (internes) *Kumbhaka* länger als 10 Sekunden ausgeführt wird. Swami Ramdev lehrt[352] dass *Jalandhara Bandha* das *Prana* in die *Sushumna* (zentraler Energiekanal) lenkt, das *Vishuddha* (Kehlkopf) *Chakra* erweckt und Halsbeschwerden wie Schilddrüsenfehlfunktion und Mandelentzündung lindert.

## JALANDHARA HÄLT PRANA DAVON AB, IN DEN KOPF EINZUDRINGEN UND VERHINDERT KOPF- UND OHRENSCHMERZEN

Die *Yoga Kundalini Upanishad* informiert uns darüber, dass *Jalandhara Bandha* verhindert, dass die im *Kumbhaka* komprimierte Luft in den Kopf eindringt,[353] eine Tatsache, die von erfahrenen Praktizierenden leicht überprüft werden kann, wenn beim Loslassen von

---

[351] T. Krishnamacharya, *Yoga Makaranda*, rev. English edn, Media Garuda, Chennai, 2011, S. 105

[352] Swami Ramdev, *Pranayama*, Divya Yog Mandir Trust, Hardwar, 2007, S. 21

[353] *Yoga Kundalini Upanishad* Strophe 51

*Jalandhara* während des inneren *Kumbhaka* der Blutdruck im Kopf plötzlich ansteigt und man ein Klingeln in den Ohren verspürt. *Jalandhara* schützt auch die Ohren, denn die aufsteigende Luft während des *Kumbhaka* würde sonst durch die Eustachischen Röhren in das Innenohr eindringen und Ohrenschmerzen und im Extremfall Schäden verursachen. Yogeshwaranand Paramahamsa ist ebenfalls der Meinung, dass inneres *Kumbhaka* ohne *Jalandhara Bandha* nicht lange gehalten werden sollte, da *das Prana* in das Gehirn eindringen und zu einer Ohnmacht führen kann.[354] Ein fehlerhaftes *Jalandhara Bandha* kündigt sich in der Regel zuerst durch Kopfschmerzen an, die durch *Pranayama* entstehen. Dieses Signal sollte beachtet werden, bevor noch mehr Schaden entsteht.

## TECHNIK

Nimm eine yogische Meditationsposition ein, idealerweise *Padmasana*. Nur in *Padmasana* übt *Jalandhara Bandha* die maximale Dehnung und damit Stimulation auf Gehirn und Rückenmark aus. Obwohl dies in gewissem Maße auch in *Siddhasana* und den anderen Meditationspositionen der Fall ist, wird es nur in *Padmasana* in vollem Umfang erfahren. In Indien gibt es zwei Traditionen in Bezug auf *Jalandhara Bandha*. In der etwas milderen Tradition wird das Kinn einfach in die Drosselgrube gelegt. Nach dieser Lehre sollten *Jalandhara Bandha* und alle Pranayama-Sitzungen durch *Viparita Karani Mudra* vorbereitet werden. *Viparita Karani Mudra* wird dann als eine etwas abgeschwächte Version von *Sarvangasana* interpretiert,

---

[354] Yogeshwaranand Paramahamsa, *First Steps to Higher Yoga*, Yoga Niketan Trust, New Delhi, 2001, S. 359

bei der der Winkel des Oberkörpers nicht senkrecht zum Boden sein muss.

## KINN AUF DER BRUST

Die andere Tradition ist etwas strenger in ihren Anforderungen. T. Krishnamacharya lehrte in dieser Tradition,[355] bei der das Kinn weit unten auf dem Brustbein liegt. Nach dieser Lehre bezieht sich *Viparita Karani Mudra* nicht auf eine bestimmte Körperhaltung, sondern bedeutet einfach, den Körper so lange umzudrehen, bis *Amrita* stabilisiert und damit *Pratyahara* erreicht ist. Die beiden Haltungen, die für *Viparita Karani* verwendet werden, sind *Shirshasana* und *Sarvangasana*. Das Wichtigste in beiden ist die Ausrichtung, d.h. der Körper muss in beiden Haltungen absolut senkrecht zum Boden stehen. Nach dieser Tradition müssen *Sarvangasana* und *Halasana* vor dem *Pranayama* geübt werden, weil diese Haltungen die richtige Position für *Jalandhara Bandha* lehren, d.h. das Kinn nicht in die Drosselgrube, sondern auf das Brustbein zu legen, und zwar genau dort, wo es sich in *Sarvangasana* befindet. Bitte beachte, dass die Platzierung von *Jalandhara Bandha* auch in der Shiva Samhita[356] und der Gheranda Samhita als Platzierung des Kinns auf der Brust definiert wird.[357] Da es im Allgemeinen nicht ratsam ist, ohne Vorbereitung oder Aufwärmen direkt in *Sarvangasana* zu gehen, erfordert die Notwendigkeit *Sarvangasana* vor *Jalandhara Bandha* und *Pranayama* zu üben, dass du

---

[355] T. Krishnamacharya, *Yoga Makaranda*, rev. English edn, Media Garuda, Chennai, 2011, S. 105
[356] *Shiva Samhita* IV.38
[357] *Gheranda Samhita* III.10

zuerst deine allgemeine Asana-Praxis durchführst, dann Umkehrhaltungen wie *Sarvangasana*, gefolgt von der Pranayama-Praxis mit *Jalandhara Bandha*.

Nachdem wir den Nacken mit *Sarvangasana* für *Jalandhara Bandha* vorbereitet haben, atmen wir tief ein und heben den Brustkorb hoch. Durch das Anheben des Brustkorbs können wir tiefer einatmen, da sich der Brustkorb stärker ausdehnt, aber es verringert auch den Bewegungsspielraum, den wir haben, um den Nacken nach unten zu beugen. Durch das Anheben des Brustkorbs wird der Nacken weniger belastet, was besonders für Anfänger wichtig ist. Der durch das Anheben kraftvoll gedehnte Brustkorb wird es uns schließlich ermöglichen, länger im *Kumbhaka* zu bleiben.

## VERSCHLIESSEN DER KEHLE

Der nächste wichtige Schritt beim Aufbau von *Jalandhara Bandha* ist das Verschließen der Kehle durch Schlucken. Du musst verstehen, dass das Kinn auf die Brust zu legen noch kein *Jalandhara Bandha* ist, sondern nur bedeutet, dass du jetzt die „*Jalandhara Bandha* Position" eingenommen hast. Diese Tatsache wird in der Lehre vieler moderner Schulen leider ausgelassen, weshalb *Jalandhara Bandha* wirkungslos bleibt und *Kumbhaka* gefährlich wird. *Jalandhara Bandha* wird in der *Hatha Ratnavali*,[358] *Shiva Samhita*,[359] *Gheranda Samhita*,[360] *Hatha Yoga Pradipika*[361] und

---

[358] *Hatha Ratnavali von Shrinivasayogi* II.8
[359] *Shiva Samhita* IV.38
[360] *Gheranda Samhita* III.10
[361] *Hatha Yoga Pradipika* III.71

*Yoga Kundalini Upanishad*[362] als Kontraktion der Kehle definiert. Wie jemand lehren kann, das Kinn einfach nach unten zu legen, entzieht sich meinem Verständnis, da es bedeutet, dass *Vayu* in den Kopf eindringen und Schaden anrichten kann.

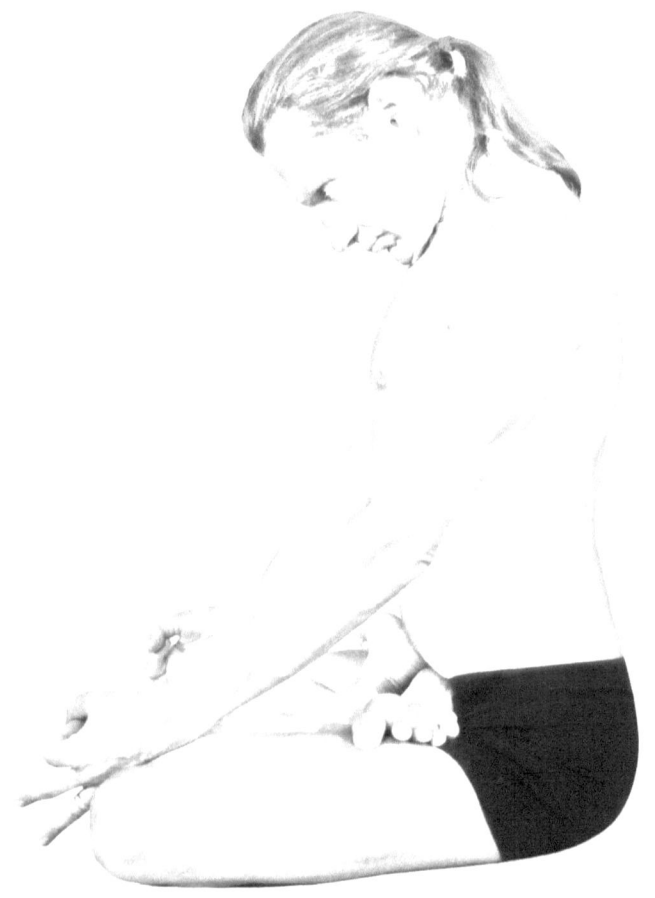

*Jalandhara Bandha während des inneren Kumbhaka*

---

[362] *Yoga Kundalini Upanishad* I.51

*Jalandhara Bandha* zu aktivieren bedeutet, so zu schlucken, als würde man Speichel schlucken, und, sobald die Rachenmuskeln greifen, diesen Griff für die restliche Dauer der Atemanhaltephase aufrechtzuerhalten. Der Test, ob *Jalandhara Bandha* richtig sitzt, besteht darin, zu versuchen, ein- oder auszuatmen. Wenn du nicht atmen kannst, selbst wenn du es versuchst, dann und nur dann ist *Jalandhara* korrekt. Wende diesen Test die ersten paar hundert Mal an, wenn du das *Bandha* ausführst.

Auch wenn du es beherrschst, solltest du dich regelmäßig überprüfen, vor allem, wenn du unerwünschte Symptome wie Druck im Kopf, Reizbarkeit oder Kopfschmerzen verspürst. Wenn du atmen kannst, obwohl du dein Kinn in Position hast, wendest du *Jalandhara Bandha* nicht an! Schlucke notfalls mehrmals, bis die Kehle verschlossen ist, so dass keine Luft mehr in den Kopf gelangen kann.

Ziehe die Kehle zusammen und lege das Kinn tief auf das Brustbein. Je tiefer du es legst, desto mehr Stimulation erhalten das Gehirn und das Rückenmark. Geh aber vor allem am Anfang vorsichtig vor und überanstrenge den Nacken nicht, denn das kann zu Kopfschmerzen führen.

Jetzt halte *kumbhaka* bis zu deiner Kapazität und nicht länger. Die Tatsache, dass wir *kumbhaka* nur bis zur Kapazität halten, aber kein *kumbhaka* von vorher festgelegter Länge (d.h. *matra*), bedeutet, dass wir noch kein *Pranayama* durchführen, sondern nur das *Bandha* in der Mudra-Phase üben. Sobald du deine Kapazität, den Atem anzuhalten, erreicht hast, hebst du den Kopf, lässt die Kehle los und atmest sanft aus - aber genau in dieser Reihenfolge und in keiner anderen. Lass niemals erst die Kehle los und hebe dann den Kopf, da das *Prana* sonst noch in den Kopf eindringen könnte. Die Luft sollte nicht aus dir herausplatzen, sondern in einem gleichmäßigen Strom über die gesamte Länge der Ausatmung ausströmen. Wenn du die Luft stoßweise ausströmen lassen oder beim Einatmen nach Luft schnappen musst, hast du deine Kapazität überschritten. Das stoßweise Ausatmen und Keuchen bedeutet eher einen Verlust an *Prana* als einen Gewinn. Mit anderen Worten: Du hast dir einen Nachteil statt eines Vorteils geschaffen.

Es ist wichtig, die eigenen Grenzen beim *Pranayama* immer zu akzeptieren und zu respektieren. Andernfalls kann das Lungengewebe geschädigt werden, was bei rücksichtsloser Praxis zu einem Emphysem führen kann. Ranjit Sen Gupta ist der Meinung, dass ein richtiges *Jalandhara Bandha* eine Sicherheitsvorkehrung gegen Emphyseme ist.[363] In jedem Fall ist es wichtig, nicht so tief einzuatmen, dass die Lunge überdehnt wird. Niemand kann dir sagen, wie viel du einatmen musst. Sei sensibel.

## JALANDHARA BANDHA WÄHREND EXTERNEM (BAHYA) KUMBHAKA

Es besteht Einigkeit darüber, dass *Jalandhara Bandha* während des internen *Kumbhaka* angewendet werden muss, um das Aufsteigen von Luft und *Prana* in den Kopf zu verhindern. Die Meinungen gehen jedoch auseinander, wenn es um äußeres (*bahya*) *Kumbhaka* geht. Das *Yoga Rahasya* besteht auf *Jalandhara Bandha* während

---

[363] Ranjit Sen Gupta, *Pranayama: A Conscious Way of Breathing*, New Age Books, Delhi, 2000, S. 61

des äußeren *kumbhaka*.[364] Andere Autoritäten erwähnen *Jalandhara Bandha* nur im Zusammenhang mit dem inneren *kumbhaka*. Der Grund, warum *Jalandhara Bandha* während des äußeren *kumbhaka* schwieriger ist, liegt darin, dass du deinen Kopf viel tiefer beugen musst, um den Brustkorb zu erreichen, da der Brustkorb im äußeren *kumbhaka* entleert und gesenkt ist.

Der Hauptgrund für *Jalandhara Bandha* - der Schutz des Gehirns vor dem Druck des vollständig aufgeblasenen Brustkorbs - gilt nicht für externes *kumbhaka*, da der Luftdruck nach einer vollständigen Ausatmung sehr niedrig ist. Dennoch ist *Jalandhara Bandha* während des externen *Kumbhaka* sehr wohltuend, da es das Gehirn über das Rückenmark intensiv stimuliert. Es ist eine kraftvolle Kundalini-Technik, aber viel schwieriger als *Jalandhara Bandha* während des inneren (*antara*) *kumbhaka*.

*Jalandhara Bandha* während *Antara Kumbhaka* muss gründlich gemeistert werden, bevor diese fortgeschrittenere Version des *Bandha* in Angriff genommen wird. Wenn du dich auf *Jalandhara Bandha* während des externen *Kumbhakas* vorbereitest, solltest du mehr Zeit in *Sarvangasana* und *Halasana* verbringen. Außerdem solltest du deine äußeren *Kumbhakas* immer nach deiner Asana-Praxis üben, denn nur dann ist dein Nacken ausreichend auf die zusätzliche Belastung vorbereitet. Wenn du *Jalandhara Bandha* während des externen *Kumbhakas* übst, hebe deinen Brustkorb so weit wie möglich an und ziehe deine Schultern nach vorne, so dass sich das Brustbein und die Schlüsselbeine nach vorne und oben bewegen und das Kinn treffen.

---

[364] *Yoga Rahasya* I.62

Dies kommt einem „Anziehen der Schultern um die Ohren" gleich, was normalerweise in allen *Asanas* belächelt wird. Die einzige andere Haltung, in der dies erlaubt ist, ist *Sarvangasana* (Schulterstand), die interessanterweise die Haltung ist, die die korrekte Position für *Jalandhara Bandha* vorbereitet.

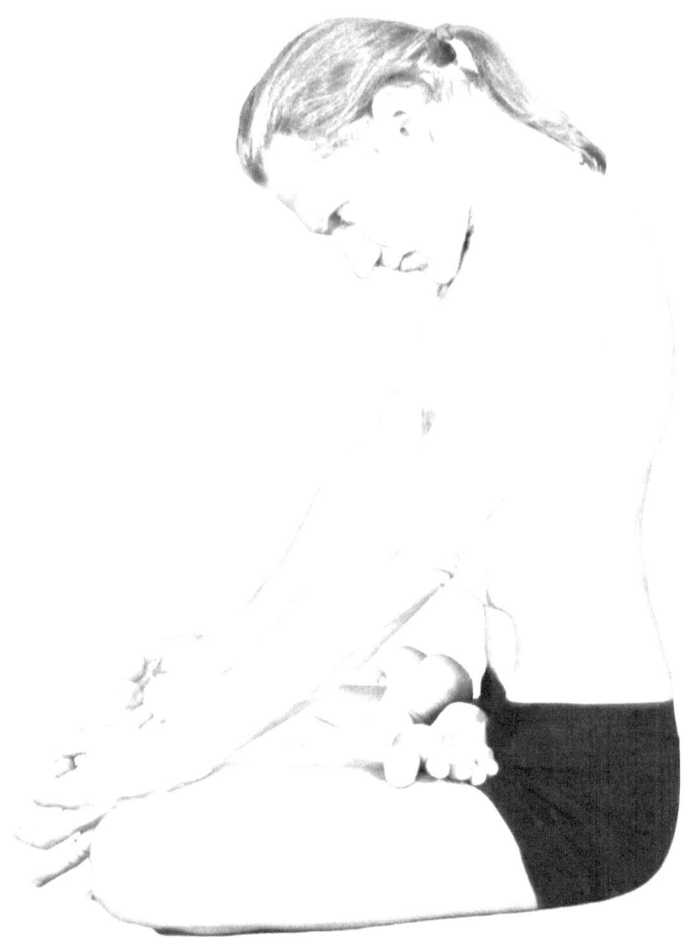

*Jalandhara Bandha während des externen kumbhaka*

Außerdem müssen umfangreiche innere *Kumbhakas* mit *Jalandhara Bandha* gemeistert werden, bevor ernsthafte äußere *Kumbhakas* mit Zählen in Angriff genommen werden. Neben dem Kundalini-Sog auf die Wirbelsäule ist ein weiterer wichtiger Grund, warum Lehrer wie T. Krishnamacharya auf *Jalandhara Bandha* während des äußeren *Kumbhakas* bestehen, sein Einfluss auf das Nervensystem und den Blutkreislauf.

## JALANDHARA BANDHA UND DAS PARASYMPATISCHE NERVENSYSTEM

Indem du den Kopf tief beugst und die Kehle zusammenziehst, wird Druck auf die Halsschlagader ausgeübt. Dadurch wird das parasympathische Nervensystem aktiviert, der Blutdruck gesenkt und die Herzfrequenz verringert. Der allgemeine Zweck der Halsschlagaderhöhlen ist es, einen steigenden Blutdruck in den Halsschlagadern zu erkennen, der, wenn er nicht kontrolliert wird, die empfindlichen Blutgefäße im Gehirn schädigen und schließlich zu einem Schlaganfall führen kann. Wenn der Blutdruck in den Halsschlagadern - aus welchem Grund auch immer - ansteigt, dehnen sie sich aus und üben Druck auf den Karotissinus, eine Aufweitung an der innere Halsschlagader aus. Diese Aufweitungen werden nun stimuliert und aktivieren als Sicherheitsmechanismus den Parasympathikus, um den Blutdruck wieder zu senken und die Herzfrequenz zu verlangsamen. *Jalandhara Bandha* nutzt genau diesen Mechanismus, um *Kumbhaka* zu verbessern und zu erhöhen. Das parasympathische Nervensystem ermöglicht es dir, dich in den *Kumbhakas* zu entspannen, und die Senkung der Herzfrequenz und des Blutdrucks führt zu einer Verringerung des Sauerstoffverbrauchs im Organismus. Daher kann durch *Jalandhara Bandha* die Länge des *Kumbhakas* erhöht werden, was viele Vorteile mit sich bringt, wie z.B. eine tiefere Meditation und schließlich die Löschung negativer Konditionierungen. Aber nicht nur das, auch der Erfolg von *Kumbhaka* und *Pranayama* hängt vom Erfolg von *Jalandhara Bandha* ab. Seine Bedeutung kann gar nicht hoch genug eingeschätzt werden.

# Uddiyana Bandha

*Uddiyana* bedeutet „nach oben fliegen". In der *Dhyana Bindu Upanishad* wird erklärt, dass es so genannt wird, weil es das *Prana* nach oben in den zentralen Energiekanal treibt.[365]

## DEFINITION

Bei der Einatmung wird nur die untere Bauchdecke kontrahiert, um einen Teil der Einatmung nach oben in den Brustkorb zu schieben und zu verhindern, dass sich der Bauch ausdehnt. Während des inneren *kumbhaka* wird die gesamte Bauchdecke isometrisch kontrahiert, um den intra-abdominalen Druck zu erhöhen und *apana vayu* (den vitalen Abwärtsstrom) nach oben zu treiben.[366] Während der Ausatmung wird die gesamte Bauchdecke isotonisch kontrahiert, um die Luft nach außen zu schieben, ohne dass *apana vayu* nach unten dreht. Beim äußeren *kumbhaka* wird der Bauchinhalt in die Brusthöhle gesaugt, um *apana vayu* anzuheben. Technisch gesehen handelt es sich dabei nicht um ein *Bandha*, da keine Muskelkontraktion stattfindet, aber energetisch gesehen wird das erreicht, was *Bandhas* bewirken - die Umleitung von *Prana* und *Vayu* in eine andere Richtung. Um den deutlichen Unterschied zwischen dieser Methode und den anderen drei Phasen von *Uddiyana Bandha* zu verdeutlichen, nenne ich sie *Bahya Uddiyana*.

---

[365] *Dhyana Bindu Upanishad* Strophe 75
[366] Die Muskellänge ändert sich während der Kontraktion nicht, statische Kontraktion.

Es gibt also vier verschiedene Formen von *Uddiyana Bandha* / *Bahya Uddiyana*, die für die vier Atemphasen gelten: Einatmung, inneres *Kumbhaka*, Ausatmung und äußeres *Kumbhaka*. An jedem Punkt des Atemzyklus gilt die eine oder andere Form von *Uddiyana Bandha* / *Bahya Uddiyana*.

## KONTRAINDIKATIONEN FÜR UDDIYANA BANDHA

Übe *Uddiyana Bandha* nicht auf vollen Magen oder während der Schwangerschaft. Abgesehen vom Einatmungs-Uddiyana *Bandha* sind die anderen drei Versionen in unterschiedlichem Maße für Personen mit Magengeschwüren ungeeignet.

## ZUSÄTZLICHE KONTRAINDIKATIONEN FÜR BAHYA (EXTERN) UDDIYANA

Zusätzlich zu den oben genannten Punkten sollte die extremere Form von *Bahya Uddiyana* nicht während der Menstruation durchgeführt werden. Wenn *Bahya Uddiyana* jedoch außerhalb der Menstruation praktiziert wird, hat es die Kraft, Menstruationsstörungen zu heilen, vor allem wenn diese durch einen Gebärmuttervorfall verursacht wurden. Praktiziere *Bahya Uddiyana* nicht bei einem schwachen Herzen, einer Herzerkrankung oder hohem Blutdruck.

## WARUM UDDIYANA BANDHA?

Es gibt zahlreiche Hinweise auf die wundersamen Wirkungen von *Uddiyana Bandha*. Im *Yoga Rahasya* steht, dass es *Prana* in die *Sushumna* bewegt,[367] dass es *Chakras* und Nadis reinigt[368] und dass es bei *apana-bezogenen* Krankheiten wie Menstruationsstörungen hilft.[369] Das *Hatha Ratnavali* erklärt, dass *Uddiyana Bandha* das *Prana* in der *Sushumna* einschließt und es darin aufsteigen lässt.[370] Die *Gheranda Samhita* verkündet *Uddiyana Bandha* als Löwe gegen den Elefanten Tot - aufgrund seines königlichen Status glaubte man, dass der Löwe sogar den Elefanten bezwingen kann. Sie behauptet auch, dass *Uddiyana Bandha* in der Lage ist, spontane Befreiung zu verleihen.[371] Das *Goraksha Shataka* geht sogar so weit zu sagen, dass *Uddiyana Bandha* den Tod besiegt.[372]

## UDDIYANA BANDHA DER EINATMUNG

Ein vollständiger yogischer Atemzyklus besteht darin, den Atem in den Rumpf zu füllen, als ob man ein Gefäß mit Wasser füllen würde, also von unten nach oben. Der Yogi atmet zuerst in den Bauch, dann in den Brustkorb und schließlich in die oberen Lappen der Lunge, den Schlüsselbeinbereich, ein. Eine yogische Einatmung erzeugt also eine Welle, die am Schambein beginnt und am Manubrium des Brustbeins (oberes Ende des Brustbeins) endet.

Versuche das folgende Experiment: Atme ein, während du die Bauchdecke völlig entspannt hältst. Du wirst

---

[367] *Yoga Rahasya* I.65
[368] *Yoga Rahasya* I.67
[369] *Yoga Rahasya* I.69
[370] *Hatha Ratnavali von Shrinivasayogi* II.53
[371] *Gheranda Samhita* III.8-9
[372] *Goraksha Shataka* Strophe 77

feststellen, dass sich der Bauch mehr und mehr ausdehnt, der Atem aber nie den Brustkorb und den Schlüsselbeinbereich erreicht. Das ist eine denaturierte und devitalisierende Art des Einatmens. Halte nun die untere Bauchdecke fest und kontrolliert und atme erneut ein. Du wirst feststellen, dass du den Atem jetzt so hoch ziehen kannst, wie du willst. Es ist wichtig, dass du nicht die gesamte Bauchdecke anspannst, sondern nur den Teil unterhalb des Nabels. Da die Bauchmuskeln mit dem Zwerchfell zusammenhängen, führt das Anspannen des oberen Teils der Bauchdecke auch zum Anhalten des Zwerchfells. Das würde dann dazu führen, dass wir ausschließlich mit der Brust atmen - eine Form der Atmung, die genauso denaturiert und entkräftend ist wie die ausschließliche Bauchatmung.

Wir müssen den gesamten Oberkörper in den Atemzyklus einbeziehen, um ein vollständiger und integrierter Mensch zu werden. Dies geschieht, indem wir die untere Bauchdecke kontrollieren und den unteren quer verlaufenden Bauchmuskel leicht anspannen, um den Bauchinhalt sanft gegen die Wirbelsäule zu ziehen. Das Zwerchfell kann dann frei nach unten sinken, wodurch sich der Druck im Bauchraum erhöht und die Bauchorgane massiert und komprimiert werden. Dies führt auch zu einer leichten Vorwölbung der Bauchdecke oberhalb, aber nicht unterhalb des Nabels. Die leichte Vorwölbung oberhalb des Nabels ist eine Rückmeldung des Körpers, dass sich das Zwerchfell frei auf und ab bewegt. Auf dieses Zeichen musst du achten.

Die begrenzte Ausdehnung des Oberbauches führt nun dazu, dass das überschüssige Volumen der Einatmung den Brustkorb ausdehnt. Für die Gesundheit des Herzens ist es sehr wichtig, dass der Brustkorb lebendig und pulsierend bleibt. Ausschließliche Bauchatmung mit völlig entspannter Bauchdecke macht den Brustkorb starr, was der Versorgung des Herzens mit Prana abträglich ist. Nachdem sich der Brustkorb vollständig ausgedehnt hat, treibt die kontrollierte untere Bauchdecke den Rest der Einatmung zusätzlich bis in die oberen Lungenflügel. Es ist sehr wichtig, dass die oberen Lungenflügel richtig belüftet werden, aber nur wenige von uns ziehen genug Luft in diesen Bereich. Wenn du den Atem ganz in die oberen Lungenflügel ziehst, erreicht die Welle des Atems auch diesen obersten Teil der Brustwirbelsäule. Die ordnungsgemäße Funktion der obersten Brustwirbel garantiert wiederum, dass die in diesem Bereich austretenden Nerven ihre jeweiligen Bereiche, vor allem die Arme, Hände, Handgelenke und Schultern, richtig versorgen können. Probleme in diesem Bereich hängen oft mit einer schwachen, inaktiven Bauchdecke zusammen.

Leser meiner früheren Bücher werden bemerkt haben, dass diese Form von *Uddiyana Bandha*, die ich im Folgenden als Uddiyana Bandha der Einatmung bezeichnen werde, während des gesamten Ujjayi-Atemzyklus im Ashtanga Vinyasa Yoga verwendet wird. Andre Van Lysebeth, der erste Westler, der K. Pattabhi Jois besuchte, bemerkte die Betonung des Lehrers auf einer kontrollierten Bauchdecke während des *Pranayama*,[373] und Van Lysebeths Buch enthält Bilder, die Jois bei einem fortgeschrittenen

---

[373] Andre van Lysebeth, *Die Grosse Kraft des Atems*, O.W. Barth, Bern, 1972, S. 138

Pranayama-Schüler zeigen, wie er diese Form des *Uddiyana Bandha* überwacht.

Die kontrollierte Bauchdecke begegnet uns in yogischen Texten meist, wenn von *Uddiyana Mudra* die Rede ist. Diese Form des *Bandha* kann stundenlang aufrechterhalten werden.

## INNERES (KUMBHAKA) UDDIYANA BANDHA

Als Nächstes schauen wir uns die Form von *Uddiyana Bandha* an, die während des inneren *Kumbhaka* angewendet wird. Im *Hatha Ratnavali* steht, dass *Uddiyana Bandha* nach dem Einatmen und vor dem Beginn des (inneren) *Kumbhaka* ausgeführt werden sollte. Das *Hatha Tatva Kaumudi* verkündet, dass durch die Praxis von *Jalandhara Bandha* und *Uddiyana Bandha* während des (inneren) *Kumbhaka* das *Prana* in die *Sushumna* bewegt werden kann. Das *Kumbhaka Paddhati* empfiehlt die Einleitung von *Uddiyana Bandha* nach der Einatmung und vor dem Beginn des *Kumbhaka*, und auch die *Gheranda Samhita* sagt dasselbe.

Wir treffen hier auf eine andere Form von *Uddiyana Bandha* als die bereits besprochene. Das *Uddiyana Bandha*, das während des inneren *Kumbhaka* ausgeführt wird, besteht aus der kräftigen Kontraktion der Bauchmuskeln nicht nur unterhalb, sondern auch oberhalb des Nabels.[374] Ziel ist es, den pneumatischen und pranischen Druck im Rumpf so weit zu erhöhen, dass *das Prana* in die *Sushumna* eindringt und dort aufsteigt und das *Apana Vayu* nach oben gedrückt wird. Damit dies geschieht, muss der Yogi bereits *Jalandhara Bandha* und *Mula Bandha* beherrschen,

---

[374] *Hatha Ratnavali* von Shrinivasayogi II.55

sonst entweicht *das Prana* ganz aus dem Rumpf. Dies ist eine fortgeschrittenere Form von *Uddiyana Bandha,* um die man sich erst kümmern sollte, wenn man das Uddiyana Bandha der Einatmung und der Ausatmung gelernt hat.

Ohne *Jalandhara Bandha* zu beherrschen, sollte man kein inneres *Kumbhaka* von mehr als 10 Sekunden Dauer versuchen. In den ersten Sitzungen des inneren *Kumbhaka* muss immer wieder überprüft werden, ob *Jalandhara Bandha* richtig angewendet wird, damit *das Prana* nicht in den Kopf und die Luft nicht in die Ohren eindringt und Schaden anrichtet. Sobald *Jalandhara Bandha* gemeistert ist, muss die Aufmerksamkeit beim inneren *Kumbhaka* auf die Beherrschung von *Mula Bandha* gelenkt werden, obwohl *Kumbhaka* auch ohne dieses *Bandha* ausgeführt werden kann und keinen Schaden verursacht. Aber erst wenn du beide beherrschst, kannst du das dritte *Bandha*, *Uddiyana Bandha,* während des inneren *Kumbhakas* anwenden. Es macht das Halten der anderen beiden *Bandhas* anfangs anstrengender und erhöht den Druck auf das Lungengewebe, was der Anfänger vermeiden sollte. Das Lungengewebe muss gestärkt werden, indem die Länge und Intensität *des Kumbhaka* langsam gesteigert wird. Das ist das gleiche Prinzip, das auch für Muskeln und Sehnen in den *Asanas* gilt, und eigentlich gilt es für die meisten Dinge im Leben. Die Intensivierung von *kumbhaka* ist das Letzte, worauf ein Anfänger achten sollte.

M.L. Gharote zufolge unterstützt die Anwendung von *Uddiyana Bandha* während des inneren *Kumbhaka* nicht nur dass Prana in die Sushumna eintritt und in ihr aufsteigt, sondern verlangsamt auch den Herzschlag, indem die Druckrezeptoren in den Bauchorganen aktiviert werden.³⁷⁵ Diese Wirkung hat es mit *Jalandhara* und *Mula Bandha* gemeinsam. Alle drei *Bandhas* (*Bandhatraya*) wirken zusammen, um das Herz zu verlangsamen, die Meditation zu vertiefen, den Sauerstoffverbrauch des Körpers zu verringern und so das *Kumbhaka* zu verlängern.

## UDDIYANA BANDHA DER AUSATMUNG

Die *Yoga Kundali Upanishad* verkündet, dass *Uddiyana Bandha* am Ende des inneren *Kumbhaka* und zu Beginn der Ausatmung ausgeführt werden soll.³⁷⁶ Das Gleiche wird im *Yuktabhavadeva*,³⁷⁷ dem *Hatha Tatva Kaumudi* und der *Hatha Yoga Pradipika* empfohlen.³⁷⁸ Wenn diese Texte von *Uddiyana Bandha* sprechen, beziehen sie sich auf das, was ich Uddiyana Bandha der Ausatmung nenne. Diese Form oder Phase von *Uddiyana Bandha* ähnelt dem inneren (kumbhaka) Uddiyana Bandha in der Hinsicht, dass es die gesamte Bauchdecke nutzt, d.h. die Teile oberhalb und unterhalb des Nabels. Sie unterscheidet sich jedoch in ihrer Wirkung und im Schwierigkeitsgrad. Indem man die gesamte Bauchdecke nach hinten und zur Wirbelsäule hin zieht, kann man vollständig ausatmen und keinen Kubikzentimeter seines Atemvolumens (d.h. seiner Vitalkapazität) zurücklassen. Auf diese Weise wird die maximale Menge an $CO_2$ ausgeatmet und Platz für die neue Einatmung geschaffen. Diese Methode schafft das Potenzial für eine neue, größere Einatmung und damit

---

[375] Dr. M.L. Gharote, *Pranayama: The Science of Breath*, Lonavla Yoga Institute, Lonavla, 2003, S. 25

[376] *Yoga Kundalini Upanishad* Strophen 47-48

[377] *Yuktabhavadeva von Bhavadeva Mishra* lxviii

[378] *Hatha Yoga Pradipika* II.45

ein längeres anschließendes *Kumbhaka*. Aber es gibt noch einen weiteren wichtigen Effekt. Um eine vollständige Ausatmung zu schaffen, würde man instinktiv den Brustkorb komplett zusammenklappen, aber wenn du das tust, wirst du am Ende der Ausatmung ein deutliches Absinken und Nachlassen der Energie (absteigendes *apana vayu*) bemerken, wobei sich die Brustwirbelsäule beugt (kyphotischer wird) und der Kopf dazu neigt, nach vorne zu hängen. Das Uddiyana Bandha der Ausatmung ermöglicht es, den Geist erhoben und die Wirbelsäule und den Kopf aufrecht zu halten, indem es einen notwendigen Energieschub liefert. Auf diese Weise kann der Yogi die Ausatmung so lange verlängern, wie es nötig ist.

Die Beherrschung von *Pranayama* wird nicht während der Einatmung oder *Kumbhaka* erreicht. Sie wird während der Ausatmung erreicht. Bei ernsthaftem *Pranayama* sollte die Ausatmung doppelt so lang sein wie die Einatmung und halb so lang wie das innere *Kumbhaka*. Die am häufigsten zitierte Pranayama-Zahl ist 16 Sekunden für die Einatmung, 64 Sekunden für *Kumbhaka* und 32 Sekunden für die Ausatmung. Es gäbe einige Menschen, die ihren Atem 64 Sekunden lang anhalten könnten, wenn sie die Luft innerhalb weniger Sekunden einsaugten, sie dann anhielten und danach mit offenem Mund in wenigen Sekunden ausatmeten. Aber das ist nicht der Sinn von *Pranayama*. Es geht darum, nach einem 64-sekündigen *Kumbhaka* die Ausatmung anmutig auf weitere 32 Sekunden zu verteilen, sich am Ende nicht zu beeilen und ohne, dass einem die Luft zum Ausatmen ausgeht.

Das ist viel, viel schwieriger als das vorangegangene *64-sekündige Kumbhaka*. Aber genau hier geschieht die

Magie des *Pranayama*. Während beim inneren *Kumbhaka Prana* aus der Umgebungsluft entnommen wird, erfolgt die Verteilung des *Pranas* auf die verschiedenen Bereiche des Körpers während einer sanften, langen und gleichmäßigen Ausatmung. Und während der Ausatmung steigt schließlich auch die Kundalini auf. All diese Dinge sind jedoch nur möglich, wenn das Uddiyana Bandha der Ausatmung gemeistert wird, bei dem sowohl die oberen als auch die unteren Bauchwände in Richtung Wirbelsäule gezogen werden. Dies darf natürlich nicht zu schnell geschehen, da sonst die Luft aus den Nasenlöchern strömen würde. Beim *Pranayama* ist eine sanfte, gleichmäßige und lange Ausatmung erforderlich. Die Anwendung des äußeren *Uddiyana Bandha* ist eine hohe Kunst, die in der täglichen Praxis über einen längeren Zeitraum erlernt wird.

In der Hierarchie der drei Formen von Uddiyana Bandha muss das Uddiyana Bandha der Einatmung zuerst erlernt werden, denn ohne dieses gibt es keinen vollständigen yogischen Atemzyklus. Als Nächstes muss das Uddiyana Bandha der Ausatmung erlernt werden. Dieses sorgt für Ausdauer im Pranayama, erfordert aber ständiges Erinnern. Erst danach kommt das innere (kumbhaka) Uddiyana Bandha. Man sollte es erst in Angriff nehmen, wenn man im Pranayama gefestigt ist.

## ÄUSSERES (KUMBHAKA) UDDIYANA / BAHYA UDDIYANA

Es gibt zwei sehr unterschiedliche Übungen, die in der yogischen Literatur mit fast demselben Namen beschrieben werden. Die eine wird oft einfach *Uddiyana* und die andere *Uddiyana Bandha* genannt. Beide werden verwendet, um den vitalen Abwärtsstrom (*apana vayu*) nach oben zu treiben. Obwohl sie sich im Namen ähneln, sind sie in ihrer Anwendung sehr unterschiedlich. *Uddiyana Bandha* ist eine Muskelkontraktion, die den Bauchinhalt nach innen und oben drückt. Es kann nur wirken, wenn sich Luft in den Lungen befindet und die Bauchmuskeln gegen etwas drücken können. Deshalb wird es nur beim Einatmen, beim inneren *Kumbhaka* und beim Ausatmen angewendet.

Wenn die Lungen leer sind, wird anstelle des *Bandha* ein Vakuum verwendet, um den Bauchinhalt in die Brusthöhle hochzusaugen. Dadurch wird auch *Apana Vayu* angehoben, aber der physiologische Mechanismus ist ein ganz anderer. *Uddiyana* findet nach einer vollständigen Ausatmung statt. Beim äußeren *kumbhaka* wird der Atem angehalten, die Kehle verschlossen und eine vorgetäuschte Einatmung durchgeführt, bei der sich das Zwerchfell anhebt. Die Bauchmuskeln sind völlig entspannt und der Bauchinhalt wird in die Brusthöhle gesaugt, ein Vorgang, der durch den Latissimus dorsi und den Trapezius unterstützt wird. Dr. med. M.V. Bhole argumentiert in einem Zeitschriftenartikel in *Yoga Mimamsa*, dass es sich hierbei nicht wirklich um ein *Bandha* handelt.[379] Streng genommen ist das richtig, denn es handelt sich nicht um eine Kontraktion der für das *Bandha* zentralen Muskelgruppe, hier der Bauchmuskeln. Bei *Jalandhara Bandha* zum Beispiel wird die Kehle zusammengezogen und bildet eine Barriere. Dasselbe gilt für *Mula Bandha*, da der Beckenboden kontrolliert wird. *Uddiyana Bandha* im engeren Sinne

---

[379] *Yoga Mimamsa* XV.2

ist also nur dann ein echtes *Bandha*, wenn die Bauchdecke kontrolliert wird. Die Leser/innen verstehen oft nicht, warum die Technik manchmal *Uddiyana Bandha* und manchmal *Uddiyana* genannt wird. Um die Verwirrung noch zu vergrößern, wissen einige neuere Yogaschulen nicht, dass es neben *Uddiyana* auch ein *Uddiyana Bandha* gibt, das nicht nur völlig anders ist, sondern auch das wahre *Bandha*. Um die Verwirrung noch zu vergrößern, nannte Theos Bernard, der Nomenklatur seines Lehrers folgend, *Uddiyana* das dynamische Flattern der Bauchdecke, das manchmal *Agnisara* oder *Vahnisara Dhauti* genannt wird und in diesem Text als *Nauli* Stufe 1 bezeichnet wird. Das ist eine ganz andere Übung, und Swami Kuvalayananda lehrte, dass *Agnisara* nicht einmal *Uddiyana* enthält (d.h. keine vorgetäuschte Einatmung).

Zur Unterscheidung von *Uddiyana Bandha*, das eine Muskelkontraktion ist, die während der Einatmung, dem inneren *Kumbhaka* und der Ausatmung auftritt, habe ich das passive *Uddiyana*, das nur während des äußeren (*bahya*) *Kumbhaka* auftritt, in diesem Buch *Bahya Uddiyana* genannt. Damit bin ich einer Tradition gefolgt, die meines Wissens von Shrinivasayogi, dem Autor des *Hatha Ratnavali*, begründet wurde.[380] Dieser Text wurde wahrscheinlich im 17. Jahrhundert niedergeschrieben, und sein Autor war sich der Notwendigkeit bewusst, *Uddiyana* von *Uddiyana Bandha* zu unterscheiden.

---

[380] *Hatha Ratnavali of Shrinivasayogi* II.56

BANDHAS

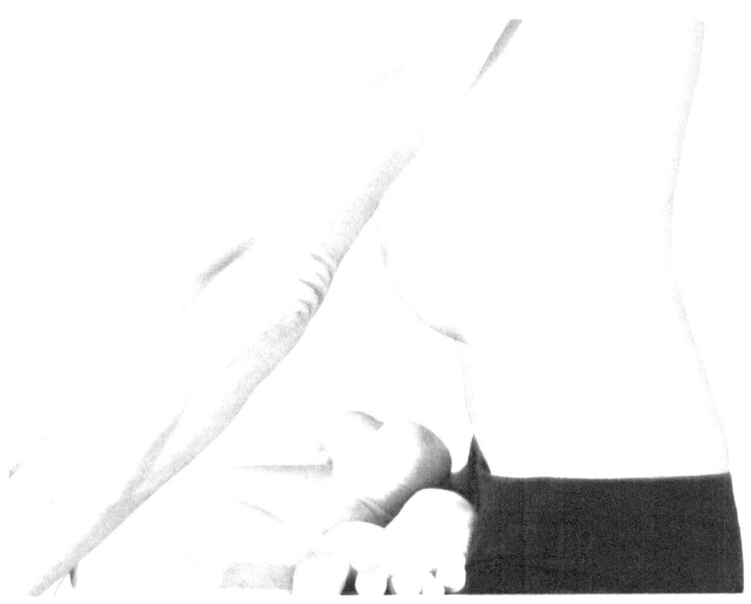

*Bahya Uddiyana, sitzend*

Im *Yoga Rahasya* heißt es, dass nach der Ausatmung das äußere (*bahya*) *kumbhaka* mit einem starken *Uddiyana* und *Jalandhara Bandha* durchgeführt werden sollte.[381] *Bahya Uddiyana* soll Fehlfunktionen der Bauchorgane wie Diabetes lindern und das *Manipura Chakra* reinigen. Neben der Anwendung während des äußeren *Kumbhaka* wird es auch in *Nauli Kriya* und in *Mudras* wie *Tadaga Mudra*, *Yoga Mudra* und *Mahamudra* verwendet. Es ist insofern eine passive Übung, als seine Wirkung nicht durch das Anspannen der Bauchmuskeln, sondern durch das Erzeugen eines nach oben gerichteten Sogs durch eine vorgetäuschte Einatmung nach dem Verschluss der Kehle erzielt wird. Während die drei vorangegangenen aktiven Versionen von *Uddiyana Bandha* dazu neigen, das parasympathische

---

[381] *Yoga Rahasya* I.62

Nervensystem zu aktivieren, das Herz zu verlangsamen und den Blutdruck zu senken, neigt diese passive *Bahya Uddiyana* dazu, das sympathische Nervensystem zu stimulieren und den Herzschlag zu beschleunigen. Dies geschieht hauptsächlich durch den Sog, den es auf die Nebennieren ausübt. So kann es ein Gleichgewicht zwischen dem sympathischen und dem parasympathischen Nervensystem herstellen. Seine Funktion erklärt auch, warum äußeres *Kumbhaka* schwieriger ist als inneres *Kumbhaka*. Das Herz neigt dazu, zu beschleunigen und mehr Sauerstoff zu verbrauchen, während die Lungen völlig leer sind. Das könnte ein weiterer Grund sein, warum T. Krishnamacharya so viel Wert auf die schwierige Aufgabe legt, *Jalandhara Bandha* während des äußeren *kumbhaka* mit *Bahya Uddiyana* auszuführen. *Jalandhara* neigt dann dazu, die sympathische Wirkung von *Bahya Uddiyana* zu neutralisieren.

Während die anderen *Bandhas* den Druck in den Bauchorganen erhöhen, senkt *Bahya Uddiyana* den intra-abdominalen Druck schnell vom Normalwert. Indem beide Arten nacheinander angewendet werden, während man vom inneren zum äußeren *Kumbhaka* und zurück geht, werden die Organe massiert. Alte stagnierende Flüssigkeit wird aus den Organen gesaugt und ausgepresst, und dann wird wieder frisches Blut in die Organe gepumpt. Die Ausscheidung von Giftstoffen wird stark verbessert und die Vitalität der Organe gesteigert. Das Gleiche gilt für das Lungengewebe.

Im *Pranayama* ist *Bahya Uddiyana* eine fortgeschrittene Übung, die erst in Angriff genommen werden kann, wenn die vorherigen Versionen von *Uddiyana Bandha* erlernt worden sind. Besonders in Kombination mit *Jalandhara Bandha* übt *Bahya Uddiyana* einen starken Sog auf das Gehirn und den Liquor aus. *Bahya Uddiyana* muss langsam während *Nauli*, *Tadaga Mudra* und *Yoga Mudra* gelernt werden. Der Anfänger sollte anfangs nicht mehr als 2 oder 3 Wiederholungen pro Tag machen und dann die Rate über Wochen und Monate langsam steigern.

Aufgrund des intensiven Druckaustauschs sollte *Bahya Uddiyana*, wie *Nauli*, von Frauen nicht während der Zeit des Kinderwunsches, der Menstruation oder der Schwangerschaft praktiziert werden. Zu allen anderen Zeiten ist es jedoch sehr wohltuend für das weibliche Fortpflanzungssystem.

Wie *Nauli* kann Bahya Uddiyana dabei helfen, die Gebärmutter nach einem Vorfall wieder in Position zu bringen. *Bahya Uddiyana* und *Nauli* können in Verbindung mit bestimmten Yogastellungen als eine Art natürliches Verhütungsmittel eingesetzt werden.

## Mula Bandha

Mula Bandha bedeutet Wurzelschloss und bezieht sich auf den Beckenboden als Wurzel der Wirbelsäule und des Nervensystems.

### WARUM MULA BANDHA?

Die *Dhyana Bindu Upanishad* verkündet, dass die Alten wieder jung werden, wenn sie *Mula Bandha* ausführen.[382] Die *Gheranda Samhita* stimmt zu, dass *Mula Bandha* alle Schwäche und Gebrechlichkeit zerstört,[383] eine Behauptung, die von der *Shiva Samhita* unterstützt wird.[384] Schwäche und Alterung sind laut Yoga auf einen Verlust an Lebenskraft zurückzuführen, und dieser Verlust ist teilweise auf den Abfluss der Lebenskraft zurückzuführen. *Mula Bandha* bewahrt die Lebenskraft und lässt sie nach oben fließen.

In der *Yoga Kundalini Upanishad* wird *Mula Bandha* als das Hochdrücken des vitalen Abwärtsstroms *Apana Vayu* bezeichnet. Sie besagt, dass die Ausrichtung von *apana vayu* nach oben, zusammen mit dem Entzünden des inneren Feuers, die Schlange Kundalini dazu bringt, in ihr Loch, den zentralen Energiekanal, einzutreten.[385] Der gleiche Mechanismus wird in der *Hatha Yoga Pradipika* erklärt.[386] Es ist zu beachten, dass *apana* in die „Region des Feuers", d.h. das *Manipura* (Nabel) *Chakra*, gehoben

---

[382] *Dhyana Bindu Upanishad* Strophen 74-75

[383] *Gheranda Samhita* III.12-14

[384] *Shiva Samhita* IV.41

[385] *Yoga Kundalini Upanishad* I.40-46

[386] *Hatha Yoga Pradipika* III.60-64

werden muss, wo es auf *agni* trifft, das durch Wind (*vayu*) angefacht werden soll. Zusammen haben sie die Kraft, die Kundalini zu entzünden. *Mula Bandha* wird auch verwendet, um das *Muladhara Chakra* zu erwecken.

## TECHNIK

*Mula Bandha* ist zunächst das Drücken des Dammes mit der linken Ferse (in *Siddhasana*) und sein anschließendes Zusammenziehen.[387] Es wird idealerweise in *Siddhasana* gelernt, weil die linke Ferse den Beckenboden stimuliert. Dies kann jedoch auch in *Padmasana* nachgeahmt werden, indem das Becken so weit nach vorne gekippt wird, dass der Damm in Kontakt mit dem Boden kommt. *Mula Bandha* kann in jeder Yogastellung erfahren und geübt werden, aber die beiden oben genannten sind ideal. Wenn du die Übung beherrschst, wird sich *Apana Vayu* nach oben drehen.

Zu Beginn kann *Mula Bandha* durch das Zusammenziehen des Anus oder der Harnröhre ausgelöst werden, als ob man das Wasserlassen verhindern wollte. Genau genommen befindet sich *Mula Bandha* aber genau in der Mitte zwischen Anus und Genitalien, im Zentrum des Schambein-Steißbein-Muskels (musculus pobococcygeus). Durch die Kontraktion dieses Muskels wird gewissermaßen der gesamte Beckenboden aktiviert. Stell dir in diesem Zusammenhang vor, dass die Einatmung bis zum Beckenboden reicht, sich im Beckenboden einhakt und ihn nach oben zieht. Wenn du dich auf die Verbindung von *Mula Bandha* mit der Ausatmung konzentrieren willst, spürst du, wie die Ausatmung nach unten fällt und wie

---

[387] *Goraksha Shataka* Strophe 81

der Atem beim Übergang in die Einatmung vom Beckenboden wie von einem Trampolin abprallt.[388] *Mula Bandha* stimuliert das Filum terminale und die Cauda equina, die am Steißbein verankert sind. Dadurch stimuliert *Mula Bandha* das gesamte Gehirn und insbesondere das parasympathische Nervensystem. Es verlangsamt das Herz, senkt den Blutdruck und verringert die Atemfrequenz. T. Krishnamacharya sagte, dass *Mula Bandha* maßgeblich dazu beigetragen hat, dass er seinen Herzschlag stoppen konnte.

## WANN

Idealerweise wird *Mula Bandha* immer während des *Kumbhaka* angewendet, da es das parasympathische Nervensystem aktiviert und so das *Kumbhaka* erleichtert. *Mula Bandha* sollte auch während der Ein- und Ausatmung gehalten werden. Außerdem sollte *Mula Bandha* auch bei allen *Asanas* außer *Shavasana* und bei allen Kundalini-Übungen angewendet werden. Während *Kumbhaka* ist *Mula Bandha* jedoch zweitrangig gegenüber *Jalandhara Bandha*. Lenke die geistige Bandbreite nur dann auf *Mula Bandha*, wenn du dir sicher bist, dass *Jalandhara* perfekt eingeschaltet ist.

## WANN NICHT

Die yogischen Schriften empfehlen, *Mula Bandha* die ganze Zeit zu halten. Dies gilt jedoch nur für sehr fortgeschrittene Praktizierende, die ihre Pflichten gegenüber der Gesellschaft erfüllt haben und die

---

[388] Metapher mit freundlicher Genehmigung von Richard Freeman.

Kundalini erwecken. Eine Person, die noch alle normalen Funktionen in der Gesellschaft ausübt und versucht, *Mula Bandha* die ganze Zeit zu halten, kann Verstopfung bekommen. Die Nahrungsaufnahme muss angepasst werden, wenn *Mula Bandha* die ganze Zeit gehalten wird. Auch die Menstruation wird von *Apana* angetrieben, und das nach oben drehen *von Apana* durch *Mula Bandha* kann den natürlichen Menstruationsprozess beeinträchtigen. *Apana* ist auch für die Geburt des Fötus verantwortlich. Während der Schwangerschaft muss *Mula Bandha* je nach dem Zustand der Person möglicherweise reduziert werden. Eine Frau mit einer sehr fortgeschrittenen Asana-Praxis und einem athletischen *Mula Bandha* kann zum Beispiel davon profitieren, es loszulassen, vor allem gegen Ende der Schwangerschaft. Wenn eine starke *Mula Bandha-Praxis* bis zum Ende der Schwangerschaft fortgesetzt wird, kann sie die Geburt erschweren. Andererseits können Frauen mit einem allgemein niedrigen Muskeltonus und einem schwachen Beckenboden davon profitieren, *Mula Bandha* länger zu üben.

## TRIBANDHA ODER BANDHATRAYA

Dies sind Bezeichnungen für die gleichzeitige Anwendung aller drei *Bandhas* in äußerem oder innerem *Kumbhaka* mit wundersamen Wirkungen. *Mula Bandha* treibt *Apana Vayu* nach oben; *Jalandhara Bandha* schickt *Prana Vayu* nach unten, wo es *Agni* auffächert. Die aufgefächerte Agni/Apana-Verbindung wird dann mit *Uddiyana Bandha* nach oben in die *Sushumna* befördert.

## Jihva Bandha

*Jihva Bandha* bedeutet Zungensperre. Dabei wird die Zunge nach hinten gefaltet, indem ihre Unterseite gegen den harten und weichen Gaumen gelegt und so weit wie möglich in Richtung Nasen-Rachen-Raum zurückgeschoben wird.

Das *Hatha Tatva Kaumudi* verkündet, dass, wenn die Zunge gegen den Gaumen hinter dem Gaumenzäpfchen gedrückt wird, *Prana* in die *Sushumna* gelangt und man *Nada* hört. *Nada* bedeutet innerer Klang und gilt als die einfachste Methode, um in *Samadhi* zu gelangen. Die Strophe im *Hatha Tatva Kaumudi* bezieht sich jedoch nicht wirklich auf *Jihva Bandha*. Die Zunge kann im *Jihva Bandha* nicht über das Gaumenzäpfchen hinaus bewegt werden, da sie von der Sehne an der Unterseite der Zunge, dem Bändchen, aufgehalten wird.

Die vom *Kaumudi* erwähnte Technik ist eigentlich *Khechari Mudra*, bei der das Bändchen durchgeschnitten werden muss, damit die Zunge geschluckt werden kann. Der Begriff *Khechari Mudra* sollte nicht im Zusammenhang mit *Jihva Bandha* verwendet werden. *Jihva Bandha* ist der Grundbestandteil von *Nabho Mudra*, das sich auf das Melken des Zäpfchens mit der Zunge bezieht, wodurch *Amrita* (Nektar) freigesetzt wird. *Khechari Mudra* ist eine fortgeschrittene Version von *Nabho Mudra*.

*Khechari Mudra* soll die Geschwindigkeit der Atmung stark reduzieren und so viel längere *Kumbhakas* ermöglichen. Es macht das *Prana* gleichmäßig und beruhigt so den Geist. Diese Wirkungen hat auch *Jihva Bandha*, wenn auch in geringerem Ausmaß. Einer der Mechanismen, durch den sich das Unterbewusstsein (*Vasana*) ausdrücken und manifestieren kann, sind die subtilen Bewegungen von Zunge und Augen. Wenn der Yogi diese Bewegungen unterbricht, verliert das Unterbewusstsein seinen Einfluss und *Kumbhaka* und Meditation können sich vertiefen. Einer der Hauptgründe für die Anwendung von *Jihva Bandha* ist, dass es das Unterbewusstsein beruhigt, indem es eine seiner Ausdrucksformen beseitigt. Auf diese Weise ist es mit *Drishti* (Blickpunkt) und seiner fortgeschrittenen Form *Shambhavi Mudra* verwandt, bei der die Aufmerksamkeit lange Zeit auf das dritte Auge gerichtet wird.

*Jihva Bandha* ist daher eine wichtige Ergänzung für *Pranayama* und alle Formen der Meditation. Einige Yogaschulen behaupten, es könne *Jalandhara* im *Kumbhaka* ersetzen. Das ist meiner Erfahrung nach nicht der Fall. Es ist besser, es dem *Jalandhara Bandha* hinzuzufügen. Diese Ansicht wird auch vom Jyotsna-Kommentar zur *Hatha Yoga Pradipika* unterstützt.[389] Diesem Vorschlag folgend, wendet man zuerst *Jihva Bandha* an und geht dann, während man es aufrechterhält, in *Jalandhara Bandha* über. Alternativ kann *Jihva Bandha* auch während des gesamten Atemzyklus angewendet werden. Achte darauf, ob sich in deinem Kopf Spannungen aufbauen. Wenn du Kopfschmerzen bekommst, lass *Jihva Bandha* los. Baue es langsam in deine Praxis ein.

*Jihva Bandha* ist eine hilfreiche Ergänzung der Pranayama-Praxis, aber es ist ein umfangreiches Thema, das den Rahmen dieses Buches sprengen würde.

---

[389] *Hatha Yoga Pradipika with Commentary Jyotsna*, Adyar Library, Madras, 1972, S. 30

# KRIYAS

Ich verwende den Begriff *Kriya*, um die groben Reinigungsprozesse zu bezeichnen, die in einigen Texten als *Shatkarmas* (sechs Handlungen) und in anderen *als Ashta Karmas* (acht Handlungen) bezeichnet werden. In Wirklichkeit gibt es mehr als 40 *Kriyas*, wenn man die Unterteilungen mit einbezieht.

Die *Hatha Yoga Pradipika* beschreibt im 2. Kapitel zunächst die wichtigste Pranayama-Technik *Nadi Shodhana* (Nadi-Reinigung) und schlägt dann die *Kriyas* für diejenigen vor, deren *Nadis* so verstopft sind, dass *Nadi Shodhana* allein nicht ausreicht. Erst danach beschreibt die *Pradipika* all die anderen verschiedenen Formen von *Pranayama*. Mit anderen Worten: Die *Pradipika* legt nahe, dass manche Yogis in einem so guten Zustand sind, dass die *Kriyas* nicht erforderlich sind. Balakrishna, einer der Kommentatoren der *Hatha Yoga Pradipika*, sagt jedoch, dass sowohl *Asanas* als auch *Kriyas* als Vorbereitung auf *Pranayama* empfohlen werden, da keine einzelne Praxis alle Unreinheiten beseitigen kann.[390] Die *Hatha Yoga Pradipika* besteht allerdings darauf, die *Kriyas* vor dem *Pranayama* auszuführen, wenn sich Fett und Schleim im Körper des Schülers befinden, da diese die *Nadis* verstopfen.[391] Diese Ansicht vertritt auch der *Yuktabhavadeva von Bhavadeva Mishra*.[392] Darüber hinaus schlägt die 10-Kapitel-Ausgabe

---

[390] *Hatha Yoga Pradipika* (10 Kapitel) II.24-25, Balakrishnas Kommentar
[391] *Hatha Yoga Pradipika* II.21
[392] *Yuktabhavadeva von Bhavadeva Mishra* lxxii)

der *Hatha Yoga Pradipika* als Übungsreihenfolge vor, zuerst *Asanas* zu üben, dann die Reinigung der *Nadis* durch *Kriyas* und erst dann *Pranayama* zu praktizieren.[393]

In der *Gheranda Samhita* heißt es, dass die Reinigung entweder durch *Nadi Shodhana* mit *Mantra* oder durch die *Kriyas* (Reinigungsprozesse) erfolgen kann.[394] In jedem Fall sollte eine Yogalehrerin die *Kriyas* kennen, um sie unterrichten zu können, auch wenn sie nicht alle *Kriyas* an alle Schüler unterrichten wird. Das *Hatha Tatva Kaumudi* vermittelt uns eine andere Sichtweise auf die Bedeutung der *Kriyas*. Es verkündet, dass der grobstoffliche Körper durch die *Kriyas* gereinigt wird, während der feinstoffliche (energetische) Körper durch *Pranayama* gereinigt wird, aber sein Autor, Sundaradeva, gibt dennoch zu, dass die *Kriyas* dem *Pranayama* untergeordnet sind.[395]

Das *Hatha Ratnavali*, das von Shrinivasayogi verfasst wurde, gibt uns einige sehr wichtige zusätzliche Details. Erstens stimmt er zu, dass der Körper vor *Pranayama* durch die *Kriyas* gereinigt werden muss [da Asana allein nicht ausreicht, um sich auf *Pranayama* vorzubereiten].[396] Anschließend erklärt er, dass die *Kriyas* die 6 *Chakras* reinigen.[397] Shrinivasayogi erklärt, dass *Nauli* das *Manipura Chakra* reinigt, *Dhauti* das *Anahata Chakra*, *Neti* das *Ajna Chakra* und so weiter. Damit wird den *Kriyas* die Fähigkeit zugeschrieben, auch den feinstofflichen Körper zu reinigen. Jayatarama, der Autor des *Jogapradipyaka*, macht die

---

[393] *Hathapradipika* (10 Kapitel) III.1

[394] *Gheranda Samhita* V.36-37

[395] *Hatha Tatva Kaumudi von Sundaradeva* VIII.18

[396] *Hatha Ratnavali von Shrinivasayogi* I.60

[397] *Hatha Ratnavali von Shrinivasayogi* I.61

*Kriyas* zur Pflicht, indem er erklärt, dass sie und *Pranayama* beide als Vorbereitung für *Samadhi* notwendig sind.[398]

Wenden wir uns den Ansichten der modernen Autoritäten zu. O.P. Tiwari, Leiter von Kaivalyadhama, sagt, dass Meditation nicht möglich ist, wenn die *Nadis* blockiert sind. In diesem Fall kann man sich selbst in der Annahme hypnotisieren, dass man in der Meditation Fortschritte macht, obwohl dies nicht der Fall ist.[399] Er räumt jedoch ein, dass die Reinigung der *Nadis* durch so unterschiedliche Werkzeuge wie *Kriya*, Hingabe an das Göttliche und *Pranayama* erreicht werden kann. Swami Niranjanananda, der Nachfolger von Swami Satyananda, vertritt die Ansicht, dass die Wirkung von *Asana* und *Pranayama* deutlich zunimmt, wenn durch das Üben der *Kriyas* vorher Giftstoffe ausgeleitet werden.[400] Er fügt hinzu, dass es beim *Pranayama* zu unerwünschten Wirkungen kommen kann, wenn die *Kriyas* vorher nicht geübt wurden.

Wenn beim *Pranayama* oder Kundalini-Heben Probleme auftreten, machen die Praktizierenden oft den Yoga dafür verantwortlich. Das ist so, als würde man die Wissenschaft der Architektur dafür verantwortlich machen, wenn ein Haus einstürzt, obwohl die wahre Ursache ein unzureichendes Fundament und schwache Wände waren. Wenn der Yogi umsichtig praktiziert und in *Asana*, *Kriya* und Hingabe geerdet ist, werden keine nachteiligen Auswirkungen von *Pranayama* zu beobachten sein.

---

[398] *Jogapradipyaka von Jayatarama* Strophen 825-838
[399] O.P. Tiwari, *Kriyas and Pranayama*, DVD, Kaivalyadhama, Lonavla
[400] Swami Niranjanananda, *Prana and Pranayama*, Yoga Publications Trust, Munger, 2009, S. 210

M.L. Gharote weist darauf hin, dass *Pranayama* ohne den Hintergrund der Kriyas keinen Erfolg haben wird.[401] Er erklärt auch, dass wir in unserer modernen Zeit aufgrund der künstlichen Lebensweise eher unausgeglichene *Doshas* (Körpersäfte) haben und die *Kriyas* deshalb noch wichtiger geworden sind als früher.[402] Es ist nicht so, dass die *Kriyas* eine obskure mittelalterliche Praxis sind. In der heutigen Welt gibt es nur wenige Yogis, die es sich leisten können, sie nicht zu praktizieren (abgesehen von denen, die eine sehr fortgeschrittene Asanapraxis haben). Die chemische Verschmutzung von Nahrung, Wasser und Luft, Strahlung, Elektrizität, Mikrowellen, Handys und Radioaktivität machen es heute viel notwendiger, die Reinigungsprozesse zu praktizieren, um einige der vielen Gifte, mit denen wir konfrontiert sind, aus zuleiten. *Die Kriyas haben in der modernen, industriellen, städtischen Gesellschaft eine viel größere Bedeutung erlangt.*

T. Krishnamacharya verkündete in *Yoga Makaranda*, dass sowohl die *Asanas* als auch die sechs *Kriyas* gemeistert werden müssen, um die negativen Einflüsse der drei Körpersäfte (*Vata*, *Pitta* und *Kapha*) zu beseitigen.[403] Er erklärte aber auch, dass die *Kriyas* nicht notwendig sind, wenn jemand ein hohes Niveau an Asana- und Pranayama-Praxis erreicht hat.[404] Ein solcher Standard der Praxis

---

[401] Dr M.L. Gharote, *Pranayama: The Science of Breath*, Lonavla Yoga Institute, Lonavla, 2003, S. 53

[402] Dr. M.L. Gharote, *Yogic Techniques*, Lonavla Yoga Institute, Lonavla, 2006, S. 56

[403] T. Krishnamacharya, *Yoga Makaranda*, rev. English edn, Media Garuda, 2011, S. 93

[404] A.G. Mohan, *Krishnamacharya: His Life and Teachings*, Shambala,

ist heutzutage jedoch selten. Krishnamacharya vertrat auch die Ansicht, dass einige der *Kriyas* zum Ayurveda gehören und Teil der Behandlungspläne sein müssen, die sich an Einzelpersonen richten. Die Kriyas, die Teil des Ayurveda sind, sind die verschiedenen Versionen von Dhauti, Basti und Gaja Karani. Die beiden wichtigsten *Kriyas*, Nauli und Kapalabhati, sind jedoch nicht im Ayurveda enthalten, und gerade diese beiden Prozesse sind für moderne Pranayama-Praktizierende sehr wichtig. Aufgrund der Luftverschmutzung in modernen Städten werden hier auch die Prozesse des *Neti* beschrieben. Das Kriya Trataka ist eine wichtige Pratyahara- und *Dharana-Übung*, fällt aber nicht in den Rahmen dieses Buches. *Basti* (der yogische Einlauf) ist eine äußerst wichtige Ergänzung zum Heben der Kundalini, aber auch hier hoffe ich, dass ich sie zu einem späteren Zeitpunkt behandeln kann, da sie nicht Gegenstand dieses Buches ist.

Im Allgemeinen wird empfohlen, die ausgewählten *Kriyas* früh am Morgen vor *Asana* und *Pranayama* auszuführen, vor allem bei *Nauli*. *Kapalabhati* sollte direkt vor der Pranayama-Praxis ausgeführt werden. *Trataka* und *Neti* können zu jeder Zeit des Tages durchgeführt werden.

In meiner eigenen Praxis habe ich die *Kriyas Nauli* und *Kapalabhati* als extrem kraftvoll empfunden und ich kann mir nicht vorstellen, im höheren Yoga erfolgreich zu sein, ohne sie täglich zu praktizieren. *Neti* ist am Anfang extrem wichtig, um über die „Phase der blockierten Nasenlöcher" hinauszukommen. Sobald dieses Ziel erreicht ist, kann es weggelassen werden.

---

Boston & London, 2010, S. 63

## Nauli

*Nauli* ist das Drehen der Bauchmuskeln. Die Recti abdominalis werden isoliert und dann wird eine wellenförmige Bewegung eingeleitet, die zuerst von rechts nach links und dann von links nach rechts gedreht wird.[405] Im Darm und im Bauchraum entsteht ein Vakuum, das die Bauchorgane massiert, Herz, Lunge und Bauchorgane stark macht, sie wieder gesund macht und angesammelte Giftstoffe ausstößt.

Die *Hatha Yoga Pradipika* sagt über *Nauli*, dass es Dyspepsie beseitigt, den Appetit steigert und die Verdauung verbessert. Laut der *Pradipika* ist *Nauli* wie die Göttin der Schöpfung, denn es schafft Glück und zerstört alle Störungen des Körpers.[406] Aber die Vorteile von *Nauli* sind nicht nur körperlich. Im *Hatha Yoga Manjari* steht, dass *Nauli* hilft, die *Chakras* nach oben zu drehen.[407] Die *Chakras* sind immer der Kundalini zugewandt. Bei einer Person, die die Kundalini nicht erweckt hat, hängen die *Chakras*, die man sich als Lotusblumen vorstellen kann, mit dem Kopf nach unten und sind der Kundalini im *Muladhara* (*Basischakra*) zugewandt. *Nauli* ist eine wichtige Übung, um die Kundalini zu erwecken; daher bemerkt Sahajananda, der Autor des *Hatha Yoga Manjari*, dass Nauli dabei hilft, die Lotusblumen aufzurichten.

Im *Hatha Ratnavali* heißt es, dass *Nauli* eine der wichtigsten Handlungen ist, die die Reinigung des wichtigen

---

[405] Beginnend jedoch mit der Isolierung des Rectus abdominis auf der linken Seite, weshalb es *Vama* (links) *Nauli* genannt wird.

[406] *Hatha Yoga Pradipika* II.34

[407] *Hatha Yoga Manjari von Sahajananda* II.48

*Manipura Chakra* bewirkt.[408] Die andere ist, wie im *Yoga Rahasya* beschrieben, das äußere *Kumbhaka* mit *Bahya* (äußerem) *Uddiyana*. Für den Pranayama-Praktizierenden besteht einer der größten Vorteile der *Nauli-Praxis* darin, dass es die Beherrschung von *Bahya* (externe) *Uddiyana* unterstützt. Ohne diese Version von *Uddiyana Bandha* kann externes *Kumbhaka* nicht effektiv praktiziert werden.

## WANN UND WANN NICHT NAULI?

Laut Swami Kuvalayananda kann Nauli ab der Pubertät gemacht werden, aber nicht vorher. Es sollte nicht bei Übersäuerung und nicht sechs Wochen nach der Geburt praktiziert werden. Außerdem sollte es nicht während der Schwangerschaft und der Menstruation oder bei Bluthochdruck, Herzproblemen, Geschwüren, Leistenbrüchen oder grünem Star durchgeführt werden. Wegen des intensiven Druckaustauschs sollte *Nauli* nicht in der Zeit praktiziert werden, in der Frauen schwanger werden wollen. Allerdings ist es auch außerhalb der Menstruation, der Empfängnis und der Schwangerschaft sehr nützlich für das weibliche Fortpflanzungssystem.

Acharya Bhagwan Dev sagt uns, dass Frauen, die unter Menstruationsproblemen leiden, durch *Nauli* schnelle Besserung erfahren.[409] Es hilft auch, das Verdauungsfeuer zu entfachen, Fett um die Taille zu verbrennen, Leberträgheit *zu beseitigen* und Verstopfung zu lindern. Wenn du unter einem Zustand von erhöhtem Pitta leidest, solltest du weniger *Nauli* machen, jedoch ist vor allem in Stufe

---

[408] *Hatha Ratnavali of Shrinivasayogi* I.63
[409] Acharya Bhagwan Dev, *Pranayama, Kundalini & Hatha Yoga*, Diamond Books, New Delhi, 2008, S. 18

1. *Nauli* ein Teil des Pakets von Techniken, die zur Reinigung von *Pitta/agni* eingesetzt werden. Bei erhöhtem *Pitta* solltest du *Nauli* langsam steigern und gleichzeitig deine Ernährung umstellen, dich dem Göttlichen hingeben und andere yogische Techniken unter Aufsicht eines erfahrenen Praktikers anwenden.

Ich lehre Nauli in vier Stufen. Die erste Phase von Nauli wird in der yogischen Literatur als *Agnisara* (Fächeln des Verdauungsfeuers) oder *Uddiyana* bezeichnet. Ich halte die Bezeichnung *Uddiyana* für besonders verwirrend, denn auch ohne diese Technik hat *Uddiyana Bandha* bereits vier verschiedene Phasen und muss nicht noch komplexer gemacht werden. Da diese Technik ein notwendiges Vorspiel für die fortgeschritteneren Stufen des *Nauli* ist, nenne ich sie einfach *Nauli* Stufe 1.

## NAULI STUFE 1

Die Übung sollte auf nüchternen Magen und nach der Entleerung des Darms durchgeführt werden. Der frühe Morgen ist ideal - vor anderen Yogaübungen wie *Asana* und *Pranayama*. Obwohl das fortgeschrittene Kundaliniaufrichtende *Nauli* später in *Padmasana* oder einer ähnlichen Meditationshaltung ausgeführt werden soll, lässt es sich am einfachsten im Stehen erlernen. Stelle deine Füße hüftbreit auseinander und lege deine Hände auf die Oberschenkel knapp über den Knien. Beuge dich nun nach vorne und schaue auf deinen Bauch. Es ist hilfreich, deinen Bauch zu entblößen, damit du die Wirkung deiner Handlungen sehen und verstehen kannst.

KRIYAS

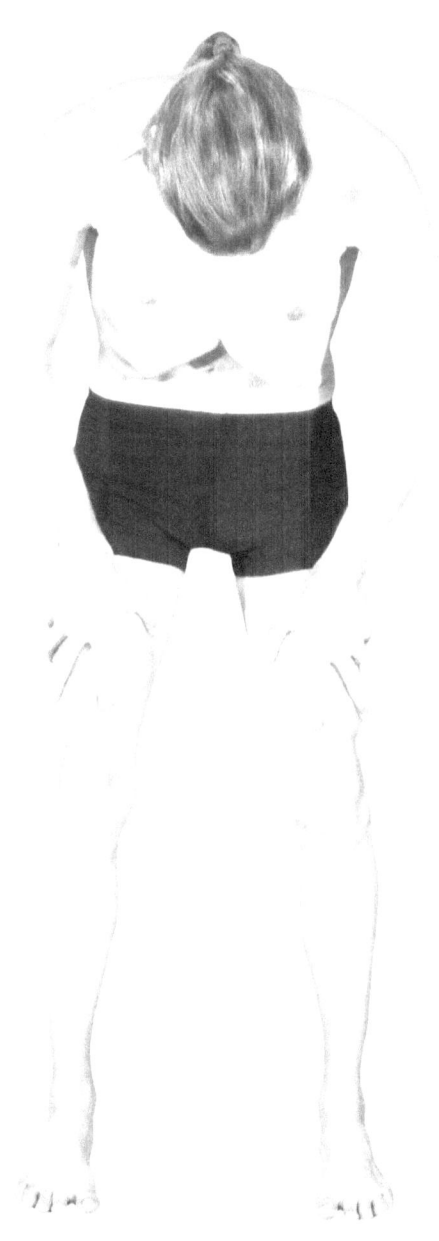

*Nauli Stufe 1, stehend*

Atme nun vollständig aus und spanne am Ende der Ausatmung deine Bauchmuskeln an, um das letzte bisschen Luft auszustoßen. Schließe nun deine Kehle und entspanne deine Bauchmuskeln vollständig. Halte die Kehle fest zusammengezogen und führe eine vorgetäuschte Einatmung durch. Das heißt, du tust so, als würdest du einatmen, kannst es aber nicht, weil deine Kehle verschlossen ist. Der Brustkorb dehnt sich nur begrenzt durch die Zwischenrippenmuskeln aus. Zusätzlich hebst du den Brustkorb nach oben zum Kopf. Der Effekt dieser kombinierten Aktionen ist, dass das Vakuum in der Lunge die Lunge in Richtung Schlüsselbeine nach oben saugt. Dadurch wird das Zwerchfell angehoben und gedehnt (was an sich schon sehr wichtig und förderlich für das Zwerchfell ist), was nun den Inhalt der Bauchhöhle in die Brusthöhle saugt, mit all den druckverändernden Wirkungen, die dies für die Bauchorgane hat. Du wirst jetzt verstehen, dass du bei durchschnittlicher (nicht schlechter) Gesundheit sein musst und keine größeren Erkrankungen der Bauch- und Brustorgane haben darfst, um diese intensive Aktion durchzuführen.

Du bist jetzt im äußeren (*bahya*) *kumbhaka* (Atemanhalten) mit vollem *Uddiyana Bandha* angekommen, das auch als *Bahya* (äußeres) *Uddiyana* bezeichnet wird. Wenn dies deine erste Begegnung mit *bahya kumbhaka* oder überhaupt mit *kumbhaka* ist, dann halte es nicht länger als 10 Sekunden und gewöhne dich an diesen Teil von *Nauli Stufe 1*, bevor du weitergehst. Wenn du bereits äußeres Atemanhalten (*bahya kumbhaka*) und äußeres *Uddiyana* (*Bahya Uddiyana*) praktizierst, wirst du feststellen, dass sich ihre Ausführung durch *Nauli* stark verbessert.

Wenn du dich mit äußeren *Kumbhakas* wohlfühlst und daran gewöhnt bist, lässt du plötzlich die

Zwischenrippenmuskeln, den Latissimus dorsi und den unteren Trapezius los und lässt den nach oben gerichteten Sog der Lunge los. Dein Zwerchfell wird sich plötzlich senken und die Bauchorgane kehren in ihre ursprüngliche Position zurück. Die Aktion wird ohne Einsatz der Bauchmuskeln ausgeführt, sondern nur durch das Erzeugen und Lösen des Sogs mit dem Brustkorb und den Lungen. Sobald die Bauchorgane an ihren Ursprungsort zurückgekehrt sind, hast du eine Runde von *Nauli Stufe 1* abgeschlossen. Du kannst die Übung bis zu 10 Mal in schneller Folge wiederholen, während du einen Atemzug zurückhältst, wodurch eine flatternde, vertikale, wellenförmige Bewegung deiner Bauchdecke entsteht. Du hast jetzt eine Runde von 10 Schlägen von *Nauli Stufe 1* ausgeführt. Löse deine Kehle, atme sanft ein und komm in den Stand. Wenn dir das Einatmen aufgrund des Unterdrucks in deiner Lunge schwerfällt, atme das letzte bisschen Luft in deiner Lunge kräftig aus und atme dann nur noch sanft ein. In den nächsten Tagen kannst du die Anzahl der Runden langsam von 1 auf 3 erhöhen, indem du zwischendurch ein paar Mal durchatmest und dich bei Bedarf wieder aufrichtest. Du kannst auch die Anzahl der Schläge pro Runde langsam von 10 auf 15 und schließlich auf 20 erhöhen, bis du insgesamt 60 Schläge in einer Runde erreicht hast. Achte dabei darauf, dass du die Stärke der Schläge nicht für eine höhere Frequenz opferst. Achte darauf, dass jeder einzelne Schlag kräftig ist, denn sonst wird die Übung unwirksam.

Eine schnelle Steigerung der Schläge und Runden ist im Sommer nicht empfehlenswert, vor allem nicht während einer Hitzewelle. Erhöhe die Schlagzahl langsamer, wenn du an einem heißen Ort lebst oder wenn du an scharfes Essen mit viel Chili etc. gewöhnt bist. Du kannst auch die Menge der verwendeten Gewürze reduzieren.

Gehe nicht über diese Stufe der Praxis hinaus, es sei denn, ein erfahrener Yogi beaufsichtigt dich. In der Literatur gibt es Vorschläge, die Praxis auf mehr als 1000 Schläge auszudehnen.[410] Der Grund für solche extremen Formen der Praxis ist, dass sie *Agni* so weit anheben können, dass es die *Doshas* vertreibt, die Kundalini hebt und den Intellekt stärkt. Im *Hatha Tatva Kaumudi* heißt es, dass *Pitta* in seiner reinen Form, d.h. wenn es nicht behindert wird, das Feuer der Intelligenz entfacht. Es bewirkt dann die Erweckung der Kundalini und vertreibt die *Doshas*.[411] Ohne Zweifel können wir dieses Zitat als eines der großen Geheimnisse des Yoga bezeichnen.

Wie, so könnte man fragen, kann *Pitta*, das oft die Ursache von Krankheiten ist, das Feuer der Weisheit entfachen und die *Doshas* vertreiben? Der Geist besteht aus drei Komponenten, nämlich *Tamas* (Trägheit), *Rajas* (Raserei) und *Sattva* (Feuer des Lichts und der Weisheit). Diese drei Eigenschaften (*Gunas*) der Natur (*Prakrti*) manifestieren sich im Körper als *Kapha* (erzeugt durch *Tamas* - Trägheit), *Vata* (erzeugt durch *Rajas* - Raserei) und schließlich *Pitta*, das ein Produkt von *Sattva* ist. Doch während der Zusammenhang bei den anderen beiden leicht zu verstehen ist, ist das bei *Sattva* und *Pitta* nicht der Fall, abgesehen davon, dass beide mit dem Licht und dem Feuer der Sonne zu tun haben. *Pitta* ist im Körper in verdorbener oder behinderter Form

---

[410] Theos Bernard, *Heaven Lies Within Us*, Charles Scribner's Sons, New York, 1939, S. 21

[411] *Hatha Tatva Kaumudi von Sundaradeva* XXXVI.55

vorhanden und bildet als solches ein Hindernis. Wenn *Pitta* verschlimmert oder erhöht wird, kann es Entzündungen, Gastritis, Magengeschwüre, Übersäuerung und Leberprobleme verursachen. In einem solchen Fall ist es alles andere als ein Schürer des Feuers der Weisheit. Wenn *Pitta* verunreinigt ist, kannst du es nur geringfügig und langsam anheben, während du es gleichzeitig reinigst. Sobald *Pitta* jedoch gereinigt ist, wird es zu einem mächtigen Verbündeten bei der spirituellen Suche, und Yogis nutzen die Stufen des *Nauli* in Kombination mit langen Sitzungen von *Surya Bhedana* und *Bhastrika-Pranayamas*, um die Kundalini zu heben. Wenn *Pitta/Agni* gestört ist, würde eine solche Praxis den Körper schädigen oder sogar zerstören. Ein Beispiel für die zerstörerische Kraft von *Agni* ist die Selbstverbrennung von Sati, der Avatarin der göttlichen Mutter und Ehefrau von Lord Shiva, als sie von ihrem Vater Daksha beleidigt wurde.

*Agni* wird zum Beispiel durch eine giftige Ernährung beeinträchtigt, die Fleisch, Alkohol, Kaffee usw. enthält, aber die Hauptursache für die Beeinträchtigung von *Pitta* ist der Geist. Im Idealfall funktioniert der Geist wie ein Laser, der eine Form von konzentriertem Feuer ist. Man sagt, dass ein laserähnlicher Geist überwiegend oder fast ausschließlich sattvig ist. *Sattva* ist die geistige Ursache für die körperliche Wirkung von *Pitta*. Wenn giftige Gedanken und Emotionen den Geist überwältigen, drücken sie sich auf der physischen Ebene durch beeinträchtigtes *Pitta* aus, das sich gegen den Körper wendet und ihn zerstört. Der Geist ist schließlich die Wurzel der Krankheit. Wenn der Geist durch die konsequente Anwendung der acht Glieder gereinigt wird, können Praktiken wie das hochfrequente *Nauli* langsam in das Leben integriert werden, allerdings nur unter der Aufsicht eines Experten.

## NAULI STUFE 2, MADHYAMA (MITTEL)

Übe *Nauli* Stufe 1, bis du problemlos 60 Schläge über 3 Runden üben kannst. Nimm dir einige Wochen Zeit, um diese Stufe zu entwickeln. Wenn du hier fest etabliert bist, gehst du zu Stufe 2 über, führst aber weiterhin täglich deine 60 Schläge aus, um dich auf die anderen Stufen vorzubereiten.

*Nauli* Stufe 2 beginnt auf die gleiche Weise wie Stufe 1. Stell dich in dieselbe Position, atme aus, schließe die Kehle und führe eine vorgetäuschte Einatmung durch, sodass der Inhalt der Bauchhöhle in den Brustkorb gesaugt wird. Ohne den so erzeugten Sog zu verringern, drückst du mit Latissimus dorsi, Trapezius und dem unteren Teil des Zwerchfells nach unten und drückst mit den Armen auch auf die Knie. Spanne nun die beiden Seiten des Rectus abdominis an und drücke ihn nach außen, während du den Brustkorb weiter nach oben hebst. (Wenn du Schwierigkeiten hast, den Rectus zu isolieren, mach *Navasana* oder eine Sit-up-Position und berühre deinen Bauch. Die Muskeln, die sich jetzt wölben und verhindern, dass deine Beine auf den Boden fallen, sind die Rectus abdominalis).

Du wirst nun sehen, dass die beiden Seiten des Rectus abdominis herausragen, während die seitlicheren Teile der vorderen Bauchwand, wo sich die obliques abdominis Muskeln befinden, nach innen gesaugt werden. Das liegt daran, dass durch das Herausdrücken der Rekti ein Vakuum hinter ihnen entsteht. Dieses Vakuum nutzen wir bei *Nauli* für therapeutische Zwecke. Es wird auch bei *Basti*, dem yogischen Einlauf, verwendet.

Mache zunächst nur ein *Kumbhaka* und steigere dich langsam auf 3 Runden, so dass du insgesamt sechs

KRIYAS

äußere *Kumbhakas* erreichst. Diese Phase von *Nauli* wird *Madhyama* genannt, weil die Bauchmuskeln in der Mitte herausgedrückt werden.

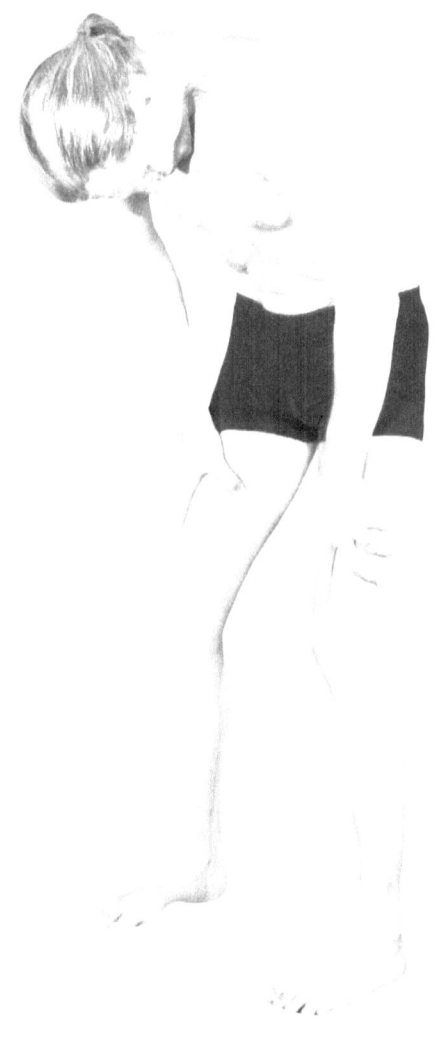

*Nauli Stufe 2, Madhyama*

## NAULI STUFE 3, VAMA UND DAKSHINA

Wenn du die Stufen 1 und 2 eine Weile geübt hast und mit ihnen vertraut bist, kannst du zu Stufe 3 übergehen. Stufe 3 beginnt zunächst wie Stufe 2. Beuge dich im Stehen nach vorne und führe äußeres *Kumbhaka* mit *Bahya Uddiyana Bandha* (äußeres *Uddiyana*) aus. Während du den Bauchinhalt nach oben ziehst, drückst du wie in Stufe 2 die Bauchmuskeln in der Mitte nach außen (*Madhyama*). Neige dich nun nach links und drücke dich mit dem linken Arm auf das linke Knie, während du den rechten Arm entspannst. Du kannst es am Anfang auch übertreiben, indem du die rechte Hand vom rechten Knie abhebst. Dadurch entspannt sich die rechte Seite des geraden Bauchmuskels und du wirst feststellen, dass sich die rechte Seite zurückzieht und in den Bauch gesaugt wird, während nur die linke Seite herausragt. Das nennt man *Vama Nauli*, d.h. *Nauli* auf der linken Seite. Halte es für die Länge deines *Kumbhaka* und drücke die linke Seite deines Rektus weiter nach außen, wobei du dich nur auf dein linkes Knie stützt. Entspanne nun deine Kehle, atme sanft ein und komm in den Stand.

KRIYAS

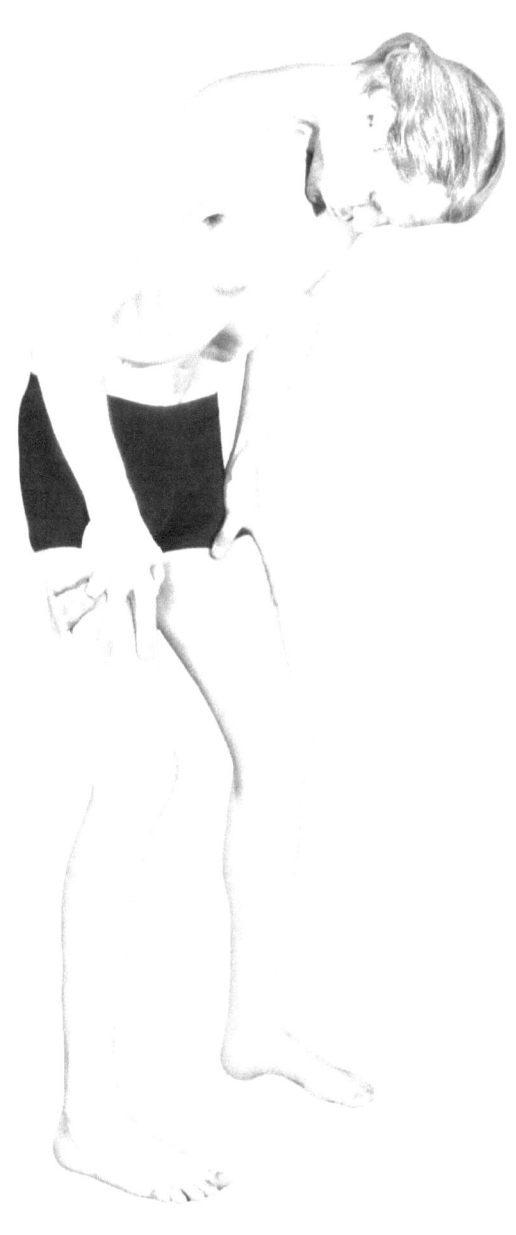

*Nauli Stufe 3, Vama*

Drehe nun von links nach rechts und führe die Übung auf der rechten Seite durch. Führe zuerst das äußere *Kumbhaka* mit *Madhyama Nauli* aus. Entspanne dann den Rektus auf der linken Seite und drücke den Rektus auf der rechten Seite weiter nach außen, indem du dich in den rechten Arm beugst und auf das rechte Knie drückst. Halte diese Position wiederum für die Dauer des äußeren *Kumbhaka*. Sobald du dich an die Übung gewöhnt hast, nimm dir Zeit, die beiden Seiten des Muskels zu isolieren, indem du die Übung ein- oder zweimal wiederholst. Du kannst jetzt die Übung von Nauli-Stufe 2 *Madhyama* beenden, da du *Vama* und *Dakshina Nauli* immer über *Madhyama* erreichst. In den ersten Stufen kommt es nicht darauf an, wie viele Wiederholungen du schaffst, sondern auf die Intensität und Präzision deiner Isolation.

### NAULI STUFE 4, ROLLEND, VOLLVERSION

Stufe 4 ist das eigentliche *Nauli*. Sobald es erlernt ist, werden die Stufen 2 und 3, die nur zu didaktischen Zwecken dienen, nicht weitergeführt. Stufe 1 soll jedoch fortgesetzt werden.

KRIYAS

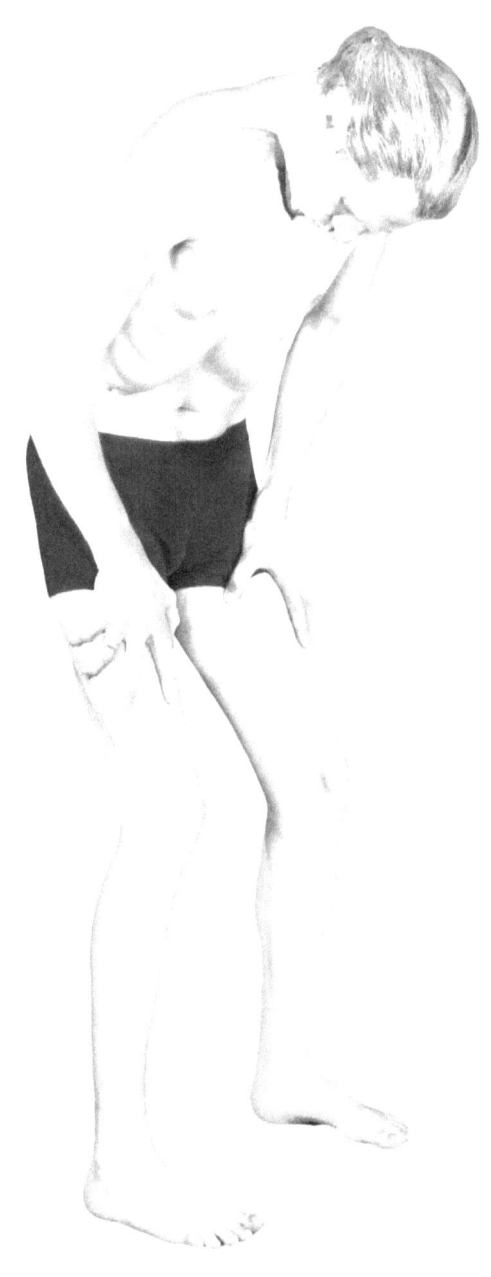

*Nauli Stufe 3, Dakshina*

Beuge dich nach vorne und führe äußeres *Kumbhaka* mit *Bahya* (äußerer) *Uddiyana* aus. Drücke nun den geraden Bauchmuskel in der Mitte nach außen und führe *Madhyama Nauli* aus. Als Nächstes nimmst du den Druck vom rechten Arm und führst *Vama Nauli* aus, indem du den geraden Bauchmuskel auf der linken Seite nach außen drückst. Nachdem du den Rectus links deutlich isoliert hast, nimmst du das Gewicht von beiden Armen, entspannst den Rectus vollständig und saugst den Bauchinhalt in die Brusthöhle zurück, indem du *Bahya* (externes) *Uddiyana* ausführst. Halte dies eine Sekunde lang und drücke dann den rechten Arm nach unten und schiebe den rechten Rectus heraus (*Dakshina Nauli*). Dies ist das erste Mal, dass du *Dakshina Nauli* direkt aus dem äußeren *Uddiyana* und nicht aus dem *Madhyama Nauli* erreichst. Es kann ein paar Runden dauern, bis du dich daran gewöhnt hast. Dann gehst du von *Dakshina Nauli* zu *Madhyama Nauli* über, was eine Drehung darstellt. Atme tief durch und wiederhole die Übung in der gleichen Reihenfolge: *Bahya Uddiyana, Madhyama, Vama, Uddiyana, Dakshina* und *Madhyama*. Wichtig ist, dass du jede Position richtig isolierst und dich nicht darum kümmerst, wie schnell du sie ausführen kannst.

Wiederhole die Übung nun in umgekehrter Reihenfolge. Führe zuerst *Bahya* (äußeres) *Uddiyana* aus, stoße dann den mittleren Bauchmuskel (*Madhyama*) nach außen, gehe von hier aus nach rechts (*Dakshina*), sauge mit *Bahya Uddiyana* die Bauchdecke wieder ein und gehe nach links (*Vama*) und zurück zur Mitte (*Madhyama*). Komme hoch, nimm ein paar Atemzüge und mache dann ein zweites *Kumbhaka*, wobei du dich wieder nach rechts wendest. Wiederhole dies eine Zeit lang täglich, wenn nötig ein paar Wochen lang, bis du alle Stufen vollständig unter Kontrolle hast.

Sobald du alle Positionen isolieren kannst, beginne damit, zwei Drehungen in einem *Kumbhaka* auszuführen. Das bedeutet, dass du jede der vier Positionen kürzer hältst und weniger Zeit hast, jede einzelne zu isolieren. Zu diesem Zweck lassen wir die Drehungen ineinander laufen, anstatt jede Runde neu zu beginnen. Die Reihenfolge ist wie folgt: *Kumbhaka, Bahya Uddiyana, Madhyama* ausstoßen, dann *Vama*, dann zurück zu *Bahya Uddiyana*, dann *Dakshina*, dann *Madhyama*, von hier aus gerade rüber zu *Vama* und zurück zu *Uddiyana*, rechts raus, *Dakshina*, zurück in die Mitte, *Madhyama*. Dann nimm ein paar Atemzüge und drehe ein weiteres *Kumbhaka* nach links. Führe so viele Drehungen durch, wie du kannst, ohne die Präzision der Isolation zu verlieren.

Dann drehst du zwei *Kumbhakas* lang nach rechts, in der Reihenfolge *Kumbhaka, Bahya Uddiyana, Madhyama, Dakshina, Bahya Uddiyana, Vama, Madhyama, Dakshina, Bahya Uddiyana* usw. Wenn du die Übung allmählich besser und schneller beherrschst, wirst du eine wellenförmige Bewegung in deinem Bauch bemerken. Achte aber darauf, dass du diesen Effekt nicht dadurch erreichst, dass du an Präzision verlierst.

Nach einiger Zeit kannst du die Anzahl der *Kumbhakas* auf drei in jeder Richtung erhöhen. Je besser du wirst, desto mehr Drehungen kannst du pro *Kumbhaka* machen. Zusammen mit den drei *Kumbhakas* von Stufe 1 ergibt das insgesamt neun äußere *Kumbhakas*. Gehe ohne die Aufsicht eines Lehrers nicht über diesen Punkt hinaus. Auch mit einem Lehrer oder einer Lehrerin solltest du nicht über 5 Runden (insgesamt 15 externe *Kumbhakas*) hinausgehen, ohne die oben vorgeschlagenen Lebensstiländerungen vorzunehmen.

Du wirst feststellen, dass *Nauli* deine allgemeine Gesundheit und deine Verdauung stark verbessert. Es verbessert auch dein Verständnis für *Bahya Uddiyana* und äußeres *Kumbhaka* und wirkt sich sehr positiv auf andere Aspekte deiner Asana- und Pranayama-Praxis aus.

# Kapalabhati

Für den Pranayama-Praktizierenden ist *Kapalabhati* (was „leuchtender Schädel" bedeutet) das wichtigste *Kriya*. Es sollte gemeistert werden, bevor ein *Pranayama* begonnen wird (es sei denn, es handelt sich um ein sehr, sehr grundlegendes *Pranayama*) und es sollte jede einzelne Pranayama-Sitzung unmittelbar einleiten (es sei denn, der/die Praktizierende ist sehr fortgeschritten). In den meisten yogischen Schriften wird *Kapalabhati* als *Kriya* behandelt, in einigen aber auch als eigene Pranayama-Technik. Als Faustregel gilt: Wenn das *Kapalabhati* ohne Atemanhalten gelehrt wird, ist es ein *Kriya*, und wenn es mit *Kumbhaka* ausgeführt wird, fällt es in die Kategorie *Pranayama*.

## BEGRIFFSKLÄRUNG VON KAPALABHATI UND BHASTRIKA

Einige yogische Traditionen unterscheiden nicht klar zwischen *Kapalabhati* und *Bhastrika*. Manche bezeichnen *Bhastrika* als *Kapalabhati* mit einer aktiven Einatmung oder *Kapalabhati* als mildere Form von *Bhastrika*. Einige andere

Schulen definieren *Bhastrika* als *Kapalabhati* mit *Kumbhaka*. Die meisten yogischen Schulen behandeln *Kapalabhati* jedoch (mit den Worten von Shyam Sunder Goswami) als kurzes, schnelles Bauchatmen[412] und *Bhastrika* als thorakale Kurzschnellatmung.[413] Dieser Denkschule folgend, beschreibt der vorliegende Text die beiden Übungen als zwei völlig unterschiedliche Methoden. Die Unterscheidung zwischen *Bhastrika* und *Kapalabhati* und die Ansichten der verschiedenen Schulen werden im Kapitel über *Bhastrika* ausführlicher behandelt.

## DER NUTZEN VON KAPALABHATI

In der *Hatha Yoga Pradipika* heißt es, dass *Kapalabhati* alle Störungen austrocknet, die von einem Übermaß an Schleim (*Kapha*) herrühren und Übergewicht verursachen, und durch dieses Austrocknen zu einem leichten Erfolg im *Pranayama* führt.[414] Wir erfahren auch, dass *Kapalabhati* das Herannahen des Alters aufhält und die *Chakras* erweckt, Bauchfett reduziert, das Gehirn massiert, ausgleicht, reinigt und erweckt, die Funktion der Bauchorgane verbessert, die Lungen reinigt, die Atemfunktion verbessert und auch für Emphysem- und Asthmakranke hilfreich sein kann - wenn es zu anderen Zeiten als während eines Anfalls praktiziert wird. *Kapalabhati* ist gut bei Bronchitis und Tuberkulose. Es reichert das Blut mit Sauerstoff an und eliminiert $CO_2$ , wodurch das

---

[412] Shyam Sunder Goswami, *Laya Yoga*, Inner Traditions, Rochester, 1999, S. 323

[413] Shyam Sunder Goswami, *Laya Yoga*, Innere Traditionen, Rochester, 1999, S. 307

[414] *Hatha Yoga Pradipika* II.35-36

Blut alkalisch wird. Außerdem gilt es als hilfreich bei Fettleibigkeit, Übersäuerung, Blähungen, Verstopfung, Diabetes, Blutzuckerungleichgewicht und Depressionen. Laut Swami Ramdev sind 30 Minuten *Kapalabhati* pro Tag, verteilt auf 2 Sitzungen à 15 Minuten, hilfreich bei der Behandlung von Krebs.[415] Er hält es auch für hilfreich, um Verstopfungen der Blutgefäße zu beseitigen und zu vermeiden,[416] und zur Heilung von Prostataproblemen, wobei er angibt, dass es hilfreicher ist als alle *Asanas* zusammen.[417] Zu diesem Zweck sollte es kräftig geübt werden, damit alle Gewebe vibrieren. Da das Gehirn mit der Atemfrequenz pulsiert, bringt *Kapalabhati* das Gehirn mit einer sehr hohen Frequenz zum Schwingen und reinigt es. Wird *Kapalabhati* sehr lange praktiziert, kann es zu *Kevala Kumbhaka* führen. Swami Kuvalayananda erklärte, dass der steigende Sauerstoffgehalt im Blut während *Kapalabhati* dazu führt, dass die Stimulation des Atemzentrums im Gehirn abnimmt.[418] Das Atemzentrum leitet dann nicht den nächsten Atemzug ein, was dazu führt, dass der Yogi in *Kumbhaka* bleiben kann. Außerdem verbessert *Kapalabhati*, wenn es richtig tief im Bauch geübt wird, das *Mula Bandha*, das für den Pranayama-Praktizierenden sehr wichtig ist. *Kapalabhati* ist eine wahre Schatztruhe, weshalb alle Yogis es üben sollten.

---

[415] Swami Ramdev, *Pranayama*, Divya Yog Mandir Trust, Hardwar, 2007, S. 36

[416] Swami Ramdev, *Pranayama Rahasya*, Divya Yog Mandir Trust, Hardwar, 2009, S. 49

[417] Swami Ramdev, *Pranayama Rahasya*, Divya Yog Mandir Trust, Hardwar, 2009, S. 91

[418] *Yoga Mimamsa* IV.2

## WANN MAN KAPALABHATI ÜBT

Wie bei allen Pranayama-Techniken und den meisten *Kriyas* muss man mindestens vier Stunden nach einer Mahlzeit warten, um *Kapalabhati* zu üben, deshalb ist der frühe Morgen die beste Zeit. Es kann nicht am späten Abend praktiziert werden, da es dich mit Energie auflädt und es danach unmöglich sein kann zu schlafen. Es ist generell ratsam, *Kapalabhati* vor allen anderen Pranayama-Techniken zu üben, da es eine ideale Vorbereitung für alle *Pranayamas* ist. *Kapalabhati* sollte gemeistert werden, bevor *Bhastrika* versucht wird. *Kapalabhati* reinigt die Lunge, indem es Stauungen beseitigt. Außerdem öffnet es die Lungenbläschen durch die schnelle Atmung und pumpt den Organismus mit *Prana* und Sauerstoff auf. Außerdem erweckt es den Geist und erfrischt den Körper. Aus diesen Gründen sollte es immer zwischen den Asana- und Pranayama-Praktiken praktiziert werden, vor allem wenn man von den *Asanas* erschöpft ist. *Pranayama* kann nicht praktiziert werden, wenn man müde ist oder wenn der Geist träge (tamasig) oder hektisch (rajasig) ist.

## KONTRAINDIKATIONEN

Kapalabhati sollte nicht während der Menstruation praktiziert werden, aber die Wechselatmung ohne *Kumbhaka* und *Mula Bandha* kann zu dieser Zeit fortgesetzt werden. Es sollte auch nicht bei Bluthochdruck, Gebärmutter- oder Netzhautproblemen oder Nasenbluten durchgeführt werden. Außerdem muss es bei Herzerkrankungen, Lungenentzündung, Bronchitis, Leistenbruch und Schwangerschaft sowie bei Schwindelgefühlen vermieden werden. Bei einem erhöhten Pitta-Zustand solltest du

*Kapalabhati* nicht länger als 2 Minuten praktizieren. Auch im Sommer sollte die Übung reduziert werden. Der Grund für diese Einschränkung wird deutlich, wenn du dir die Ähnlichkeit zwischen *Kapalabhati* und *Nauli* Stufe 1 ansiehst. *Kapalabhati* ist nichts anderes als eine Nauli-Stufe 1 ohne *Kumbhaka*. Durch das kräftige Schlagen der Bauchdecke fächert es, wie Nauli-Stufe 1, *das Agni* (Verdauungsfeuer) auf. Deshalb gelten die Sicherheitsvorkehrungen, die für *Nauli* gelten, auch hier.

Übende fangen während *Kapalabhati* häufig an zu husten. Huste und setze dann die Übung fort. Das ist eine normale Art und Weise, *Kapha* loszulassen. *Kapalabhati* kann bei Asthmatikern auch zu Bronchospasmen führen. In diesem Fall sollte die Übung unterbrochen und am nächsten Tag in einer sanfteren Form wieder aufgenommen werden, da sie bei Asthma sehr hilfreich ist. Asthmatiker müssen langsamer, weniger stark und kürzer üben. Wenn du die Intensität der Übung über einen längeren Zeitraum langsam steigerst, kannst du eine große Verbesserung erzielen.

## TECHNIK

Praktiziere *Kapalabhati* sitzend in einer yogischen Meditationshaltung, idealerweise *Padmasana* oder *Siddhasana*. Für spirituelle Zwecke wird die Übung über einen langen Zeitraum intensiv ausgeführt, um alle Gewebe zum Pulsieren zu bringen. Für diese dynamische Praxis ist *Padmasana* ein Muss. In *Kapalabhati* bewegst du nur den Bauch, aber der Brustkorb wird nicht entspannt gehalten, sondern angehoben, indem du die Zwischenrippenmuskeln anspannst, die die Einatmung erzeugen. Der Brustkorb wird dann so gehalten, als wäre die Einatmung abgeschlossen.

Bei einem normalen Atemzyklus ist die Einatmung aktiv und die Ausatmung passiv. *Kapalabhati* kehrt diese Reihenfolge um. Hier machen wir die Ausatmung aktiv, indem wir die Bauchdecke kraftvoll gegen die Wirbelsäule drücken. Dazu werden die Bauchmuskeln plötzlich und kräftig angespannt, um die Luft herauszudrücken. Es ist wichtig, dass du die Schultern und den Kopf ruhig hältst. Die Schultern sollten nicht auf und ab wippen und der Kopf sollte sich nicht von einer Seite zur anderen oder vor und zurück bewegen. Konzentriere dich auf jeden einzelnen Schlag der Bauchmuskeln und mache jeden Schlag so kräftig wie möglich. Vermeide es deshalb in der Anfangsphase, das Tempo zu erhöhen. Eine Beschleunigung führt zu schnellen, flachen, oberflächlichen Schlägen, die wenig Wirkung haben. Es ist wichtig, die Übung langsam und methodisch durchzuführen.

Nachdem du die Luft ausgestoßen hast, atme ganz passiv ein. Wenn du die Bauchmuskeln entspannst, saugt das Vakuum in der Lunge die Luft automatisch ein. Das Atemvolumen wird dadurch erhöht, dass der Brustkorb in der Einatmungsposition angehoben bleibt. Das führt dazu, dass die passive Einatmung drei bis vier Mal so lang ist wie die aktive Ausatmung. Dieses Verhältnis ist ausschlaggebend für *Kapalabhati*. Während die normale Atmung ein Verhältnis von etwa 1:2 hat, bei dem die Ausatmung fast doppelt so lang ist wie die Einatmung, ist die Einatmung beim *Kapalabhati* bis zu viermal so lang wie die Ausatmung, also 4:1.

Der häufigste Fehler von Anfängern ist, dass sie die Einatmung zu aktiv und damit zu schnell machen. Abgesehen davon, dass du den Brustkorb angehoben hältst, musst du dich nach jedem kräftigen Bauchschlag vollständig entspannen.

## ZUSÄTZLICHE PUNKTE ZU BEACHTEN

Swami Kuvalayananda schlägt vor, sich vorzustellen, dass die Bauchschläge auf das Zentrum der Kundalini im Unterleib treffen.[419] Diese Aktion aktiviert spirituell das Nervensystem.[420] Die Übung kann nicht richtig ausgeführt werden, ohne sich auf den Unterbauch zu konzentrieren, wo die Kraft der Schläge am größten ist. Wenn man sich nicht auf den Unterbauch konzentriert, besteht die Gefahr, dass man das Zwerchfell, den Brustkorb oder die Schultern in die Übung einbezieht. Achte darauf, dass du die Luft nicht durch den Einsatz des Zwerchfells ausstößt. Das Zwerchfell muss entspannt gehalten werden. Wenn du Zweifel hast, führe die Übung vor einem Spiegel durch. Der Brustkorb sollte eingefroren sein und sich nicht bewegen. Die Bewegung sollte nur von der Bauchdecke ausgehen. Die Bewegung der unteren Rippen deutet auf eine Aktivität des Zwerchfells hin, was ein weiterer häufiger Fehler von Anfängern ist.

*Kapalabhati* führt in der Regel automatisch zu *Mula Bandha*. Wenn *Mula Bandha* nicht einsetzt, konzentrierst du dich vielleicht zu weit oben im Bauchraum. Der Schwerpunkt

---

[419] Der ursprüngliche Ort der Kundalini ist das *Svadhishthana* (eigener Wohnsitz) *Chakra* im Unterleib, bevor sie zum *Muladhara Chakra* herabfällt.

[420] *Yoga Mimamsa* IV.2

der Baucharbeit und der geistige Fokus müssen auf halber Höhe zwischen Nabel und Schambein liegen. Mit anderen Worten: *Kapalabhati* ist eine Form der dynamischen Einatmung - Uddiyana *Bandha*.[421] Da die Bauchmuskeln, die Domäne von *Uddiyana Bandha*, und die Beckenmuskeln, die Domäne von *Mula Bandha*, eng miteinander verbunden sind, wird ein starkes, dynamisches *Uddiyana Bandha* (d.h. *Kapalabhati*) *Mula Bandha* zur Aktivität anregen. Außerdem saugt das Vakuum, das am Ende der aktiven Züge entsteht, nicht nur passiv Luft in die Lungen, sondern hebt auch das Zwerchfell an, was wiederum *Mula Bandha* stimuliert.

Wenn du den Brustkorb gehoben hältst, kann das zu mehr Reibung und Zug auf die Bronchien führen. Das kann zu Bronchospasmus und Husten führen. Wenn dies ein ständiges Problem für dich ist, kannst du den Hustenreiz verringern, indem du den Kopf leicht nach vorne neigst. Das kann so weit gehen, dass du den Kopf in die *Jalandhara Bandha* Position bringst (ohne den Hals zusammenzuziehen), wie im *Yoga Rahasya* vorgeschlagen wird.[422]

## SCHLÄGE PRO MINUTE

Abgesehen davon, dass das Zwerchfell statt der unteren Bauchmuskeln eingesetzt wird, sind die häufigsten Fehler, die bei *Kapalabhati* gemacht werden, dass man die Übung mit zu vielen Schlägen pro Minute beginnt und Kopf und Schultern nicht ruhig hält. Ein weiterer Fehler ist, die Einatmung schnell und aktiv zu machen, anstatt langsam und passiv. Du musst jede Einatmung

---

[421] Das gilt nicht für das passive *Bahya Uddiyana*, das das äußere *Kumbhaka* begleitet. Mehr dazu im Kapitel über *Uddiyana Bandha*.
[422] *Yoga Rahasya* I.101

vollständig von jeder Ausatmung trennen, denn sie sind von völlig unterschiedlicher Natur.

Ein Standardatemzug (d.h. ein Atemzyklus, der aus einer Einatmung und einer Ausatmung besteht) dauert in *Kapalabhati* etwa 1 Sekunde, wobei ein Fünftel davon für die Ausatmung und 4 Fünftel für die passive Einatmung verwendet werden. Für einen Anfänger wird es jedoch schwierig sein, die Wucht und Kraft der aktiven Ausatmung aufrechtzuerhalten und gleichzeitig zu verhindern, dass diese in die Einatmung übergeht. Ich empfehle Anfängern, so langsam zu üben, wie es nötig ist, um die wichtigsten Merkmale dieser Atemmethode beizubehalten. Das kann bedeuten, dass die Technik mit nur 30 bis 40 Atemzügen pro Minute begonnen wird. Bei fortgeschrittenen Praktizierenden kann sich dies deutlich erhöhen. Bei fortgeschrittenem *Kapalabhati* kann ein Yogi die Atemfrequenz auf bis zu 120 Schläge pro Minute erhöhen. Das ist eine sehr fortgeschrittene Form der Praxis, denn bei dieser Geschwindigkeit ist es schwierig, die verschiedenen Arten der Ein- und Ausatmung beizubehalten. Für den Anfänger ist es wichtig, die Integrität, die Kraft und die Amplitude jedes einzelnen Atemzugs beizubehalten, anstatt die Frequenz zu erhöhen.

## ANZAHL DER SCHLÄGE PRO RUNDE UND GESAMTANZAHL DER SCHLÄGE

Am Anfang wirst du merken, dass du schnell müde wirst. Vielleicht schaffst du nur 15 bis 20 Schläge pro Runde. Atme ein paar Mal normal durch und mache dann eine zweite Runde mit der gleichen Anzahl von Schlägen. Steigere diese Zahl über Wochen täglichen Übens langsam auf 60 und schließlich über Monate und Jahre auf bis zu 120 pro Runde. Wenn du die Anzahl schnell erhöhst, brauchst du Pausen zwischen den Runden. Wenn du die Anzahl langsamer steigerst, kannst du in einer Runde Hunderte von Schlägen ohne Pausen ausführen. Das ist von Vorteil, wenn du meditative Zustände erreichen willst. Von Swami Satyananda ist bekannt, dass er 5000 *Kapalabhati-Schläge* in einer Runde ausgeführt hat,[423] wenn auch mit einer niedrigen Geschwindigkeit.[424]

## KUMBHAKA

Manche Lehrer zählen *Kumbhakas* zum *Kapalabhati* und manche definieren *Kapalabhati* mit *Kumbhaka* als *Bhastrika*. Eine ausführliche Diskussion zu diesem Thema findest du im Kapitel über *Bhastrika*. Ich empfehle, *Kapalabhati* als *Kriya* ohne *Kumbhaka* zu machen. Ich schlage vor, es als Vorbereitung für *Nadi Shodhana* zu verwenden. *Nadi Shodhana* ist die wichtigste Pranayama-Technik, und du wirst feststellen, dass du dich darin schnell verbesserst, wenn du einige Minuten *Kapalabhati* direkt nach deiner Asana-Praxis und direkt vor *Nadi Shodhana* machst. Auf diese Weise kannst du *Kapalabhati* nutzen, um deine *Kumbhakas* in *Nadi Shodhana* zu verlängern.

## KAPALABHATI UND WÄRME

*Kapalabhati* ist eine Erwärmungstechnik. Sie erhöht *Agni* und seine verunreinigte Form, *Pitta*. Wenn du *Kapalabhati* im Sommer oder in heißen Ländern intensiv praktizierst, kann es sein, dass du *Pitta* verstärkst, was die Körperhitze

---

[423] Swami Niranjanananda, *Prana and Pranayama*, Yoga Publications Trust, Munger, 2009, S. 341

[424] Swami Niranjanananda, *Prana and Pranayama*, Yoga Publications Trust, Munger, 2009, S. 273

erhöht, brennende Empfindungen hervorruft und den Säuregehalt erhöht. Es kann auch die Qualität deines Schlafs beeinträchtigen. Im Sommer kann es daher sein, dass du *Kapalabhati* reduzieren musst, vor allem wenn du eine zweite Sitzung am Nachmittag machst. Es ist wichtig, *Agni* langsam zu reinigen, anstatt seine geschwächte Form, *Pitta*, in Gang zu setzen. Die Reinigung von *Agni* und den *Nadis* ist das Thema fast aller yogischen Techniken, wie *Asana*, *Kriya*, *Pranayama*, *Yama* und *Niyama*, *Mitahara* und *Ishvara Pranidhana*.

Du kannst die Symptome der Hitze auch lindern, indem du entweder nach der Übung Milch trinkst oder die kühlenden *Pranayamas Chandra Bhedana*, *Shitali* und *Sitkari* ausführst, die später beschrieben werden.

# Neti

Es gibt zwei Arten von *Neti* - *Jala Neti*, bei dem Wasser verwendet wird, und *Sutra Neti*, bei dem ein Faden verwendet wird, der traditionell in Bienenwachs getaucht wird.

## SUTRA NETI

*Sutra Neti* ist das, auf was in den Schriften meistens Bezug genommen wird. Laut der *Hatha Yoga Pradipika* besteht *Neti* darin, einen Faden durch ein Nasenloch hinein und durch den Mund hinaus zu führen.

Es wird angenommen, dass eine solche Prozedur das Gehirn reinigt, Störungen der Augen und die meisten anderen Störungen der Schädel- und Nackenregion beseitigt,[425] und die Sehkraft verbessert.[426] *Sutra Neti* soll

---

[425] *Hatha Yoga Pradipika* II.29-30
[426] *Hatha Ratnavali von Shrinivasayogi* I.42

auch das *Ajna Chakra* reinigen und öffnen, was sowohl im *Hatha Ratnavali*[427] als auch im *Hatha Yoga Manjari*[428] angegeben wird. M.L. Gharote informiert uns, dass die Praxis von *Neti* zu einer statistischen Verbesserung bei Asthmafällen führt.[429] Ein großer Vorteil von *Sutra Neti* ist, dass es auch die Nasenschleimhäute durch die entstehende Reibung widerstandsfähiger macht.

## TECHNIK

Wenn du einen Faden verwendest, achte darauf, dass du mit dem offenen Nasenloch beginnst, d.h. mit dem, durch das das *Svara* gerade fließt. Führe den Faden in das offene Nasenloch ein, schließe das andere Nasenloch und sauge den Faden dann in den Mund, indem du kräftig durch das offene Nasenloch einatmest. Häufiger als Fäden werden heute Gummikatheter oder Schnüre verwendet, die speziell für *Neti* hergestellt werden und über Anbieter von Yoga-Zubehör erhältlich sind. Es ist hilfreich, den Faden mit Ghee einzureiben und ihn langsam in das offene Nasenloch einzuführen. Sobald er den hinteren Teil der Zunge erreicht hat, ziehst du ihn mit zwei Fingern heraus und bewegst ihn sanft hin und her, indem du abwechselnd an beiden Seiten ziehst. Wenn du fertig bist, wiederhole den Vorgang mit dem anderen Nasenloch. Subjektiv habe ich den Eindruck, dass es mit der Zeit die Nasengänge vergrößert oder zumindest verhindert, dass sie anschwellen. Während

---

[427] *Hatha Ratnavali von Shrinivasayogi* I.64

[428] *Hatha Yoga Manjari von Sahajananda* II.39

[429] Dr. M.L. Gharote, *Yogic Techniques*, Lonavla Yoga Institute, Lonavla, 2006, S. 66

des *Pranayama* wird der Atem dann weniger hörbar und auch weniger wahrnehmbar, wenn man ihn mit einem in gewissem Abstand aufgestellten Spiegel überprüft. Einige, aber nicht alle Schulen verwenden diese Methode, um den Erfolg von *Pranayama* zu ermitteln. Dabei geht es darum, die Entfernung zu verringern, über die Atem und *Prana* aus dem Körper geschleudert werden.

## JALA NETI

Die zweite Art von *Neti* ist *Jala Neti*. Sie wird zwar in den Yoga-Texten nicht so sehr gelobt, ist aber viel einfacher durchzuführen und wird für Yogis, die *Pranayama* in luftverschmutzten Städten praktizieren, immer wichtiger. Die Innenseite der Nase ist mit Tausenden von winzigen Härchen übersät, die nach außen gegen die einströmende Luft gerichtet sind. Sie sind dazu da, Schadstoffe und Fremdkörper aus der Luft zu kämmen. Die Schadstoffe werden dann über die Schleimhäute in den Körper transportiert und vom Lymphsystem aufgenommen. Das Lymphsystem neutralisiert sie so weit wie möglich und sie werden dann in den Blutkreislauf weitergeleitet, über die Leber und die Nieren gefiltert und dann ausgeschieden. Eine viel bessere Methode wäre es, so wenig wie möglich von diesen Giften und Chemikalien in den Blutkreislauf, die Leber und die Nieren gelangen zu lassen. Die Arbeitsbelastung des Körpers in Bezug auf Atemgifte und Schadstoffe wird dann deutlich verringert.

Zu diesem Zweck werden die Nasenschleimhäute täglich mit einer Kochsalzlösung gespült und gewaschen. Dadurch werden die Giftstoffe aus dem Körper heraus gespült, anstatt sie in den Körper hinein zu lassen. Es ist eine wichtige Form der Hygiene, wenn man in einer Industriestadt lebt. *Jala Neti* ist auch eine deutliche Erleichterung für das Herz, wenn man *Pranayama* praktiziert, denn es hält die Nasenlöcher frei, wenn auch in geringerem Maße als *Sutra Neti*. Es ist sehr frustrierend, wenn man versucht, *Pranayama* zu lernen, aber ständig mit verstopften Nasenlöchern konfrontiert ist. Das kann durch *Jala Neti* vollständig gelindert werden. Außerdem heilt es Nasennebenhöhlenentzündungen und hilft bei anderen Atemwegserkrankungen wie Erkältungen und bakteriellen Infektionen der oberen Atemwege.

Bei der Verwendung von Wasser solltest du beachten, dass du das *Neti-Wasser* zwar nicht schluckst, es aber dennoch in eine Körperöffnung gelangt und mit den Schleimhäuten in Kontakt kommt. Das Wasser, das du verwendest, muss von trinkbarer Qualität sein. In vielen Gemeinden ist das Leitungswasser durch industrielle Verschmutzung giftig geworden. Die Behörden versuchen oft, dem entgegenzuwirken, indem sie bestimmte Verbindungen hinzufügen, die ebenfalls nicht für den menschlichen Verzehr geeignet sind. In vielen Gegenden musst du entweder gefiltertes Wasser oder Wasser aus Flaschen verwenden.

## TECHNIK

Die einfachste Methode ist die Verwendung einer speziell angefertigten Neti-Kanne, die du bei Yoga-Anbietern und in örtlichen Apotheken bekommst. Fülle sie mit gefiltertem Wasser in Körpertemperatur. Das Wasser sollte weder kalt noch heiß sein, sonst wird die Übung unangenehm. Gib je nach Größe des Topfes etwa einen halben Teelöffel Salz in das Wasser und löse es auf. Die Salzlösung sollte stark genug sein, um die Nase zu reinigen, aber nicht so stark, dass ein unangenehmes, brennendes Gefühl entsteht und die Schleimhäute gereizt werden. Nun führst du die Tülle der Neti-Kanne einfach in ein Nasenloch ein, neigst den Kopf zur Seite und lässt das Wasser durch die Schwerkraft durch das obere Nasenloch ein- und durch das untere Nasenloch wieder ausströmen. Neige den Kopf nicht nach hinten, sonst gelangt das Wasser in deinen Mund. Führe den Vorgang dann für das andere Nasenloch in umgekehrter Reihenfolge durch. Zum Schluss schnäuzt du dir mehrmals kräftig die Nase, um überschüssiges Wasser zu entfernen. Mach das mit dem Kopf nach unten und auch zu beiden Seiten hin, um sicherzustellen, dass du alles Wasser aus deinen Nebenhöhlen entfernst.

Das Gefühl, die Nase mit Wasser zu spülen, ist nicht unangenehm, wenn die Temperatur des Wassers und der Salzgehalt richtig sind. Wenn du keine Neti-Kanne hast, kannst du auch eine Schüssel oder sogar deine hohle Hand benutzen. Bei dieser Methode musst du allerdings einen Sog erzeugen, was etwas mehr Geschick erfordert. Senke deinen Kopf und führe das untere Nasenloch in das Wasser ein. Verschließe das obere Nasenloch mit deinem Daumen. Sauge das Wasser in die Nase und sobald deine Nase voll ist, kippe deinen Kopf auf die andere Seite, um es herauslaufen zu lassen. Wiederhole den Vorgang mehrere Male und wechsle dann die Seite. Wenn du zu viel Wasser einsaugst, kannst du es jederzeit aus dem Mund laufen lassen. Halte deinen Kopf immer nach vorne gebeugt und sauge nicht zu viel, sonst kann dir das Wasser in die Luftröhre laufen. Ich empfehle, *Jala Neti* täglich zu machen, bis das Problem der verstopften Nasenlöcher behoben ist.

# Techniken

# BEFREIUNG DES ATEMMUSTERS DURCH ATEMWELLEN

Wenn du dich ohne Vorbereitung direkt in die Anwendung traditioneller Pranayama-Methoden stürzt, nimmst du alle Einschränkungen des Atems, die du durch vergangene Gedanken und Handlungen angesammelt hast, mit in deine Pranayama-Praxis, wo sie sich als Hindernisse manifestieren werden. Wenn Hindernisse vorhanden sind, äußert sich das in deiner Pranayama-Praxis als Unbehagen: Ungeduldig, zappelig auf der einen Seite oder dumpf, lethargisch und unfähig, spirituelle Zustände zu erreichen, auf der anderen. Beide Zustände sind auf das Vorhandensein von Raja- bzw. *Tama-Guna* in deiner Konditionierung und Denkweise zurückzuführen. Auch wenn du all das mit traditionellen Pranayama-Techniken ausbügeln kannst, wirst du schneller Fortschritte machen, wenn du zuerst mit einigen der folgenden Methoden arbeitest. Sie zielen darauf ab, ein natürliches Atemmuster wieder in Gang zu bringen, das oft durch mentale Aktivitäten unterbrochen wird.

Wenn wir *Pranayama* üben, erleben wir im Idealfall etwas, das ich gerne den ozeanischen Atem nenne. Der ozeanische Atem bewegt sich wie eine Welle von *Prana* durch deinen gesamten Organismus und erreicht jede Zelle deines Körpers. Dabei nimmt er dein gesamtes Bewusstsein auf und lenkt es von Gedanken und Emotionen der Vergangenheit und Zukunft ab. Die Unfähigkeit, den ozeanischen Atem spontan anzuwenden oder, besser noch, dich ihm zu überlassen und hinzugeben, wird durch die Dichte deiner Konditionierungen bestimmt. In der Praxis bedeutet das, dass Emotionen und Gedanken von Angst, Schuld, Scham, Schmerz, Wut usw. und die damit verbundenen Erinnerungen Energieblockaden in deinem Körper bilden, die dich daran hindern, in bestimmte Bereiche zu atmen. Das reduziert oder verhindert sogar die ekstatische Erfahrung, die das Atmen sein könnte, und betäubt uns so sehr, dass uns das Erleben spiritueller Zustände unerreichbar erscheint. Es kann sich auch in Zuständen wie Langeweile, Verwirrung oder Depression äußern, die bei ozeanischer oder vollständiger yogischer Atmung unwahrscheinlich sind. Indem wir das Atemmuster vorher befreien, d.h. in jede Zelle des Körpers atmen können, kann *Pranayama* von Anfang an zu einer zutiefst befriedigenden und offenbarenden Erfahrung werden.

Um das Atemmuster schnell und effektiv zu befreien und den ozeanischen Atem zu erleben, schlage ich vor, mit einer Reihe von Übungen zu arbeiten, die ich Atemwellen nenne. Diese Atemwellen bauen Resonanzfrequenzen in deinem Körper auf, die energetische Blockaden auflösen, die dich daran hindern, vollständig zu atmen und dich lebendig zu fühlen.

## Liegende Wellen

Für den ersten Satz dieser Übungen musst du dich auf den Rücken legen. Für manche Schüler/innen ist es einfacher, den Atem zu spüren, wenn sie die Beine nach oben beugen und die Knie zusammenlegen. Lege dich auf eine weiche

Unterlage wie einen Teppich oder eine Decke, damit du es bequem hast. Lege nun eine Hand, zum Beispiel die linke, auf deinen Bauch. Nachdem du ausgeatmet hast, atme ausschließlich in den Bauch, so dass deine linke Hand zur Decke gehoben wird. Für manche Menschen, die an die ausschließliche Brustkorbatmung gewöhnt sind, ist das schwer zu erreichen, aber es ist äußerst wichtig, dass du durchhältst, bis du die Erfahrung machst, dass du tatsächlich ausschließlich in den Bauch atmen kannst oder besser gesagt, deinen gesamten Atem in diesem Bereich verteilst.

Ausschließliche Brustatmung hängt mit dem Festhalten an aufgestauten Emotionen zusammen. Die effektivste Art, mit Emotionen umzugehen, die während der Atmung auftauchen, ist, sie einfach als das anzuerkennen, was sie sind, sie auszuatmen und sie dann loszulassen. Emotionen, vor allem die mächtigen wie Schmerz, Angst, Scham und Schuld, neigen dazu, größer und mächtiger zu werden, wenn wir ihnen nicht direkt in die Augen sehen. Sie werden immer größer, wenn wir ihnen den Rükken zuwenden, und schließlich werden sie so groß, dass wir das Gefühl bekommen, sie könnten uns verschlingen, was im übertragenen Sinne auch stimmt. Bereits in der historischen *Bhagavad Gita*, die sich erst im 20. Jahrhundert durchgesetzt hat, heißt es, dass Unterdrückung nicht funktioniert und dass wir entsprechend unserer Natur handeln müssen.[430]

Anstatt negative Ladungen wie Emotionen zu verdrängen und sie zu verleugnen, müssen wir uns umdrehen und ihnen direkt ins Auge sehen. Wenn wir sie als

---

[430] *Bhagavad Gita* III.33

einen verleugneten Teil von uns anerkennen, schrumpfen sie auf Lebensgröße. Normalerweise ist es die Angst vor der Angst, die am meisten Angst macht, und nicht die primäre Angst selbst. Tief sitzende Emotionen müssen möglicherweise anerkannt und losgelassen werden, bevor du mit *Pranayama* weitermachst.

Es ist wichtig, sich im Umgang mit Emotionen und Gedanken daran zu erinnern, dass du nicht die Emotion bist. Du bist der Zeuge der Emotion. Sie kann dich nicht berühren, solange du dich nicht mit ihr identifizierst. So wie ein Filmbild nicht an der Leinwand haften kann, auf der es erscheint, kann auch ein Gedanke oder ein Gefühl nicht an dem Bewusstsein haften, in dem es auftaucht. Identifiziere dich nicht mit allen mentalen Bildern, die während des Atemprozesses auftauchen, und kehre einfach zum Atem zurück. Eine Emotion loszulassen ist etwas anderes als sie auszuagieren. Wenn du auf eine Emotion reagierst, indem du sie auslebst, verstärkst du ihren Einfluss auf dich.

## LIEGENDE ZWEISTUFIGE AUF-UND-AB-ATEMWELLE

Lege deine rechte Hand in die Mitte deines Brustkorbs und ziehe die nächste Einatmung ausschließlich in diesen Bereich, so dass sich nur dein Brustkorb ausdehnt und dein Bauch völlig statisch ist. Wenn du den Brustkorb aktivierst und in den Atemzyklus integrierst, achte darauf, dass du den Atem nur bis zur obersten Rippe aufsteigen lässt und nicht darüber hinaus. Alte yogische Texte warnen davor, das *Prana* in den Kopf aufsteigen zu lassen. Natürlich kann nicht wirklich Luft in den Kopf gelangen, aber wenn du zu hoch atmest, steigt der Hirndruck, weil zu viel Blut ins Gehirn strömt. Dir wird dann schwindelig, aber was noch schlimmer ist: Die Schwankungen des Hirndrucks schaden auch den Blutgefäßen in deinem Gehirn. Halte die Luft und den Druck in deinem Brustkorb unten und lass ihn nicht ansteigen. Später, im *Kumbhaka*, werden wir *Jalandhara Bandha* anwenden, um das zu verhindern. Wenn es dir aber jetzt schon schwerfällt, beim Einatmen den Brustkorb vom Kopf zu trennen, dann atme einfach nicht so hoch in die oberen Lungenflügel.

Wenn du eingeatmet hast, achte darauf, dass du in diesem Bereich genauso bewusst ausatmest wie du eingeatmet hast, und stoße die gesamte Luft aus, die dir zugänglich ist. Manche Menschen atmen ausschließlich mit der Brust, andere ausschließlich mit dem Bauch. Obwohl dies in den Medien weniger Beachtung findet, ist es genauso hinderlich wie die ausschließliche Brustatmung. Sie macht den Brustkorb steif und das Herz und die Lunge träge. Außerdem werden die Bauchorgane vergrößert und geschwächt und man wird süchtig und zum Sklaven seiner Gefühle, die im Bauchraum gespeichert sind. Wenn du nicht in der Lage bist, deinen Brustkorb im Atemzyklus vollständig zu nutzen, schränkst du deine Vitalität stark ein.

Für diejenigen, die es nicht gewohnt sind, den Brustkorb in ihre Atmung zu integrieren, nimm dir etwas Zeit, um die Erfahrung zu machen, in jeden Bereich deines Brustkorbs zu atmen, z.B. in den Rücken, wo er den Boden berührt, die Seiten, die Vorderseite und den Schlüsselbeinbereich. Atme so lange auf diese Weise, bis du die Erfahrung machst, dass du jeden Kubikzentimeter deines Brustkorbs mit Luft füllen kannst und dann genauso bewusst wieder ausatmest, wie du ihn gefüllt hast.

Wenn du diesen Zustand erreicht hast, lege deine rechte Hand auf deinen Brustkorb in Höhe deines Herzens und deine linke Hand auf deinen Nabel. Verteile nun die erste Hälfte deiner Einatmung in deinen Bauch, so dass sich deine linke Hand hebt. Verteile dann die zweite Hälfte deiner Einatmung in deinen Brustkorb, so dass die rechte Hand zur Decke gehoben wird. Versuche, beide Phasen so deutlich wie möglich zu isolieren.

Bei der ersten Hälfte der Ausatmung entleere nur den Brustkorb, so dass nur deine rechte Hand fällt. Bei der zweiten Hälfte der Ausatmung lässt du nun deine linke Hand fallen, indem du den Bauch entleerst. Mit etwas Übung wirst du lernen, welche Muskeln du einsetzen musst, um diese beiden Ziele zu erreichen. Atme auf diese Weise weiter, indem du zuerst in den Bauch und dann in die Brust einatmest. Dann atme zuerst aus der Brust und danach aus dem Bauch aus. Mach so lange weiter, bis du das Gefühl hast, dass sich eine zweistufige Welle vom Becken bis zu den Schultern und dann wieder nach unten bewegt und jeden Bereich deines Rumpfes erreicht. Diese Übung hilft dir nicht nur, den Brustkorb und den Bauch voneinander zu trennen und sie einzeln anzusprechen, sondern bereitet dich auch auf eine wichtige Pranayama-Technik namens *Bhastrika* vor, bei der du zuerst aus der Brust ausatmest.

## LIEGENDE, ZWEISTUFIGE, DOPPEL-AUFWÄRTS ATEMWELLE

Diese zweite Übung ist in Bezug auf die Einatmung identisch mit der ersten. Atme zuerst in den Bauch ein und fülle mit der zweiten Hälfte der Einatmung den Brustkorb. In Bezug auf die Ausatmung ist diese Atemwelle jedoch das Gegenteil. Da es mehr Muskelkraft erfordert, den Brustkorb vollständig aufgeblasen zu halten, besteht die normale Tendenz darin, zuerst aus dem Brustkorb auszuatmen. Hier setzen wir jedoch unsere Bauchmuskeln ein, um zuerst den Bauch zu entleeren, während wir den Brustkorb aufgeblasen halten. Erst wenn das geschehen ist, darf der Brustkorb fallen. Nimm dir etwas Zeit, um den Unterschied zwischen dieser Übung und der vorherigen zu erfahren, indem du zuerst deine linke Hand auf dem Bauch sinken lässt und erst dann die Hand auf deinem Herzen. Dazu musst du eine Technik anwenden, die vorhin beschrieben wurde und die *Uddiyana Bandha* der Ausatmung heißt. Das bedeutet, dass du bei der Ausatmung den gesamten quer verlaufenden Bauchmuskel anspannst und ihn gegen die Wirbelsäule zurückziehst. Auf diese Weise kannst du aus dem Bauch ausatmen, den Brustkorb jedoch gefüllt halten.

Diese kraftvolle Atemmethode sollte nur angewendet werden, wenn der Körper statisch ist, z. B. im Liegen oder Sitzen. Wenn du dich in und aus Asanas bewegst, musst du eine abgeschwächte Version dieser Technik anwenden, die Uddiyana Bandha der Einatmung genannt wird. Beim Uddiyana Bandha der Einatmung wird nur der untere Teil des transversalen Bauchmuskels, also der Teil unterhalb des Nabels, aktiviert.

Setze diese Übung fort, bis du die Einatmung als eine Welle erlebst, die vom Becken zu den Schultern aufsteigt. Beim Ausatmen bewegt sich im Gegensatz zur vorherigen Übung eine zweite Welle vom Becken zu den Schultern aufwärts, angetrieben durch die Kontraktion der Bauchmuskeln. Diese Übung bildet die Grundlage für eine weitere wichtige Atemübung namens *Kapalabhati*, die unter *Kriyas* beschrieben wird.

## LIEGENDE DREISTUFIGE AUF-UND-AB-WELLE

Bei dieser Übung teilen wir den Rumpf in drei Bereiche ein. Der erste reicht vom Schambein und dem Beckenboden bis zu den unteren Rippen. Während du auf dem Boden liegst, fühlst du mit deinen Händen die untersten Rippen an der Seite deines Rumpfes. Spüre, wie viel weiter der Brustkorb hier auf der Seite und im Rücken nach unten reicht als im vorderen Bereich der Brust. Die untersten schwebenden Rippen bilden die untere Begrenzung des zweiten Bereichs, in den wir atmen sollen. Berühre nun die unterste Spitze des Brustbeins (Schwertfortsatz) an der Vorderseite deines Brustkorbs. Das ist die obere Begrenzung des zweiten oder mittleren Bereichs, der vom Zwerchfell durchschnitten wird. Das Zwerchfell ist der große, kuppelförmige Atemmuskel, der die Brusthöhle von der Bauchhöhle trennt. Es setzt vorne an diesem Punkt an, und da es von hier bis zur untersten beweglichen Rippe im Rücken abfällt, besteht dieser mittlere Bereich genau genommen hinten aus dem Brustkorb und vorne aus dem Bauchraum.

Der dritte und höchste Bereich besteht ausschließlich aus dem Brustkorb und reicht von der unteren Spitze des Brustbeins bis zu den Schlüsselbeinen. Streng genommen reicht er sogar noch höher als die Schlüsselbeine, da die erste und zweite Rippe und die Lungenspitzen bis über die Schlüsselbeine reichen.

Lege dich auf den Rücken und lege deine linke Hand auf den unteren Bereich deines Bauches. Beachte, dass der untere Bereich diesmal kleiner ist als bei der zweistufigen Welle, bei der nur Bauch und Brustkorb isoliert wurden. Lass nun den Atem in das untere Drittel deines Rumpfes strömen und deine linke Hand zur Decke heben und beim Ausatmen zum Boden sinken. Wiederhole dies ein paar Mal, bis du diesen Bereich klar isoliert hast. Lass deine linke Hand an Ort und Stelle und lege nun deine rechte Hand auf den zuvor beschriebenen mittleren Bereich, der teilweise aus dem Brustkorb und teilweise aus dem Bauch besteht. Verteile die erste Hälfte deiner Einatmung auf das untere Drittel des Rumpfes, wobei du die linke Hand anhebst, und erst dann den zweiten Teil der Einatmung auf den mittleren Bereich, wobei du die rechte Hand anhebst. Beim Ausatmen lässt du zuerst die rechte Hand sinken und danach die linke Hand, d.h. du atmest zuerst aus dem mittleren Bereich und dann aus dem unteren Teil des Rumpfes aus. Mach ein paar Atemzüge auf diese Weise, bis du die beiden Bereiche klar voneinander getrennt hast.

Wenn du das geschafft hast, nimm deine linke Hand vom Bauch und lege sie auf deinen oberen Brustkorb, zwischen dein Herz und deine Halsschlagader. Verteile nun das erste Drittel deiner Einatmung auf deinen Unterbauch, wo sich deine linke Hand vorher befand, und fülle mit dem zweiten Drittel deiner Einatmung das mittlere Drittel deines Rumpfes. Wenn du das geschafft hast, lenke das letzte Drittel deiner Einatmung in das obere Drittel deines Rumpfes. Achte darauf, dass dein Atem die oberen Lungenflügel, die oft vernachlässigt werden, erreicht und belüftet, aber tu das, ohne dich anzustrengen. Fülle deine Lunge nie so weit, dass sie zu platzen droht. Das Gefühl, zu platzen, macht dich darauf aufmerksam, dass die zerbrechlichen Septen, die Trennwände zwischen deinen Lungenbläschen, stark beansprucht werden. Wenn du diese Warnung ignorierst, kann es passieren, dass einige von ihnen tatsächlich platzen, was auf lange Sicht zu einem Emphysem führen kann.

Beim Ausatmen entleere zuerst den Bereich, in den du zuletzt eingeatmet hast, also das oberste Drittel deines Rumpfes. Konzentriere dich dabei darauf, deine linke Hand nach unten zum Boden sinken zu lassen. Wenn du das erste Drittel der Luft ausgeatmet hast, atme das zweite Drittel jetzt aus dem mittleren Bereich deines Rumpfes aus und lasse dabei die rechte Hand sinken. Atme schließlich das letzte Drittel der Luft aus deinem Bauch aus. Setze dieses Muster fort, bis du das Gefühl hast, dass sich beim Einatmen eine Welle von deinem Schambein bis zur Halsschlagader bewegt und beim Ausatmen wieder nach unten. Mit etwas Übung wirst du in der Lage sein, eine Resonanzfrequenz zu erzeugen, indem du jede Atemwelle mit der nächsten verbindest und so ihre Kraft oder Amplitude verstärkst. Sei dir bewusst, was das mit deiner Wirbelsäule macht. Du wirst eine wellenartige Bewegung spüren, die die Wirbel deiner Wirbelsäule bewegt. Es ist sehr wohltuend, wenn du diese Welle im Liegen deine Wirbelsäule auf und ab wandern lässt.

Du wirst auch in der Lage sein, Energieblockaden in deiner Wirbelsäule zu finden, d.h. fixierte Wirbel usw. In diesen Bereichen kannst du nicht spüren, wie dein Atem deine Wirbelsäule bewegt. Im Idealfall spürst du, wie die Welle jeden einzelnen Wirbel bewegt. Das braucht Zeit und Übung, aber es wird deine Wirbelsäule fließender und gesünder machen. Diese dreistufige auf- und absteigende Welle ist ideal, um den ozeanischen Atem und tiefe Entspannung zu erfahren. Stell dir vor, wie eine Welle beim Einatmen an den Strand schwappt und beim Ausatmen wieder ins Meer zurückfällt.

Du wirst nun spüren, wie sich, angetrieben durch den Atem, eine Welle an der Vorderseite deines Oberkörpers auf und ab bewegt. Spüre, wie dies deinen Geist beeinflusst. Sie macht dich gelassen und schafft gleichzeitig einen losgelösten Beobachter in dir. Wenn du die Welle etabliert hast, arbeite nun daran, Wellenlänge und Intensität auszugleichen. Die Wellenlänge bezieht sich auf die Zeit, die jeder Atemzug dauert und die Intensität auf die Menge der ein- und ausgeatmeten Luft. Mache dies so unauffällig wie möglich. Anstatt von oben herab eine „richtige" Zeit anzuordnen, lass jede Welle ganz natürlich die Form der vorherigen annehmen.

Wenn du das erreicht hast, wirst du feststellen, dass sich eine Resonanzfrequenz eingestellt hat. Und wenn du die Form und die Länge der einzelnen Atemwellen gleich gemacht hast, verbinden sie sich miteinander und verstärken sich gegenseitig. Das ist an sich schon eine meditative Erfahrung, aber das Wichtigste ist, dass du ihren Einfluss auf die Wirbelsäule bemerkst. Die Wellen, die du vorher an der Vorderseite des Rumpfes gespürt hast, wandern jetzt zur Wirbelsäule und du kannst spüren, wie sie diese Struktur, die du dir vorher als starr vorgestellt hast, auf und ab pulsieren. Diese Empfindung hilft dabei, den zentralen Energiekanal (*Sushumna*) zu öffnen. Es ist auch heilsam für die Funktion des zentralen Nervensystems, d.h. des Rückenmarks und des Gehirns. Das Pulsieren der Wirbelsäule mit dem Atem verbessert die Versorgung des Gehirns mit Liquor und lässt es buchstäblich mit jedem Atemzug pulsieren.[431]

## LIEGENDE DREISTUFIGE DOPPEL-AUFWÄRTS-WELLE

Diese vierte Übung ist eine Erweiterung der vorherigen Atemwelle. Achte darauf, dass du die liegende dreistufige Auf- und Abwärtswelle beherrschst, bevor du diese Übung in Angriff nimmst. Die Einatmung läuft genauso ab wie zuvor: Verteile ein Drittel deiner Einatmung in den Bauch, ein Drittel in die Mitte und das letzte Drittel in die obere Brust. Bei der Ausatmung lässt du die Welle jedoch nicht von der jugularen Kerbe (Vertiefung zwischen den Schlüsselbeinen am oberen Ende des Brustbeins) bis zum Schambein zurücklaufen, sondern lässt die Welle der Ausatmung ebenfalls am Schambein beginnen und nach oben laufen.

Das klingt vielleicht kontraintuitiv, aber es ist diese Form der Atmung, die wir später in Pranayama-Techniken mit langsamer Atmung wie *Nadi Shodhana*, *Surya* und *Chandra Bhedana* verwenden werden. Die doppelte Aufwärtswelle treibt das *Prana* während der Ausatmung die Wirbelsäule hinauf. Das ist besonders wichtig, wenn du längere *Kumbhakas* in deine Praxis integrierst. Es ist die Aufwärtsbewegung während der Ausatmung, die dich dann auf Kurs hält.

---

[431] Das Gehirn tut dies bis zu einem gewissen Grad bei einem gesunden Menschen, aber diese Technik, wie einige andere Pranayama-Techniken, verbessert die Funktion.

Um die doppelte Aufwärtswelle einzuleiten, musst du den unteren Teil deines queren Bauchmuskels anspannen, um die Luft aus dem unteren Drittel deines Rumpfes zu drücken. Setze dann deine oberen Bauchmuskeln ein, um die Luft aus dem mittleren Teil deines Rumpfes zu treiben. Und schließlich atmest du aus dem oberen Teil des Rumpfes aus.

Fahre mit dieser Übung fort, bis du das Gefühl hast, dass eine Welle nach der anderen von der Basis deines Rumpfes zu deinen Schlüsselbeinen hinauf fließt. Das passende visuelle Bild dafür ist, als würdest du von weit oben auf den Ozean blicken und sehen, wie sich eine Welle nach der anderen dem Ufer nähert. Ein anderes interessantes Bild in diesem Zusammenhang ist es, eine Schnekke von unten zu betrachten, während sie sich über eine Glasscheibe bewegt. Du wirst sehen, wie sich eine Welle nach der anderen über die Unterseite der Schnecke in dieselbe Richtung bewegt.

Diese Welle wird für dich mehr Sinn machen, wenn du sie aufrecht, gegen die Schwerkraft, übst, denn dann wird dir klar, dass sie der Schwerkraft entgegenwirkt; aber es ist sehr hilfreich, sie sich schon hier in der liegenden Position einzuprägen.

## LIEGENDE SECHSSTUFIGE AUF-UND-AB-WELLE

Wenn du dir die beiden Formen der liegenden dreistufigen Welle eingeprägt hast, kannst du dich zur sechsstufigen Welle steigern, indem du einfach jeden Bereich des Rumpfes, in den du zu atmen gelernt hast, in zwei Teile unterteilst. Wir haben dann einen unteren Bauchbereich, einen oberen Bauchbereich, einen unteren mittleren Rumpfbereich, einen oberen mittleren Rumpfbereich, einen unteren Brustkorbbereich und einen oberen Brustkorbbereich. Lass die Wellen beim Einatmen vom Beckenboden bis zur jugularen Kerbe durch diese sechs deutlich voneinander getrennten Bereiche wandern. Beim Ausatmen lässt du sie langsam von einem Bereich zum anderen zurückwandern, wobei du zuerst aus dem oberen Brustkorb und zuletzt aus dem unteren Bauchraum ausatmest.

Der große Vorteil dabei ist, dass du die Welle verlangsamen kannst, dir bewusster machen kannst, welche Bereiche sie berührt, und ihre Amplitude und damit ihre Wirkung auf das Gewebe, das sie durchläuft, erhöhen und dich außerdem mehr dem ozeanischen Charakter der Erfahrung hingeben kannst. Indem du die Welle mehr unterteilst, erhöht sich die Wahrscheinlichkeit, ihre Resonanzfrequenz zu erfahren. Spüre, wie die Pranawelle jede Zelle deines Körpers und jedes Organ berührt und heilt. Wenn du Schwierigkeiten hast, dies zu spüren, benutze deine Vorstellungskraft. Wo *vrtti* (Gedanken) hingehen, da geht auch *Prana* hin. Wenn du denkst, dass die Welle jedes Organ berührt und heilt, wird sie das auch tun. Wenn du tote, dunkle und gefühllose Bereiche in deinem Körper entdeckst, lenke den Atem bewusst in diese Bereiche, denn dort brauchst du ihn am meisten.

Achte auch hier darauf, dass du das *Prana* nicht in den Kopf aufsteigen lässt, wo es zu einem erhöhten Hirndruck führen würde. Diese Welle ist sehr nützlich, um dich mit *Prana* aufzuladen, und sie ist sehr hilfreich für die Entspannung. Es ist von Vorteil, diese Übung regelmäßig während *Shavasana* (Totenhaltung) am Ende deiner Asana- und Pranayama-Praxis durchzuführen.

## LIEGENDE SECHSSTUFIGE DOPPEL-AUFWÄRTS-WELLE

Diese Welle beginnt wieder genau wie die vorherige, aber bei der Ausatmung wird die Richtung umgekehrt. Die Ausatmung beginnt im Unterbauch und wandert von dort aus die Wirbelsäule hinauf. Spüre, wie diese Welle mehr Anstrengung erfordert, aber sie gibt auch Energie. Der Hauptzweck dieser Welle ist es, sie dir hier einzuprägen, damit sie dir zur Verfügung steht, sobald wir uns in die vertikale Ebene begeben und gegen die Schwerkraft arbeiten. Die sechsstufigen Wellen bilden das Fundament der Meditationstechniken, aber dazu später mehr.

Der Zweck der liegenden Atemwellen ist es, dich dem Prozess des Atmens hinzugeben, ohne gegen die Schwerkraft ankämpfen zu müssen. Experimentiere weiter mit diesen Wellen, bis du die Erfahrung machst, dass du von einer kraftvollen Atemwelle bewegt wirst und dass diese Welle buchstäblich durch jede Zelle deines Körpers rollt und ihn atmet. Wenn du mit diesem Schritt zufrieden bist, wechsle zu den aufrechten Wellen. Sie sind anfangs schwieriger zu spüren, da die eingeprägten Haltemuster deiner Muskeln versuchen werden, dich auf eine Weise zu halten, die es nicht erfordert, die Lebendigkeit des Atems zu spüren. Sobald diese Wellen jedoch eingeprägt sind, transportieren sie Lebenskraft und Atem stärker über die Wirbelsäule zum Gehirn.

## Sitzende Wellen

Nachdem wir gelernt haben, den Rumpf zu unterteilen und in seine verschiedenen Abschnitte zu atmen, wagen wir uns nun in die vertikale Ebene. Im Liegen mussten wir aufgrund der Schwerkraft vor allem lernen, nach oben zu atmen, um unsere Hand zur Decke zu heben. Beim aufrechten Sitzen ist das anders: Die Wirkung der Schwerkraft unterstützt uns dabei, den Atem gleichmäßig auf den Rücken, die Seiten und die Vorderseite des Rumpfes zu verteilen; allerdings müssen wir uns dieses Prozesses bewusst werden. Außerdem müssen wir uns beim aufrechten Sitzen bewusster darum bemühen, die Luft ganz nach oben in den oberen Brustkorb zu atmen, da die Schwerkraft die Atmung bei Personen mit einer hängenden Körperhaltung auf den unteren Bauchraum beschränkt. Die sitzenden Wellen lassen uns die innere Form der verschiedenen Pranayama-Techniken erfahren.

### AUFRECHTE ZWEISTUFIGE AUF- UND AB-WELLE

Wie bereits erwähnt, ist die zweistufige Auf- und Ab-Welle die ursprüngliche Atemwelle für *Bhastrika*, der Brustkorb-Blasebalg. *Bhastrika* ist ein fortgeschrittenes *Pranayama* mit hohem Atemvolumen und schneller Atmung, das ich später in diesem Text ausführlich beschreibe. Es ist wichtig, diese Atemwelle langsam zu erlernen und nach der Integration in *Bhastrika* die Geschwindigkeit nur schrittweise zu erhöhen. Die Gründe, warum viele Praktizierende mit *Bhastrika* keinen Erfolg haben, sind, dass sie die ursprüngliche Atemwelle nicht lernen und die Geschwindigkeit (Frequenz) zu schnell erhöhen.

Setze dich in deiner bevorzugten Meditationshaltung aufrecht hin, wobei die Knie auf dem Boden liegen, die Handflächen und Fußsohlen nach oben zeigen und Wirbelsäule, Kopf und Nacken eine gerade Linie bilden. Wie bei der liegenden zweistufigen Welle isolieren wir den gesamten Brustkorb vom kompletten Bauchraum. Nimm die erste Hälfte der Einatmung in den Bauch. Du musst die untere Bauchdecke aktiv halten (Uddiyana *Bandha* der Einatmung), da sonst die gesamte Luft in den Bauch verschwindet und du keine Luft mehr in den Brustkorb verteilen kannst. Ziehe nun die zweite Hälfte der Einatmung in den Brustkorb und dehne ihn nach vorne, hinten, zu den Seiten und nach oben aus. Achte darauf, dass du die oberen Lungenflügel in die Einatmung einbeziehst. Beim Ausatmen lässt du den Brustkorb zuerst sinken und führst erst dann das Uddiyana *Bandha* der Ausatmung durch, um den Bauch vollständig zu entleeren. Du wirst feststellen, dass dies ganz automatisch geschieht, da die auf den Brustkorb wirkende Schwerkraft ihn wie von selbst entleert. Mit dieser Welle kannst du sehr schnell großvolumige Atemzüge machen; sie ist daher ideal für *Bhastrika*.

## AUFRECHTE ZWEISTUFIGE DOPPEL-AUFWÄRTS-WELLE

Diese Welle ist eher kontraintuitiv im Vergleich zur vorherigen. Wie zuvor verteilst du, in deiner bevorzugten Meditations-Asana sitzend, die erste Hälfte deiner Einatmung in den Bauch und dann die zweite Hälfte in die Brust. Auch hier musst du das Uddiyana Bandha der Einatmung anwenden, um dies zu erreichen.

Sobald du die Einatmung abgeschlossen hast, ziehst du die gesamte Bauchdecke ein (Uddiyana Bandha der Ausatmung), um die gesamte Luft auszustoßen. Wiederhole diese Atemwelle so lange, bis du sie verinnerlicht hast und den Unterschied zur vorherigen spürst. Da wir wieder nur zwei Bereiche des Rumpfes isolieren, kann diese Welle wie die vorherige für eine schnelle Atmung verwendet werden. Du wirst jedoch zwei wichtige Unterschiede feststellen: Da wir zuerst aus dem Bauchraum ausatmen, verhindert die kontrollierte Bauchdecke, dass der Brustkorb beim anschließenden Ausatmen nach unten fällt. Das bedeutet, dass die Ausatmung nicht so vollständig ist wie bei der vorherigen Welle, wodurch sich das Volumen etwas verringert. Zweitens wird die Lebenskraft in dieser Welle angehoben, da wir bewusst zuerst aus dem Bauch ausatmen, was den Geist am Ende der Ausatmung weniger tamasig (träge) macht. Doppel-Aufwärts-Wellen machen dich wacher als die Auf-und-Ab-Wellen. Diese zweistufige Doppel-Aufwärts-Welle bildet die Grundlage für *Kapalabhati*, das Bauchpumpen. Bevor du *Kapalabhati* übst, solltest du jedoch seine Beschreibung genau studieren, denn die Atemwelle wird für ihren Zweck weiter modifiziert. Beim *Kapalabhati* nutzen wir hauptsächlich den Unterbauch (und nicht die gesamte Bauchdecke) für die Ausatmung. Außerdem ist die Ausatmung schnell und aktiv, während die Einatmung langsam und passiv ist.

## AUFRECHTE DREISTUFIGE AUF-UND-AB-WELLE

Jetzt sind wir bereit, die dreistufige Auf- und Ab-Welle in die vertikale Ebene zu übertragen. Setze dich in deine bevorzugte Meditations-Asana. Richte den Oberkörper genauso auf wie in der Liegeposition. Mit dem Uddiyana Bandha der Einatmung füllst du zuerst den Unterbauch mit Luft. Dann verteile die zweite Hälfte deines Atems auf den mittleren Rumpf. Ziehe schließlich den dritten Teil deiner Einatmung in den oberen Brustkorb. Spüre, wie viel Uddiyana Bandha der Einatmung nötig ist, um den Atem bis zu den Schlüsselbeinen zu bringen. Spüre, wie du die oberen Lungenflügel befreist und belüftest, die die meisten Menschen die meiste Zeit ihres Lebens vernachlässigen.

Für die Ausatmung verwenden wir die Reihenfolge, die uns die Schwerkraft und *Apana Vayu* (vitaler Abwärtsstrom) vorgeben. Das bedeutet, dass wir zuerst aus dem oberen Brustkorb, dann aus dem mittleren Rumpf und schließlich aus dem Bauch ausatmen. Beim Einatmen streckt diese Welle den Oberkörper und hebt so den Kopf an. Bei der Ausatmung beugt diese Welle den Rumpf und bewegt so den Kopf nach vorne und unten. Diese Welle hat also die Tendenz, dich wie einen Beduinen auf einem Kamel zu bewegen, wenn du es zulässt. Dies ist die Atemwelle für die einleitende tiefe Atmung, die zu Beginn und am Ende jeder Pranayama-Sitzung verwendet werden kann. Sie kann auch zur Entspannung und für kurze Meditationen verwendet werden. Wenn du sie länger als ein paar Minuten verwendest, neigt sie dazu, dass der Geist am Ende der Ausatmung zu tamasig wird. Die Ausatmung wird von *Apana Vayu* beherrscht, und diese „natürliche" Welle neigt dazu, unser Bewusstsein bei der Einatmung nach oben und bei der Ausatmung nach unten zu bewegen. Sie ist daher nicht für höhere yogische

Arbeit wie ernsthaftes *Pranayama* und Meditation geeignet. Wir sind darauf angewiesen, *Apana Vayu* nach oben zu drehen, um es als einen der Motoren des Kundalini-Hebens zu nutzen, und genau dafür ist die nächste Welle gedacht.

## AUFRECHTE DREISTUFIGE DOPPEL-AUFWÄRTS-WELLE

Wir übertragen jetzt die dreistufige Doppel-Aufwärts-Welle in die vertikale Ebene. Setze dich in deine bevorzugte *Meditations-Asana*. Wie bei der vorherigen Welle füllst du mit dem Uddiyana Bandha der Einatmung zuerst den Unterbauch, dann den mittleren Rumpf und schließlich den oberen Brustkorb. Bei der Ausatmung gehen wir entgegen dem Gesetz der Schwerkraft vor, indem wir *Apana Vayu* nach oben drehen. Das bedeutet, dass wir zuerst aus dem Unterbauch ausatmen. Spüre die Menge an *Uddiyana Bandha*, die benötigt wird. Dann atme aus der Mitte des Rumpfes und schließlich aus der oberen Brust aus. Achte am Anfang darauf, dass du dein Zwerchfell nicht überanstrengst. Das Zwerchfell muss bei dieser Methode mehr arbeiten, da wir gegen die Schwerkraft ausatmen.

Die dreistufige Doppel-Aufwärts-Welle ist gut, um Energie zu tanken und zu lernen, den Atem zu verteilen. Mach ein Experiment. Richte deine Aufmerksamkeit sanft auf *Bhrumadhya* (das dritte Auge). Wenn du mit dieser Welle nach oben ausatmest, wirst du feststellen, dass *das Prana* ganz natürlich nach oben zum dritten Auge fließt. Während die vorherige dreistufige Auf- und Ab-Welle sich dem *apana vayu* hingibt, nutzt die dreistufige

Doppel-Aufwärts-Welle *apana gati*, die innere Aufwärtsbewegung, die in der normalerweise abwärts fließenden Ausatmung enthalten ist. Dies ist wichtig, um während *Pranayama* und Meditation Zustände zu erreichen und aufrechtzuerhalten. Indem sie *das Prana* nach oben bewegt, verhindert diese Welle, dass der Geist am Ende der Ausatmung tamasig wird. Diese dreistufige Doppel-Aufwärts-Welle ist die ursprüngliche Atemwelle für alle langsam atmenden Pranayama-Techniken wie *Nadi Shodhana*, *Surya* und *Chandra Bhedana* und Shitali.

## SECHSFACHE AUF UND AB WELLE

Diese Welle bildet die Grundkonfiguration für die Chakra-Atmung und -Reinigung, wobei jede Wellenspitze eines der sechs *Chakras* darstellt. Da sich das sechste *Chakra* im Kopf befindet, muss eine Sicherheitsvorkehrung eingebaut werden, damit der intrakraniale Druck nicht ansteigt. Um dies zu erreichen, atmen wir nicht durch den gesamten Rumpf, sondern nur durch die *Sushumna*, die ein sehr dünner Stiel oder eine Röhre ist, die durch die Wirbelsäule verläuft. Das hört sich schwieriger an, als es ist. Da *Prana* dorthin geht, wo *Vrtti* hingeht, musst du dich nur permanent auf *Sushumna* konzentrieren, um dies zu erreichen.

## SECHSFACHE DOPPEL-AUFWÄRTS-WELLE

Dies ist die ursprüngliche Atemwelle für das Heben der Kundalini. Man konzentriert sich während der Ein- und Ausatmung auf die *Chakras*, aber anstatt das *Apana* nach unten wandern zu lassen, hebt man es während der Ausatmung an, indem man sich auf die *Chakras* in einer

Aufwärtssequenz konzentriert, wie es auf natürliche Weise während der Einatmung geschieht.

Die sechsstufigen Meditationswellen entwickeln sich auf natürliche Weise aus den dreistufigen Wellen, so wie die Meditation aus *Pranayama* und das *Pranayama* aus *Asana* erwächst. Diese komplexen Wellen haben viele zusätzliche Aspekte wie *Mantra*, *Chakra*, *Bandha* und *Mudra*, die den Rahmen dieses Buches sprengen würden. *(Siehe dazu Yoga Meditation)*

# VOLLSTÄNDIGER YOGISCHER ATEMZYKLUS

## BEDEUTUNG DER VOLLSTÄNDIGEN ATMUNG

Die grundlegende Pranayama-Übung, auf der alle folgenden Techniken beruhen, ist der vollständige yogische Atemzyklus. Anstatt ausschließlich Brust- oder Bauchatmung zu praktizieren, belüftet der vollständige yogische Atemzyklus alle Bereiche des Rumpfes. So können wir tief atmen, ein Maximum an Kohlendioxid und Giftstoffen ausstoßen, ein Maximum an Sauerstoff aufnehmen und das *Prana* gleichmäßig im gesamten Organismus verteilen. Außerdem hilft es uns, Blockaden loszuwerden, die sonst unsere Vitalität beeinträchtigen würden. Während des gesamten yogischen Atemzyklus nutzen wir Atemwellen, die wie eine Resonanzfrequenz die Wirbelsäule und den Rumpf auf und ab pulsieren. Im Idealfall durchdringt sie jede Zelle des Körpers und bringt sie in Schwingung.

Noch einmal: Die yogische Atmung unterscheidet sich von der ausschließlichen Bauchatmung. Ausschließliche Bauchatmung schwächt deine Bauchmuskeln, die wichtige Stabilisatoren der Wirbelsäule sind. Sie führt auch dazu, dass sich deine Bauchorgane aufblähen, dein Bauch vorsteht und dein Brustkorb starr wird; am schlimmsten aber ist, dass sie deinen Geist tamasig (träge, dumpf, schwer) macht. Natürlich ist das der Weg des geringsten Widerstands, denn die Bauchdecke bietet der Ausdehnung weniger Widerstand als der Brustkorb. Aber den Brustkorb von der pulsierenden Bewegung des Atems auszuschließen, hat eine Menge schädlicher Folgen. Es schwächt das Herz, die Lunge und die Bauchorgane und fixiert die oberen Brust- und Halswirbel, wodurch Nakken-, Schulter- und Handgelenksprobleme wahrscheinlicher werden.

Die ausschließliche Bauchatmung hat viel positive Aufmerksamkeit erregt. Der Grund dafür ist, dass sie als Lösung für die Geißel der ausschließlichen Thoraxatmung (Brustatmung) angepriesen wurde. Die ausschließliche Brustatmung ist natürlich sehr schädlich, da sie den Geist rajasig macht. Die Brustatmung wird oft mit dem Ziel praktiziert, aufgestaute Emotionen, die im Bauchraum gespeichert sind, nicht zu fühlen oder zuzulassen. Wenn du nicht in den Bauch atmest, werden diese Emotionen nicht gefühlt. Die Brustatmung löst das sympathische Nervensystem aus und gibt einem das Gefühl, aufgedreht zu sein, so als ob man Kaffee getrunken hätte.

Ausschließliche Bauchatmung hingegen löst einen parasympathischen Reflex aus und macht entspannt. Sie kann in Momenten nützlich sein, in denen man sich nur Entspannung wünscht und sonst nichts. Während *Pranayama* und Meditation ist sie jedoch nicht hilfreich, da sie den Geist zu tamasig - dumpf und träge - macht. Sie hält das *Prana* tief unten im Bauch, während der Yogi danach strebt, das *Prana* nach oben in die höheren Energiezentren (*Chakras*) zu transportieren. Es mag zwar manchmal hilfreich sein, sich mit ausschließlicher Bauchatmung zu entspannen, aber sie verleiht nicht die Energie und die Helligkeit des Geistes, die für spirituelle Arbeit wie *Pranayama* und Meditation notwendig sind. Der Mensch ist eine Brücke zwischen dem Tier und dem Göttlichen.

Brücken brauchen ein gewisses Maß an Eigenspannung, um einen Abgrund zu überbrücken, sonst brechen sie zusammen. Viele Aufgaben in unserem Leben erfordern ein gewisses Maß an kreativer Spannung und ein Gleichgewicht zwischen dem sympathischen und dem parasympathischen Nervensystem, das die ausschließliche Bauchatmung nicht bieten kann. Die integrierte thorako-diaphragmatische Atmung sorgt für dieses Gleichgewicht. Außerdem führt sie uns über die Dichotomie von tamasiger Bauchatmung und rajasiger Brustatmung hinaus und macht den Geist sattvig, indem sie ein Gleichgewicht schafft. Zu diesem Zweck muss jedoch der gesamte Oberkörper am Atemvorgang beteiligt sein. Während des Atemzyklus werden wir zuerst *rechaka* (Ausatmung), dann *puraka* (Einatmung) beherrschen, erst danach wird *kumbhaka* (Anhalten) angegangen. Es ist wichtig, dass du die verschiedenen Übungen zur Ein- und Ausatmung erlebst und integrierst, bevor du an *kumbhaka* denkst.

## VOLLSTÄNDIGE YOGISCHE AUSATMUNG

Wir beginnen unsere Erkundung des vollständigen Atemzyklus mit der Ausatmung. Wenn Schüler/innen versuchen, tiefer zu atmen, versuchen sie oft, mehr einzuatmen, aber der Beginn der tiefen Atmung ist einfach das vollständige Ausatmen. Der yogische Begriff für die Ausatmung ist *rechaka*, aber *rechaka* bedeutet nicht nur ausatmen: Es bedeutet, vollständig auszuatmen.

Jede verbrauchte Luft, die in der Lunge verbleibt, ohne ausgeatmet zu werden, verringert die Emissionsrate deines $CO_2$ und anderer gasförmiger Abfallstoffe und verringert auch das Potenzial für die nächste Einatmung und damit die Rate der Sauerstoff- und Prana-Aufnahme. Das erste, was wir über das yogische Ausatmen lernen müssen, ist, dass die gesamte mögliche Luft ausgeatmet werden muss. Dazu ist die Entwicklung eines kraftvollen Ausatmungs - Uddiyana *Bandha* erforderlich. Das bedeutet, dass die gesamte Bauchdecke und vor allem der gesamte querverlaufende Bauchmuskel eingesetzt werden, um die Luft herauszudrücken (diese Form der Ausatmung sollte nur verwendet werden, wenn der Körper statisch in einer *Meditations-Asana* ist und nicht während der Vinyasa-Praxis).

Spanne die gesamte Bauchdecke an und ziehe sie sanft, aber entschlossen in Richtung Nabel zurück. Bei geübten Personen kann sich das so anfühlen, als ob die Bauchmuskeln die Vorderseite der Wirbelsäule berühren. Der Vorteil dieser Art der Ausatmung ist, dass du sehr aufrecht bleibst, während du bei einer Ausatmung, die hauptsächlich aus dem Entleeren des Brustkorbs besteht, eine eher gebückte Haltung einnehmen würdest, die mit einem nach unten gerichteten Fluss der Lebenskraft einhergeht.

Schüler/innen fragen manchmal, wie man zuerst aus dem Bauch ausatmen kann. Stell dir einen Moment lang vor, dass du eine weiche Plastikflasche mit Wasser in den Händen hältst, deren Deckel abgenommen ist. Nun legst du deine Hände um die obere Hälfte der Flasche und drückst sie zusammen. Natürlich wirst du merken,

## VOLLSTÄNDIGER YOGISCHER ATEMZYKLUS

dass das Wasser herausgepresst wird. Jetzt legst du deine Hände um die untere Hälfte der Flasche und drückst erneut. Du merkst, dass überall, wo du drückst, Wasser herauskommt. Der Rumpf funktioniert beim Ausatmen auf ähnliche Weise. Wenn ich empfehle, zuerst aus dem Bauch auszuatmen, will ich damit nur ausdrücken, dass die Muskelanstrengung, die die Luft nach draußen treibt, im Bauch und nicht in der Brust beginnt.

Während man bei der Einatmung vergleichsweise wenig falsch machen kann (abgesehen davon, dass man zu tief einatmet und die Lungenbläschen platzen lässt, was langfristig zu einem Emphysem führen kann) und während der Kumbhaka-Phase (abgesehen davon, dass man die *Bandhas* nicht richtig hält oder den Atem zu lange anhält), ist es die Ausatmung, die den Grad der Beherrschung oder Meisterschaft im *Pranayama* deutlich zeigt. Raghuvira zum Beispiel sagt in seinem *Kumbhaka Paddhati*, dass man alle Aspekte des *Pranas* beherrscht, wenn man *Rechaka* (Ausatmung) meistert.[432]

Wenn du die Kunst des Ausatmens beherrschst, wird sie genutzt, um *das Prana* an die gewünschten Stellen zu verteilen - *Prana*, das beim Einatmen aufgenommen und beim *Kumbhaka* absorbiert wurde. Die Ausatmung muss sanft und gleichmäßig sein, ohne Beschleunigung am Anfang oder Ende und ohne anschließendes Schnappen nach Luft, denn nur dann ist die Fixierung des *Pranas* effektiv. Wenn wir *Kumbhaka* zu lange halten und dann schnell ausatmen und nach Luft schnappen müssen, ist diese Runde *Pranayama* vergeudet und hat sogar zu einer Erschöpfung des *Pranas* beigetragen. Halte *Kumbhaka* nur

---
[432] *Kumbhaka Paddhati von Raghuvira* Strophe 73

so lange, dass die anschließende Ausatmung noch reibungslos erfolgen kann.

Die Ausatmung muss immer durch die Nase und niemals durch den Mund erfolgen, da sonst *Prana* verloren geht. Die Ausatmung zu verlängern, reduziert *Rajas* (Raserei) im Geist, weshalb eine Ausatmung, die doppelt so lang ist, wie die Einatmung, Entspannung schafft. Andererseits kann eine zu lange Ausatmung den Geist tamasig machen. Eine Ausatmung, die doppelt so lang ist, wie die Einatmung, kann für jemanden, der unter Angstzuständen leidet, hilfreich sein, aber kontraproduktiv für jemanden, der Depressionen hat. Aus diesem Grund ist es wichtig, in den richtigen Verhältnissen zu atmen. Ein/e qualifizierte/r Lehrer/in muss die für den/die Einzelne/n geeigneten Verhältnisse empfehlen.

Auch die Ausatmung sollte nicht mit Gewalt ausgedehnt, sondern nur im Rahmen der Möglichkeiten des einzelnen Praktizierenden an diesem Tag ausgeführt werden. Laut M.L. Gharote können zu lange Ausatmungen zu Herzproblemen führen.[433] Das kann jedoch nicht passieren, wenn der Yogi seinen gesunden Menschenverstand einsetzt und langsam und methodisch vorgeht. Wie bei den meisten menschlichen Unternehmungen zahlt sich auch beim *Pranayama* der Einsatz von roher Gewalt selten aus.

## VOLLSTÄNDIGE YOGISCHE EINATMUNG

*Puraka* bedeutet vollständige yogische Einatmung. Per Definition ist dies nur möglich, wenn der Einatmung eine

---

[433] Dr. M.L. Gharote, *Yogic Techniques*, Lonavla Yoga Institute, Lonavla, 2006, S. 110

vollständige yogische Ausatmung vorausgeht. Wenn bei der Ausatmung ein oder zwei Liter stagnierende Luft in der Lunge zurückbleiben, kann die anschließende Einatmung niemals vollständig sein. Deshalb sagen viele traditionelle Pranayama-Lehrer, dass jede Pranayama-Technik mit einer vollständigen Ausatmung beginnen muss.

Lass uns hier ein Experiment machen. Nachdem du vollständig ausgeatmet hast, entspanne deine Bauchdecke. Lass jede Muskelspannung aus ihr heraus. Atme nun ein. Wenn die Bauchdecke völlig entspannt ist, wirst du feststellen, dass (a) der Bauch anfängt, wie eine große Wassermelone hervorzustehen und (b) du, egal wie sehr du dich anstrengst, keinerlei Atem in den Brustkorb bekommen kannst. Wenn du dann ausatmest, wirst du außerdem feststellen, dass das Volumen der Baucheinatmung überraschend gering war. Ein großes Volumen kannst du nur einatmen, wenn du deinen Brustkorb vollständig aufbläst. Aufgrund der Flüssigkeiten und Organe, die sich bereits in der Bauchhöhle befinden, kann bei einer Baucheinatmung kein großes Atemvolumen aufgenommen werden. Beginne nun deine nächste Einatmung mit dem festen Vorsatz, so viel Luft wie möglich einzuatmen. Lege dabei deine Finger gegen deinen Unterbauch und beobachte, was passiert. Bei dem Versuch, den relativ starren Brustkorb vollständig aufzublasen, zieht sich die untere Bauchdecke automatisch zusammen. Nachdem sich dein Brustkorb vollständig aufgeblasen hat, achte auf das große Volumen beim anschließenden Ausatmen.

Die Schlussfolgerung aus diesem Experiment ist, dass die kontrollierte und angespannte untere Bauchdecke der

Motor ist, der eine volle, yogische Einatmung antreibt. Wie bereits erwähnt, nenne ich diesen Motor „Uddiyana Bandha der Einatmung", um ihn von anderen Formen des *Uddiyana Bandha* zu unterscheiden, und diese Form kann auch während einer Bewegung wie einer Vinyasa-Praxis eingesetzt werden. Behalte die verschiedenen Formen von *Uddiyana Bandha*, die wir im kompletten yogischen Atemzyklus für die Ausatmung und die Einatmung verwenden, klar vor Augen. Bei der Ausatmung wird die gesamte Bauchdecke eingesetzt, um den Bauchinhalt gegen die Wirbelsäule zu drücken, was dabei hilft, die gesamte Luft aus den Lungen zu treiben. Ganz anders als bei der Einatmung: Hier wird nur der untere Teil des transversalen Bauchmuskels eingesetzt, damit sich das Zwerchfell frei absenken kann, um Platz für die einströmende Luft zu schaffen.

Ein Hinweis: Es ist schädlich, den oberen Teil des transversalen Bauchmuskels beim Einatmen anzuspannen. Da der obere transversale Bauchmuskel mit dem Zwerchfell zusammenhängt, wird er dadurch angespannt und verhärtet und kann sich nicht mehr frei bewegen, was zu einem Verlust an Vitalität und Lebenskraft führt (interessanterweise bezeichnet die westliche Medizin die maximale Menge an Luft, die nach einer maximalen Ausatmung eingeatmet wird, als Vitalkapazität).

Um vollständig einzuatmen, musst du die untere Bauchdecke fest halten, aber oberhalb des Nabels entspannt bleiben. Zu diesem Zweck musst du die untere Hälfte des queren Bauchmuskels von der oberen Hälfte isolieren. Der transversale Bauchmuskel ist die innerste (vierte) Schicht der Bauchmuskeln und hat die Aufgabe, den Bauchinhalt nach hinten gegen die Wirbelsäule zu ziehen. Durch Übung wird sich diese Fähigkeit entwickeln, und es ist hilfreich, regelmäßig mit den Fingern oder visuell zu überprüfen, ob du oberhalb des Nabels weich bleibst. Wenn du dort weich bleibst, wird der Bauch oberhalb des Nabels leicht vorstehen, aber nicht unterhalb. Diese Verengung unterhalb des Nabels ermöglicht es dir, die zweite Hälfte deiner Einatmung in den unteren Teil des Brustkorbs zu ziehen, der sich nun ausdehnt. Beachte, dass dieses Training auch die Kraft deiner unteren Bauchmuskeln erhöht.

Beim Einatmen lässt du die Einatmung ganz unten am Schambein beginnen und füllst deinen gesamten Oberkörper mit Luft, ähnlich wie du einen Krug mit Wasser füllst. Die Idee ist, dass das Wasser automatisch das gesamte verfügbare Volumen ausfüllt und keine leeren Räume zurücklässt. Stell dir auch vor, dass du langsam Luft trinkst und sie in alle entlegenen Bereiche deines Rumpfes eindringt, an die du normalerweise nicht denkst. Versuche, deine Einatmung so zu koordinieren, dass du dir vorstellst, dass der Wasserspiegel gerade deine Schlüsselbeine erreicht hat oder ein wenig höher ist, wenn deine Lunge vollständig gefüllt ist. Lass die Luft und den damit verbundenen Druck nie höher als bis zum Hals und in deinen Kopf vordringen.

Wie viel Luft soll man einatmen? Die maximale Menge, die ein durchschnittlicher Erwachsener nach einer vollständigen Ausatmung einatmen kann, liegt bei 4,8 Litern bei Männern und 3,1 Litern bei Frauen. Die durchschnittliche Menge an Luft, die pro Atemzug ein- oder ausgeatmet wird, das sogenannte Tidalvolumen, beträgt bei beiden Geschlechtern 0,5 Liter. Das bedeutet, dass wir das Volumen theoretisch um das 6- bis 9-fache erhöhen könnten, wenn wir tief einatmen würden. Praktisch sieht die Situation im *Pranayama* ganz anders aus, denn wir werden nicht nur ein paar Versuche machen, um das Maximum zu erreichen, sondern es immer wieder wiederholen und schließlich auch *Kumbhaka* hinzufügen. Natürlich müssen wir dann viel vorsichtiger sein und die Menge an Luft, die wir einatmen, langsam erhöhen. Mit anderen Worten: Beim Einatmen während des *Pranayamas* gehen wir nie bis zu unserem absoluten Limit. Am Anfang atmen wir vielleicht etwa 80 % unserer Vitalkapazität ein und lassen dies über Monate hinweg langsam auf 90 % und bei fortgeschrittenen Praktizierenden vielleicht sogar auf 95 % ansteigen, aber kaum mehr. Natürlich brauchst du kein Spirometer, um diese Volumina zu messen; du kannst sie einfach an der Menge messen, die du zusätzlich zu dem, was du bereits eingeatmet hast, einatmen könntest, wenn du müsstest. Wenn du *Pranayama* geübt hast, kannst du das Volumen ganz einfach an der Zeit messen, die du zusätzlich zur bereits genutzten Einatem-Zeit einatmen könntest. Beim *Pranayama* trainieren wir, ein gleichmäßiges Volumen an Ein- und Ausatmung im Verhältnis zur Zeiteinheit zu haben. Das entspricht einem gleichmäßigen Fluss von *Vrtti* (Gedankenmuster).

Wenn du weiter übst, trainierst du dein Lungengewebe, machst es widerstandsfähiger und öffnest vor allem die Alveolen in der oberen Lunge, die voller Schleim sind, weil du sie kaum benutzt. Dieser Prozess muss langsam durchgeführt werden. Die Lunge ähnelt eher den Gelenken und Bändern als den Muskeln, da sie sich nur langsam an das Training anpasst. Atme nie so tief ein, dass du das Gefühl hast, deine Lunge würde platzen. Denn wenn du dir dieses Bild vorstellst, tun deine Lungenbläschen wahrscheinlich genau das. Zu tiefes Einatmen kann zu Lungenschäden führen. Schon die Formulierung „bis zum Rand gefüllt" zeigt, dass du wahrscheinlich ein bisschen zu weit gegangen bist. Nimm 10 % von „bis zum Rand gefüllt" ab und es wird dir gut gehen.

Wenn du dir vor deinem geistigen Auge vorstellst, wie du von deiner Einatmung „überschwemmt" wirst, deutet das Bild interessanterweise darauf hin, dass der Geist rajasig (hektisch) wird, wenn wir zu viel einatmen. Das ist genau das, was die yogische Tradition sagt. Du könntest dir niemals vorstellen, dass du von einer Ausatmung „überschwemmt" wirst. Dementsprechend sagt die yogische Tradition, dass übermäßiges Ausatmen einen tamasig (träge) macht. Du hast nun ein yogisches Werkzeug zur Selbstmedikation erworben. Wenn du das Gefühl hast, dass du zu träge bist und mehr Energie brauchst, erhöhe die Länge der Einatmung. Wenn du das Gefühl hast, dass dein Geist Amok läuft und dich nicht zur Ruhe kommen lässt, dann verlängere die Ausatmung.

## VOLLSTÄNDIGER YOGISCHER ATEMZYKLUS

Der vollständige yogische Atemzyklus ist die grundlegende Technik des *Pranayama*. Er besteht aus einer vollständigen Ausatmung, die mit einer vollständigen Einatmung kombiniert wird, oder, laut einigen Autoritäten, umgekehrt. Eine Pranayama-Sitzung besteht aus fortlaufenden Sequenzen solcher Atemzyklen. Bei der Ausatmung wird die gesamte verfügbare Luft gezielt, aber ohne

Kraftaufwand ausgeatmet. Bei der Einatmung wird der gesamte Oberkörper von unten nach oben gefüllt, wie ein Krug, in den man Wasser schüttet.

Der Zyklus ist der Rahmen, in den die für die jeweilige Pranayama-/Meditationstechnik erforderliche Atemwelle eingeordnet wird. Wenn der Zweck deines Atemzyklus die Entspannung ist, verwende die dreistufige Auf-und-Ab-Welle. Bei *Pranayamas* mit schneller Atmung wie *Kapalabhati* und *Bhastrika* wird in der Regel der komplette yogische Atemzyklus mit einer zweistufigen Welle kombiniert, da es bei schneller Atmung zu schwierig ist, mehr als zwei Bereiche des Rumpfes zu isolieren. Bei langsam atmenden *Pranayamas* wie *Nadi Shodhana* und *Surya Bhedana* wird die dreistufige Doppel-Aufwärts-Welle verwendet. Hier haben wir mehr Zeit, unsere Aufmerksamkeit auf mehrere Bereiche zu verteilen und sicherzustellen, dass das gesamte Gewebe belüftet wird. Bei extrem langsamen *Pranayamas* wie *Bhutashuddhi Pranayama* und *Shakti Chalana Pranayama* und während der Meditation werden sechsstufige Wellen mit dem kompletten yogischen Atemzyklus kombiniert.

Bei all diesen Wellen folgt die Einatmung immer demselben Format: Sie beginnt am Beckenboden und endet am Halsansatz. Je nach dem Zweck der Technik, der Phase der Übungseinheit (d.h. Anfang, Mitte oder Ende) und der Erfahrung des Übenden verläuft die Ausatmung entweder nach unten (Auf-und-Ab-Welle) oder nach oben (Doppel-Aufwärts-Welle).

# UJJAYI

## NAME UND TECHNIK

Jaya bedeutet Sieg. *Ujjayi* bedeutet „siegreich" oder „erobernd". Es heißt so, weil die Technik es uns ermöglicht, im *Pranayama* siegreich zu werden. *Pranayama* bedeutet Dehnung oder Streckung des *Pranas*, und genau das tut *Ujjayi*. Um den Atem und das *Prana* zu dehnen oder auszudehnen, müssen wir den Atem in irgendeiner Form einschnüren, damit er sich leichter in die verschiedenen Zielbereiche verteilen kann. Eine Verengung des Atems kann z.B. durch das Schließen eines Nasenlochs erzeugt werden, und wenn das andere Nasenloch zu diesem Zeitpunkt fließt (d.h. das *Svara* geht durch dieses Nasenloch), dann auch durch das halbe Schließen des offenen Nasenlochs. Auf diese Weise entsteht genug Reibung, um den Atem (*Prana*) lang zu dehnen (*Ayama*). Bei einigen anderen Techniken kannst du eine Verengung erzeugen, indem du durch die gerollte und herausgestreckte Zunge einatmest (*Shitali*) oder indem du die Lippen öffnest, aber die Zähne geschlossen hältst und durch die Spalten zwischen den Zähnen und der Zunge einatmest (*Sitkari*).

Wenn man durch beide Nasenlöcher einatmet, ist die verwendete Technik *Ujjayi*, der siegreiche Atem. Bei *Ujjayi wird die Epiglottis,* der Kehldeckel, der verhindert, dass Wasser oder Nahrung beim Schlucken in die Bronchien gelangt, teilweise geschlossen. Dadurch entsteht ein sanftes rauschendes oder flüsterndes Geräusch. Mit diesem Geräusch kannst du den Atem und das *Prana* in jeden beliebigen Bereich deines Körpers lenken.

Das Geräusch ähnelt dem einer Welle, die an das Ufer schwappt und sich dann wieder zurückzieht. Achte darauf, dass der Klang gleichmäßig, beruhigend und sanft ist. Wenn du dich anstrengst, löst du das sympathische Nervensystem aus und die Methode erreicht nicht ihr Ziel. Die einfachste Art, sich *Ujjayi* vorzustellen, ist zu flüstern und dann den Mund zu schließen, während du weiter flüsterst. Beim Flüstern benutzen wir die halb geschlossene oder zu 70 % geschlossene Stimmritze, um einen Ton zu erzeugen, der nicht weit reicht, öffnen dabei jedoch den Mund, um Worte bilden können. Es ist wichtig, dass die Stimmbänder nicht beansprucht werden, damit der Ton nicht brummt.

Schließe nun deinen Mund, produziere aber weiterhin dieses flüsternde Geräusch, mit dem Effekt, dass du jetzt *Ujjayi* produzierst. Der Grund, warum wir flüstern, ist, dass der Atem das große Geheimnis verkündet. Es wird aber nur dann seine Wirkung entfalten, wenn du es auch geheim hältst. Der Ujjayi-Ton sollte vor allem für dich selbst hörbar sein oder, in einem ruhigen Raum, für die Menschen direkt neben dir. Wenn der Ton zu laut ist, wirst du dich anspannen und dadurch das sympathische Nervensystem aktivieren, wodurch es nicht gelingt, den Herzschlag zu verlangsamen und den Blutdruck zu senken, was wichtige Bestandteile von *Pranayama* sind.

Was ist nun das Geheimnis, das das Flüstern erfordert? Beim *Ujjayi* versuchen wir, die Einatmung mit der Ausatmung gleich zu machen und die Laute so ähnlich wie möglich zu gestalten. Aber beachte, dass trotz all deiner Bemühungen jeder seinen eigenen Charakter hat. Die Einatmung hat einen eher zischenden Charakter, während die Ausatmung eher hauchend klingt. Das Geheimnis, das der Atem flüstert, besteht aus dem Zischlaut *sah* beim Einatmen und dem gehauchten *aham* beim Ausatmen. Wenn wir diese beiden Sanskrit-Begriffe kombinieren (mit Hilfe eines Werkzeugs namens *sandhi*, d.h. Verbindung), kommen wir zu *soham*, dem großen *Mantra* von *prana/prakrti*. *Soham* ist eines der sogenannten *mahavakyas* (große Worte) der *Upanishaden*. Es bedeutet: „Ich bin das". Durch dieses *Mantra* atmet das Prana und belebt uns unser ganzes Leben lang, vom ersten bis zum letzten Atemzug. Ich bin das" bedeutet, dass wir tief im Inneren nicht das sind, was wir zu sein glauben. Es bedeutet, dass wir nicht das so genannte phänomenale Selbst sind, das heißt das Selbst, das in Phänomenen wie Körper und Geist gefangen ist. Stattdessen sind wir „das". Das" ist das reine Bewusstsein, aus dem alle Phänomene hervorgehen. Es ist das, was übrig bleibt, wenn Körper und Geist vergangen sind. Es ist das unwandelbare, unendliche und ewige Bewusstsein, das wahre Selbst.

*Ujjayi* ist das ständige Aussprechen eines *Mantras*, das verkündet, dass wir nicht das sind, was sich verändert und vergeht, sondern das, was dauerhaft, unveränderlich, unendlich und unsterblich ist - reines Bewusstsein.

## WARUM ES WICHTIG IST, DASS ASHTANGA VINYASA YOGIS ÜBER UJJAYI HINAUS GEHEN

Obwohl sich dieses Buch an alle Yogapraktizierenden richtet, nicht nur an die Praktizierenden des Ashtanga Vinyasa Yoga, muss ich sie hier separat ansprechen.

In meinen beiden vorherigen Büchern habe ich die Primäre und die Weiterführende Serie der *Asanas* des Ashtanga Vinyasa Yoga beschrieben. Als Ashtanga Vinyasa-Praktizierender muss ich verstehen, dass sich die Pranayama-Praxis nicht mit der Anwendung des Ujjayi-Atems während der Asana-Praxis erschöpft und abgeschlossen ist. Tatsächlich ist dies nur die Spitze des Eisbergs. *Ujjayi* ist eine sehr wirkungsvolle Praxis, und ihre Einbeziehung in die Asana-Praxis, wie auch die Einbeziehung der Pratyahara- und Dharana-Techniken des *Drishti* und des Lauschens auf den Atem, macht die Asana-Praxis nicht nur viel effektiver, sondern macht sie auch zu einer Vorbereitungsübung für *Pranayama* und Meditation. *Ujjayi* hilft sicherlich dabei zu lernen, den Atem zu lenken, ihn lang auszudehnen und ihn gleichmäßig in alle Bereiche des Körpers zu verteilen. Allerdings ist die Ujjayi-Atmung nur *Pranayama* in einem vorbereitenden Sinne. Viele der früheren Definitionen von *Pranayama* werden deutlich gemacht haben, dass die meisten *Shastras Pranayama* als eine formale Sitzpraxis definieren, die eine Vielzahl von gezählten *Kumbhakas* beinhaltet. Genauso wie *Drishti* und die Konzentration des Geistes auf den Atem während der Asana kein Ersatz, sondern eine Vorbereitung für die formale yogische Meditationspraxis im Sitzen sind, ist *Ujjayi* während der Asana-Praxis kein Ersatz für die formale Kumbhaka-Praxis im Sitzen, sondern eine Vorbereitung darauf. *Ujjayi* ohne *Kumbhaka* kann weder das Gleichgewicht von Ida und Pingala herbeiführen, das durch *Nadi Shodhana Pranayama* erreicht wird, noch das vollständige Aufhören der *Pranabewegungen*, das durch ausgedehntes Atemanhalten (*Kumbhaka*) erreicht wird.

*Drishti* und *Ujjayi* sind Einführungen und Vorbereitungen für höhere yogische Techniken, damit wir, wenn es an der Zeit ist, eine sitzende Praxis zu beginnen, fest in den Grundlagen von *Pranayama* und Meditation verankert sind. Wenn *Ujjayi* richtig geübt wird, d.h. sanft, gleichmäßig und ohne Ehrgeiz, hat der Ashtanga Vinyasa-Praktizierende einen guten Einstieg in das *Pranayama* und macht schnell Fortschritte bei wichtigen Techniken wie der Wechselatmung und *Kumbhaka*.

ATEM VERLANGSAMEN

Sitze in deiner Lieblingsmeditationshaltung und verlängere den Atem mit der Ujjayi-Technik. Du wirst feststellen, dass *Ujjayi* ein wichtiges Werkzeug ist, um den Atem zu verlangsamen. Wende den kompletten yogischen Atemzyklus an, indem du bei der Ausatmung die gesamte Luft ausstößt und so viel Luft wie möglich einatmest, ohne dich anzustrengen. Zu Beginn verwenden wir ein 1:1-Verhältnis, d.h. wir machen die Ausatmungen genau so lang wie die Einatmungen. Da das Einatmen *Rajas* (Raserei) und das Ausatmen *Tamas* (Trägheit) repräsentiert, sorgt die gleiche Länge für Energie und ein dynamisches Gleichgewicht. Wir werden die dreifache Auf- und Abwärtswelle für die ersten paar Atemzüge in unserer Atemsitzung verwenden, um im gegenwärtigen Moment anzukommen und uns zu entspannen, bevor wir zu der Welle wechseln, die für jede Pranayama-Technik typisch ist.

Beim Einatmen wirst du feststellen, dass es dir durch das Erzeugen des Ujjayi-Lautes leichter fällt, die Luft im unteren, dann im mittleren und schließlich im oberen Drittel des Rumpfes zu verteilen und in umgekehrter

Reihenfolge auszuatmen. Sobald wir diese Atemmethode verinnerlicht haben, wechseln wir zur dreifachen Doppel-Aufwärts-Welle, die dem *Ujjayi* eigen ist. (Dies bezieht sich nicht auf die Vinyasa-Praxis, sondern nur auf die formale, sitzende Pranayama-Praxis.) Das bedeutet, dass wir die Ausatmung direkt über dem Schambein beginnen und sie wie eine Welle nach oben in Richtung der Schlüsselbeine laufen lassen. Nimm dir ein paar Runden Zeit, um diese Welle zu etablieren und spüre, wie sehr sie deine Konzentration und deine Fähigkeit stärkt, deinen Geist auf edle, spirituelle Ziele zu fokussieren. Aber diese Welle ist natürlich auch Arbeit. Die Auf-und-Ab-Welle ist entspannend, aber am Ende tendiert sie dazu, die Kundalini an der Basis der Wirbelsäule zu lassen. Der Geist ist dann einfach nur glücklich, zu essen, zu trinken und fröhlich zu sein.

Sobald das Hochtreiben von Atem und *Prana* mit der Doppelten-Aufwärts-Welle ein natürlicher Prozess geworden ist, fang an, deine Atemzüge zu zählen. Am einfachsten geht das, wenn du eine Uhr oder ein Metronom im Hintergrund ticken lässt. Sieh nicht auf die Uhr, sondern halte deine Augen geschlossen oder fixiere sie auf ein heiliges Bild. Wir wollen uns von Anfang an daran gewöhnen, den visuellen Sinn als Meditationshilfe zu nutzen, anstatt ihn für den Blick auf die Uhr zu verwenden. Auch wenn du die Uhr oder das Metronom ticken hörst, zähle bitte nicht im Kopf, sondern benutze deine Finger zum digitalen Zählen, wie zuvor beschrieben. Auf diese Weise kannst du ein *Mantra* statt einer Zahl in deinem Geist aussprechen. Du wirst feststellen, dass sich dein Intellekt schneller und stärker entwickelt und dein spirituelles Wachstum sich viel mehr beschleunigt, als wenn du deinen Verstand zum Zählen von Zahlen benutzt. Es dauert in der Regel nur 2 oder 3 Sitzungen, bis du dich an die Neuheit des digitalen Zählens gewöhnt hast, d.h. an das Zählen mit den Gliedern deiner Finger.

Wenn du zum Beispiel beim ersten Einatmen bis vier gezählt hast, dann achte darauf, dass du beim Ausatmen auch bis vier zählst. Jedes Mal, wenn du ein Fingerglied mit deinem Daumen berührst, sagst du „*OM, OM*", anstatt im Geiste „1", „2" usw. zu sagen. *OM* ist unser *Standard-Mantra*, wenn kein anderes angegeben wird. *OM* hat die Begriffe „allmächtig", „allgegenwärtig" und „allwissend" hervorgebracht und auch das hebräische *Amen* und das arabische *Amin*. Mit anderen Worten: *OM* ist ein universeller Begriff, der das Höchste Wesen symbolisiert.

Während du dein *Mantra* einmal pro Sekunde chantest, bestimme die Länge jedes Atemzugs. Nehmen wir an, du beginnst mit 4 *Sekunden/ Matras* für das Ein- und Ausatmen. Wenn du dich auf diesem Niveau wohlfühlst, kannst du am nächsten Tag deinen Atem auf 5 *Sekunden/ Matras* für jede Ein- und Ausatmung verlängern. Tu dies jedoch ohne jeglichen Ehrgeiz. Überanstrenge dich nicht und zwinge dich nicht. Manchen Menschen fällt es leichter, den Atem zu verlängern als anderen. Akzeptiere, wie lange es für dich dauert.

Sobald du dich mit 5 *Matras* wohlfühlst, gehst du zu 6, 7 und so weiter. Manchmal musst du ein paar Tage oder Wochen bei einer bestimmten Zahl bleiben; manchmal kannst du schneller vorankommen. Du wirst wahrscheinlich feststellen, dass es ganz einfach ist, deine Zählung auf 10 oder sogar 15 zu erweitern; dann wird es langsamer.

Wenn du über Wochen hinweg übst, kannst du jede Ein- und Ausatmung länger als 20 und schließlich 25 Sekunden machen. Es ist wichtig, dass du jeden Tag die gleiche Zeit übst und am besten auch zur gleichen Zeit. Wenn du irgendwelche nachteiligen Anzeichen bemerkst, mach einen Schritt zurück und bleibe auf deinem Niveau, bis du weitere Fortschritte machen kannst. Wenn du deinen Atem verlangsamst, wirst du mehr und mehr merken, wie dein Geist langsamer wird und du auf natürliche Weise meditierst.

Das langfristige Ziel ist es, den Atem auf einen Atemzyklus pro Minute oder weniger zu verlangsamen; das heißt, bei einem Verhältnis von 1:1 braucht man 30 Sekunden für die Einatmung und 30 Sekunden für die Ausatmung. An diesem Punkt entwickelt sich die Konzentration kraftvoll. Eine so langsame Atmung verlangsamt nicht nur deinen Geist, sondern macht ihn auch sattvig, d.h. er wird zum Heiligen hingezogen. Aus diesem Grund ist es auch sehr hilfreich, während des *Pranayama* einen heiligen Gegenstand oder ein Bild des Göttlichen vor dir zu haben.

## PRANAYAMA MIT HEILIGEM BILD

Das Bild muss für dich eine Bedeutung haben und nicht für mich. Deshalb macht es auch wenig Sinn, wenn ich dir ein Bild vorschlage. Wichtig ist nur, dass das Bild mit deinem kulturellen Hintergrund oder deiner Vorstellung vom Göttlichen harmoniert. Für Hindus und Christen ist das relativ einfach. Für Muslime und Buddhisten ist es etwas komplizierter.

Im Islam ist es nicht erlaubt, Bilder des Göttlichen anzufertigen; das gilt als Götzendienst. Einige Sufi-Gruppen verwenden das Bild eines Herzens, in das das Wort *Allah* auf Arabisch eingraviert ist. Alternativ kannst du auch deine *Lieblings-Sura* verwenden oder eine Kopie des Heiligen Korans in arabischer Sprache vor dich hinlegen.

Der Buddhismus hat ein zweideutiges Verhältnis zum Göttlichen. Diese Haltung hat er von dem Denksystem geerbt, aus dem er hervorgegangen ist, dem *Samkhya*. Ähnlich wie der Gründer des *Samkhya*, Kapila, sagte auch der Buddha, dass das Göttliche außerhalb des Bereichs der buddhistischen Lehre liegt. Theravada-Buddhisten können daher den Buddha während des *Pranayama* visualisieren oder sein Bild vor sich aufstellen. Mahayana-Buddhisten wird empfohlen, ein Bild des Bodhisattva ihrer Wahl zu verwenden. Anhänger des Vajrayana (tibetischer Buddhismus) können ein Bild des Zufluchtsbaums verwenden, der aus den Dharma-Schützern *Lama*, *Dharma* und *Sangha* besteht.

Eine der Empfehlungen, die in vielen yogischen Texten in Bezug auf *Pranayama* wiederholt wird, ist, dass es mit einem sattvigen Intellekt ausgeführt werden sollte, d.h. einem Intellekt, der sich auf das Göttliche/Heilige ausrichtet. Am einfachsten erreichst du das, indem du dein heiliges Bild vor dich stellst, während du *Pranayama* machst. Wenn du dann merkst, dass dein Geist abschweift, brauchst du nur die Augen zu öffnen, um dich an dein Ziel zu erinnern.

Du kannst *Pranayama* auch mit offenen Augen üben und auf einen bestimmten Punkt deines göttlichen oder heiligen Bildes fixieren. Im Yoga wird diese Technik externes *Trataka* genannt. Im Allgemeinen gibt es die Regel, dass *Pranayama* mit geschlossenen Augen ausgeführt werden sollte, um Ablenkung zu vermeiden. Sich auf das Göttliche zu konzentrieren, ist jedoch keine Ablenkung. Es ist vielmehr eine höhere Form der Konzentration als das, was bei den meisten Menschen mit geschlossenen Augen geschieht. Du wirst auch schnell zu einer neuen Form der Gemeinschaft mit der Form des Göttlichen kommen, über die du meditierst (*ishtadevata*). Für mich ist das der Hauptgrund, warum ich täglich *Pranayama* praktiziere. Es mag viele gesundheitliche Vorteile von *Pranayama* geben. Stärker als diese mögen die Vorteile sein, die es für die Entwicklung von Geist und Intellekt bringt. All diese Vorteile werden jedoch von der Nähe zum Göttlichen überschattet, die sich einstellt, wenn man *Trataka* auf das Göttliche praktiziert, besonders während des *Kumbhaka*.

Wenn du deinen Atem immer mehr verlangsamst, ein *Mantra* wie OM verwendest, um deinen Atem zu zählen und dabei über das Göttliche meditierst, werden dir die vielen Vorteile von *Pranayama* bald klar werden. Wenn das OM nicht mit deinem Glauben übereinstimmt, kannst du es natürlich durch ein heiliges Wort ersetzen, das für dich eine Bedeutung hat.

## WARUM ZU EINEM VERHÄLTNIS VON 1:2 WECHSELN

Wie bereits beschrieben, hat die Einatmung eine rajasige Wirkung und die Ausatmung eine tamasige. Um es positiv auszudrücken: Wenn du die Ausatmung im Verhältnis zur Einatmung verlängerst, wird das *Rajas* in deinem Geist reduziert. Das führt zu Entspannung und einer Aktivierung des parasympathischen Nervensystems. Außerdem wird dein Geist ruhiger, dein Blutdruck sinkt und der Herzschlag verlangsamt sich. Vor allem die letzten beiden Tatsachen bedeuten einen verringerten Sauerstoffverbrauch des Körpers, was bedeutet, dass das 1:2-Verhältnis eine Vorbereitung auf *kumbhaka* ist. In der Regel führen wir *Kumbhaka* ein, nachdem wir das 1:2-Verhältnis gemeistert haben. Natürlich gibt es auch Ausnahmen von dieser Regel.

Da die Ausatmung *Rajas* (Raserei) reduziert, hat sie auch die Tendenz, *Tamas* (Trägheit) zu erhöhen. Daher sollte ein Verhältnis von 1:2 nicht in Angriff genommen werden, wenn der Schüler/die Schülerin bereits von Anfang an übermäßig träge ist.

Wenn du dich sehr lethargisch, träge, schwer, deprimiert oder übermäßig introvertiert fühlst, dann bleibe vorerst bei einem 1:1-Verhältnis und steigere deine Praxis von *Kapalabhati* und *Nauli*, die im Kapitel über *Kriya* beschrieben werden. Sobald du diese Techniken beherrschst, füge *Bhastrika* (das stark energetisiert) und *Surya Bhedana* (das extrovertiert) hinzu, die beide später in diesem Buch beschrieben werden.

## WANN DU ZU EINEM VERHÄLTNIS VON 1:2 WECHSELN SOLLTEST

Wenn du *Pranayama* unbeaufsichtigt praktizierst, empfehle ich dir, die oben beschriebene Methode so lange fortzusetzen, bis du eine Zählung von 30 Sekunden für jede Ein- und Ausatmung erreicht hast. So kannst du absolut sicher sein, dass dein Organismus gut auf alles vorbereitet ist, was kommt. Wenn du jedoch mit einer Lehrerin oder einem Lehrer übst, kann es sein, dass sie oder er dir vorschlägt, das Verhältnis früher zu ändern.

Manche Lehrer sagen, dass die Beherrschung von 1:1 mit einer 20:20-Zählung oder einer 24:24-Zählung erreicht wird. Keines dieser Verhältnisse wurde in den alten Yogatexten jemals in einer festen Weise beschrieben. Die Yogis dachten nie, dass eine starre Festlegung dieser Verhältnisse Erfolg bringen würde. Wichtig ist, dass die Verhältnisse für dich funktionieren. Es ist dem Lehrer überlassen, je nach den individuellen Umständen des Schülers die richtige Entscheidung zu treffen. Es wird nicht davon ausgegangen, dass das Festlegen dieser Verhältnisse den Unterschied ausmacht. Halte dich lieber an die allgemeinen Richtlinien.

Ähnliches gilt für den Wechsel von einem Verhältnis zum anderen. Es gibt keine feste Regel, wie man es machen sollte. Eine Methode, die ich in Indien gelernt habe, ist, die Einatmung beizubehalten und die Ausatmung langsam zu verlängern. Eine andere Methode besteht darin, die Ausatmung zu verlängern und gleichzeitig die Einatmung zu reduzieren. Eine weitere Methode besteht darin, die Länge der Einatmung auf die Hälfte zu reduzieren, während die Länge der Ausatmung beibehalten wird. Diese Methode mag zunächst invasiv klingen, aber ich habe mit ihr die besten Ergebnisse erzielt und werde sie deshalb hier beschreiben.

Angenommen, du hast einen komfortablen Zählwert von 30:30 erreicht und möchtest zu einem Verhältnis von 1:2 wechseln. Dazu reduzierst du einfach die Einatmung um die Hälfte des Wertes, also 15, und lässt die Ausatmung so, wie sie ist. Deine neue Zählzeit für diesen Tag ist dann 15:30. Du wirst feststellen, dass dies im Vergleich zu deinem vorherigen Verhältnis von 30:30 sehr einfach ist. Von nun an steigerst du die Anzahl entsprechend dem Verhältnis 1:2. Am nächsten Tag könntest du auf ein Verhältnis von 16:32 erhöhen und würdest das vielleicht immer noch als leicht empfinden. Wenn ja, dann erhöhe am nächsten Tag auf 17:34 - hier wirst du wahrscheinlich auf einen gewissen Widerstand stoßen. Wenn du auf Widerstand stößt, z. B. wenn dir gegen Ende der Ausatmung die Luft ausgeht, bleibe bei dieser Zahl, bis du dich vollständig angepasst hast. Wenn du zu schnell gesteigert hast, musst du natürlich zurückgehen. Generell solltest du das vermeiden und deine Übung erst dann steigern, wenn du dir absolut sicher bist, dass du dazu bereit bist. Für die meisten Menschen ist es schwieriger, eine 20:40-Zählung zu erreichen als eine 30:30-Zählung zu üben, obwohl die Gesamtlänge für beide gleich ist.

## DAUER DER EINZELNEN ÜBUNGSEINHEITEN

Ich empfehle, diese Methode mindestens 10 und höchstens 30 Minuten pro Tag zu praktizieren, aber 20 Minuten sind wahrscheinlich ausreichend. Ich empfehle dringend, 2 bis 6 Minuten *Kapalabhati* (je nach Jahreszeit und Konstitution) direkt vor deiner Ujjayi-Atemausdehnungspraxis zu üben. Am besten baust du sie direkt nach deiner Asana-Praxis ein, d.h. erst *die Asanas*, dann *Kapalabhati*, dann *Pranayama*. Wenn du es nicht einbauen kannst, dann praktiziere es zu einem anderen Zeitpunkt, aber vor den Mahlzeiten, nicht danach. Wenn du ein Verhältnis von 20:40 erreicht hast, bist du sicher bereit, zur nächsten Technik, *Nadi Shuddhi*, überzugehen. Es kann aber sein, dass dein Lehrer dich vorher weitergehen lässt.

# REINIGUNG DER NADIS

## WARUM REINIGUNG DER NADIS?

Die *Hatha Yoga Pradipika* erklärt, dass die Kontrolle des *Pranas* nur möglich ist, wenn die Unreinheiten aus den *Nadis* entfernt wurden.[434] Sie fügt hinzu, dass der Lenkung des *Pranas* in die *Sushumna* ebenfalls eine Reinigung der *Nadis* vorausgehen muss.[435] Außerdem schreibt die *Pradipika* der Nadi-Reinigung Erfolg im Yoga[436] und Gesundheit zu.[437] Die *Gheranda Samhita* erklärt, dass die Reinigung der *Nadis* vor dem eigentlichen *Pranayama* stattfinden muss,[438] weil *Prana* nicht durch die mit Schmutz verstopften *Nadis* fließen kann und sie somit das Erlangen von Wissen verhindern würden.[439]

Der Weise Vasishta stimmt dem zu und erklärt, dass die Reinigung der *Nadis* vor dem *Pranayama* stattfinden muss.[440] Er geht sogar so weit zu sagen, dass das Üben der höheren Glieder des Yoga, vom *Pranayama* an, sinnlos ist, wenn der Yogi die *Nadis* nicht vorher reinigt,[441] und dass dies besonders für die Meditation gilt.[442]

---

[434] *Hatha Yoga Pradipika* II.5
[435] *Hatha Yoga Pradipika* II.41
[436] *Hatha Yoga Pradipika* II.19
[437] *Hatha Yoga Pradipika* II.20
[438] *Gheranda Samhita* V.2 und V.33
[439] *Gheranda Samhita* V.35
[440] *Vasishta Samhita* I.81-82
[441] *Vasishta Samhita* I.83
[442] *Vasishta Samhita* B49 (Seitenzahlen sind in diesem Buch doppelt)

Im *Hatha Ratnavali* steht, dass, wenn die *Nadis* durch *Pranayama* gereinigt werden, *Prana* leicht in die *Sushumna* eintritt und man über den Verstand hinausgeht.[443] Der *Hatha Tatva Kaumudi* informiert uns, dass höherer Yoga nicht möglich ist, wenn die *Nadis* nicht gereinigt werden.[444] Sundaradeva versichert uns, dass ohne Reinigung der *Nadis* keine langen *Kumbhakas* möglich sind.[445] Shyam Sunder Goswami sagt, dass die Reinigung der *Nadis* das *Mantra* zum Leben erweckt.[446] Bei verstopften *Nadis* ist die Anwendung von *Mantra* und den höheren Gliedern unwirksam. Im *Goraksha Shataka* wird bekräftigt, dass der Yogi erst dann in der Lage ist, das *Prana* zu kontrollieren, wenn die *Nadis* gereinigt sind.[447]

Ich möchte diesen Abschnitt abschließen, indem ich noch einmal aus dem *Hatha Tatva Kaumudi* zitiere, in dem es heißt, dass derjenige, der mit der Praxis der *Kumbhakas* beginnt, ohne vorher die *Nadis* zu reinigen, ein „Idiot" ist.[448] Wir sollten sehen, dass hier ein Sinn für Humor im Spiel ist, aber die Botschaft ist dennoch klar.

## BEGRIFFSABGENZUNG VON NADI SHUDDHI UND NADI SHODHANA

Nadi-Reinigung kann ins Sanskrit entweder mit dem Begriff *Nadi Shuddhi* oder mit *Nadi Shodhana* übersetzt

---

[443] *Hatha Ratnavali* von Shrinivasayogi II.2-3
[444] *Hatha Tatva Kaumudi* von Sundaradeva XXXVI.36
[445] *Hatha Tatva Kaumudi* von Sundaradeva XI.18
[446] Shyam Sunder Goswami, *Laya Yoga*, Inner Traditions, Rochester, 1999, S. 115
[447] *Goraksha Shataka* Strophe 101
[448] *Hatha Tatva Kaumudi* von Sundaradeva XXXIV.5

werden. Meines Wissens nach sind sie synonym. Der Begriff *Nadi Shuddhi* wird jedoch vom Rishi Vasishta in seiner *Vasishta Samhita* verwendet, um die Wechselatmung ohne *kumbhaka* zu beschreiben.[449] Der Begriff *Nadi Shodhana* wurde vom *Siddha* Goraksha Natha in seinem *Goraksha Shataka* verwendet, um seine Technik der Wechselatmung mit *kumbhaka* zu beschreiben. Abgesehen vom Vorhandensein oder Fehlen von *kumbhaka* gibt es noch andere wichtige Unterschiede zwischen den Techniken. Es ist offensichtlich, dass die Technik von Vasishta grundlegender ist und vor der fortgeschritteneren Methode von Goraksha Natha erlernt werden sollte. Um an jeder Stelle absolut sicher zu sein, auf welche Methode wir uns beziehen, werde ich die eine als Vasishtas *Nadi Shuddhi* und die andere als Gorakshas *Nadi Shodhana* bezeichnen. Die *Shandilya Upanishad* erklärt, dass diese beiden Techniken, d.h. die Wechselatmung ohne und dann mit innerem *Kumbhaka*, nacheinander geübt werden sollten.[450] Das heißt, dass die zweite Methode geübt werden soll, nachdem die erste gemeistert wurde.

Die zweite Serie von *Asanas* des Ashtanga Vinyasa Yoga, die ich bereits in meinem Buch *Ashtanga Yoga: The Intermediate Series* beschrieben habe, ist auch unter dem Namen *Nadi Shodhana* bekannt. Alle äußeren Glieder (*bahirangas*) haben mehr oder weniger die Reinigung der Nadis zum Ziel. Im Allgemeinen findet die grobe Reinigung durch *Asana* und *Kriya* statt, die subtile Reinigung durch die in diesem Buch beschriebenen Methoden. Für

---
[449] Dieselbe Methode wird auch vom Weisen Yajnavalkya in *Yoga Yajnavalkya* V.17-20) beschrieben.
[450] *Shandilya Upanishad* Strophen 16-18

Mitglieder der modernen Gesellschaft mit ihrer Verschmutzung durch chemische, elektronische, elektromagnetische, radioaktive und andere Quellen wird dringend empfohlen, mehrere Arten der Nadi-Reinigung durch die Kombination von *Asana*, *Kriya* und *Pranayama* anzuwenden. Diejenigen, die den Beschreibungen in meinen früheren Büchern gefolgt sind und *Asana* geübt haben, werden feststellen, dass sie im *Pranayama* viel schneller Fortschritte machen als andere, die relativ neu in *Asana* sind oder sie nicht beherrschen, aber trotzdem davon profitieren werden. Wenn du viele der in meinen früheren Büchern beschriebenen *Asanas* als zu schwierig empfunden hast, um sie zu meistern, wirst du von diesem Kurs noch mehr profitieren. Ich empfehle den in diesem Buch beschriebenen Kurs allen, die in der Praxis der höheren Glieder schnell vorankommen wollen.

## Vasishtas Nadi Shuddhi

### NUTZEN

Diese Technik entfernt *Kapha* und Unreinheiten aus den feinstofflichen Energiekanälen (*Nadis*). Außerdem bringt sie die Hemisphären des Gehirns, das sympathische und das parasympathische Nervensystem, die efferenten und afferenten Nervenströme, die anabole und katabole Funktion sowie den lunaren (relativistischen) und solaren (fundamentalistischen) Geist ins Gleichgewicht. *Nadi Shuddhi* (ohne *Kumbhaka*) ist eine gute Form der Übung während der Schwangerschaft.

## DER RISHI VASISHTA

Ich habe die Technik nach dem Rishi Vasishta benannt, da er sie in seinem Text *Vasishta Samhita* verkündet.[451] Obwohl dies nicht die einzige Schrift ist, die die Technik lehrt, ist sie möglicherweise die ursprüngliche. *Nadi Shuddhi* kommt auch im *Yoga Yajnavalkya*[452] und in der *Darshana Upanishad* vor.[453] Alle diese Texte sind im Hinblick auf den vedischen Yoga sehr wichtig.

Vasishta ist der erste der *sapta rishis* (sieben *Rishis*) und er ist ein geistgeborener Sohn von Lord Brahma. Vasishta war der Hofpriester von König Dasharatha aus dem berühmten *Ramayana*, wobei zu dieser Zeit schon sehr alt war. Seine wichtigste Abhandlung ist der *Yoga Vasishta*, ein Dialog mit 30.000 Strophen, in dem er den jugendlichen Prinzen Rama, den sechsten Vishnu-Avatar, über die höchste Wirklichkeit belehrt. *Die Puranas* (mythologische Texte) enthalten eine große Anzahl von Passagen, die sich auf Vasishta beziehen. Er ist einer der Träger der indischen Kultur.

## ÖFFNEN DER NASENLÖCHER

Wenn sie mit der Wechselatmung beginnen, stellen viele Schüler/innen fest, dass eines ihrer Nasenlöcher verstopft ist. Die wichtigste Übung zur Überwindung dieses Problems ist *Jala Neti*, das im Kapitel über *Kriya* beschrieben wird. Praktiziere *Neti* täglich und du wirst das Problem in

---

[451] *Vasishta Samhita* II.61-67

[452] *Yoga Yajnavalkya* V.17-20

[453] *Darshana Upanishad* V.5-10

relativ kurzer Zeit loswerden. In meiner Kindheit hatte ich einen Unfall, bei dem meine Nase komplett zertrümmert wurde, woraufhin mein linkes Nasenloch fast dauerhaft verstopft war. *Neti* hat das Problem innerhalb von 6 Monaten beseitigt. Beachte, dass ein verstopftes Nasenloch ein Zeichen für ein Ungleichgewicht ist, das sich negativ auf die Gesundheit auswirkt. Also sei bitte hartnäckig bei der Anwendung von *Neti*.

Möglicherweise musst du auch nach Möglichkeiten suchen, das *Svara* (die Dominanz der Nasenlöcher) zu verändern, damit du das blockierte Nasenloch zu Beginn deiner Übungsstunde öffnen kannst. Möglichkeiten zur Veränderung von *Svara* wurden im Kapitel „Svara und Nadi Balance" vorgestellt.

## SHANKA MUDRA

Um das jeweilige Nasenloch zu öffnen und zu schließen, benutzen wir ein *Hasta Mudra* (Handsiegel) namens *Shanka Mudra*.

Traditionell wird nur die rechte Hand für dieses *Mudra* benutzt. Die linke Hand wird in Indien zum Reinigen des *Gesäßes* benutzt. Aus diesem Grund gilt sie als unrein und wird daher nicht beim Essen oder beim Berühren des Gesichts benutzt. Sogar das Berühren anderer mit der linken Hand kann als Beleidigung angesehen werden. Das könnte der Grund sein, warum dieses *Mudra* auf die rechte Hand beschränkt ist. Wenn du ein Ungleichgewicht in den Schultern hast, das durch den übermäßigen Gebrauch des rechten Arms verursacht wird, kann es von Vorteil sein, ihn zu wechseln.

REINIGUNG DER NADIS

*Shanka Mudra* wird so genannt, weil die Finger dabei die Form einer Muschel bilden. Der Zeige- und Mittelfinger werden gebeugt und auf den Daumenballen gelegt. Der Ringfinger und der kleine Finger werden zusammengelegt und gegenüber dem Daumen gehalten.

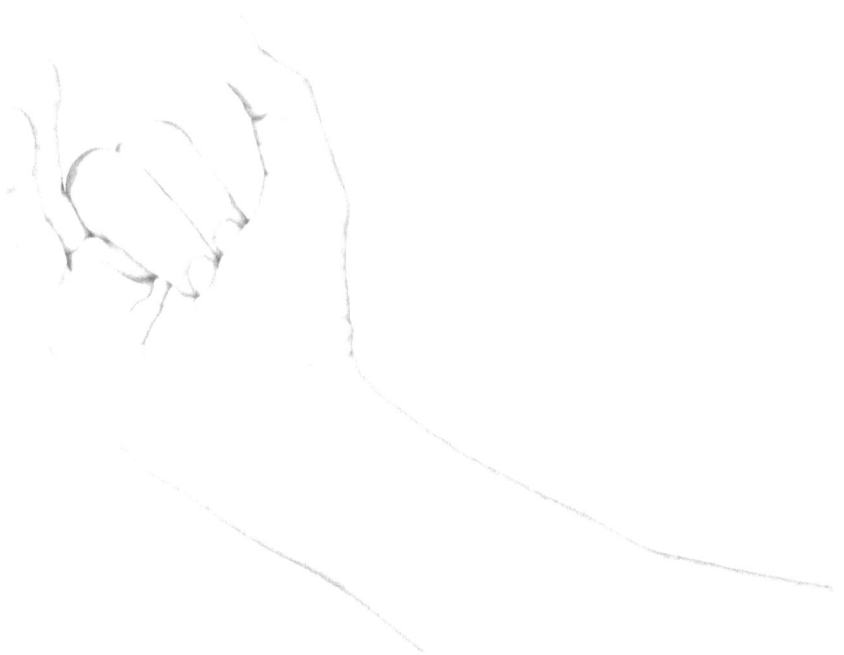

*Shanka Mudra*

Wie bereits in *Ashtanga Yoga: Praxis und Philosophie* erklärt, ist die Symbolik der Finger wie folgt:

| Daumen | Brahman | unendliches Bewusstsein |
|---|---|---|
| Zeigefinger | atman | individuelles Selbst |
| Mittelfinger | buddhi | Intellekt |
| Ringfinger | manas | Geist |
| Kleiner Finger | kaya | Körper |

*Shanka Mudra* wird während eines aktiven Reinigungsprozesses eingesetzt. Das individuelle Selbst und der Intellekt befinden sich bereits im Einklang mit dem unendlichen Bewusstsein und verneigen sich in einer Geste des Gehorsams vor Brahman. Körper und Geist müssen jedoch noch gereinigt werden, damit Brahman erreicht werden kann. Daher werden sie hier im Zusammenspiel mit dem Daumen verwendet, der Brahman repräsentiert. Einige Schulen lehren eine alternative Version, bei der der erste und zweite Finger auf dem dritten Auge ruhen.

Wenn du *Shanka Mudra* anwendest, berühre das Nasenloch nur so weit, dass es sich schließt, nicht mehr. Die Nasenscheidewand sollte nicht so stark zusammengedrückt werden, dass sie sich in eine Richtung verzieht. Die Berührung sollte sanft sein. Bei der Wechselatmung und beim *Shanka Mudra* wird kein Ujjayi-Ton erzeugt und die Kehle bleibt völlig frei. Achte darauf, dass du Wirbelsäule und Kopf aufrecht hältst. Drehe den Kopf nicht nach links, wenn dein rechter Daumen Druck auf das rechte Nasenloch ausübt. Hebe auch nicht die rechte Schulter (angenommen, du benutzt die rechte Hand, um die Nasenlöcher zu manipulieren). Übe ab und zu vor einem Spiegel (nicht zu oft, denn Spiegel ziehen das *Prana* an die Oberfläche, was das Gegenteil von dem ist, was du willst) oder filme dich selbst, um sicherzustellen, dass Kopf, Schulter und Wirbelsäule richtig positioniert sind. Achte außerdem darauf, dass beide Schlüsselbeine auf der gleichen Höhe sind und hebe das rechte Schlüsselbein nicht an. Generell ist es in den ersten Tagen des *Pranayamas* einfacher, den Arm nach unten hängen zu lassen, so dass dein Ellbogen den Brustkorb berührt; sonst wirst du schnell müde und baust Spannung auf. Später, wenn du dich daran gewöhnt hast, kannst du den Ellenbogen weiter zur Seite heben.

Natürlich wollen wir, wie bei allen anderen *Pranayamas auch*, in einer traditionellen *Meditations-Asana* sitzen, die die folgenden Anforderungen erfüllt:
- Kopf, Hals und Wirbelsäule in einer geraden Linie
- Knie fest auf dem Boden und nicht darüber schwebend
- Beide Fußsohlen und Handflächen in aufnahmebereiter Haltung nach oben gerichtet.

Im Zweifelsfall schau bitte im Kapitel über *Asanas* nach.

## LINKS EINATMEN

*Nadi Shuddhi* und sein fortgeschrittener Cousin *Nadi Shodhana* beginnen immer mit einer Einatmung durch das linke Nasenloch und enden mit einer Ausatmung durch das gleiche. Das ist eine Ansicht, die in allen Yoga *Shastras* (Schriften) nachklingt. Ich erspare dir das mühsame Zitieren von Dutzenden von *Shastras* und zitiere nur eine.

Der *Hatha Tatva Kaumudi* erklärt, dass der Praktizierende die Praxis immer durch Ida (das linke Nasenloch) beginnen sollte, weil es *Amrita* (Nektar) produziert.[454] Dasselbe *Shastra* verkündet auch, dass *Pranayama* nutzlos ist, wenn es durch das rechte Nasenloch begonnen wird, weil das rechte (*Surya*) Hitze und Giftstoffe erzeugt.[455] Im Kapitel „Svara und Nadi-Balance" habe ich bereits beschrieben, dass das linke Nasenloch nährend und aufbauend ist (Gewebe aufbaut), während das rechte Nasenloch zerlegend und abbauend ist (Gewebe abbaut). Natürlich brauchen wir ein Gleichgewicht zwischen den beiden, aber *Nadi Shuddhi* muss mit dem linken Nasenloch beginnen, um den jungen Praktizierenden zu nähren.

## METHODE

Wie bei allen langsam atmenden *Pranayamas* wird auch bei diesem die dreistufige Doppel-Aufwärts-Welle innerhalb des kompletten yogischen Atemzyklus verwendet. In der *Vasishta Samhita* heißt es, dass *Nadi Shuddhi* die Wechselatmung ohne *Kumbhaka* ist.[456] Wie bereits vorgeschlagen, empfehle ich dir, deinem *Pranayama* erstens deine Asana-Praxis und zweitens eine Sitzung *Kapalabhati* vorausgehen zu lassen. Da eines deiner Nasenlöcher weiter geöffnet sein wird als das andere, schlage ich vor, dass du die Anzahl der Atemzüge, die du zuletzt bei deiner Ujjayi-Atmung, die im letzten Kapitel

---

[454] *Hatha Tatva Kaumudi von Sundaradeva* XLIV.47

[455] *Hatha Tatva Kaumudi von Sundaradeva* XXXVII.4

[456] Swami Digambarji et al. (Hrsg.), *Vasishta Samhita (Yoga Kanda)*, Kaivalyadhama, Lonavla, 1984, S. 17

beschrieben wurde, verwendet hast, auf die Hälfte reduzierst.

Wir beginnen wieder mit einem Verhältnis von 1:1, es sei denn, dein Lehrer empfiehlt etwas anderes. Generell wird jede neue Pranayama-Methode zur Sicherheit im *sama* (gleich) vrtti-Modus begonnen. Das bedeutet, dass alle Komponenten die gleiche Länge haben. Erst dann geht man in den *vishama* (ungleich) vrtti-Modus über, in dem die einzelnen Komponenten unterschiedlich lang sind. Dies ist nur eine allgemeine Regel. Der Lehrer kann davon absehen, wenn es dafür Gründe gibt. Nehmen wir zum Beispiel an, du hast *Ujjayi* bisher im Verhältnis 30:30 oder 20:40 praktiziert. Wenn du diese Zahl auf die Hälfte reduzierst, ergibt sich eine neue *Nadi Shuddhi* Zahl von 15:15. Du würdest nun dein rechtes Nasenloch mit dem rechten Daumen verschließen und 15 Sekunden lang durch das linke Nasenloch einatmen. Nun öffnest du ohne Pause das rechte Nasenloch und verschließt das linke mit dem Ring- und dem kleinen Finger deiner rechten Hand. Atme nun 15 Sekunden lang durch das rechte Nasenloch aus. Dann kehrst du um und atmest 15 Sekunden lang durch das rechte Nasenloch ein. Schließe das rechte Nasenloch mit deinem Daumen und öffne das linke Nasenloch, indem du den Ring- und den kleinen Finger entfernst. Atme nun 15 Sekunden lang durch das linke Nasenloch aus. Das ist eine Runde. Mach sofort und ohne Pause mit der nächsten Runde weiter, indem du wieder 15 Sekunden lang durch das linke Nasenloch einatmest und so weiter.

Ich habe empfohlen, dass du während des *Ujjayi* das *Mantra OM* oder dein *Ishtamantra*[457] bei jedem Ticken der Uhr oder des Metronoms aussprichst. Das ist beim *Nadi Shuddhi* anders. Hier sprechen wir die Silbe des Wassers (*vam*) während des lunaren Atemzyklus und das *Mantra* des Feuers (*ram*) während des solaren Zyklus aus. Der lunare Zyklus besteht aus einer Einatmung durch das linke Nasenloch und einer Ausatmung durch das rechte Nasenloch. Während dieser Zeit sprichst du die *Bija Akshara* (Keimsilbe) *Vam*. Der Sonnenzyklus besteht aus einer Einatmung durch das rechte Nasenloch und einer Ausatmung durch das linke. Sprich während dieser Zeit das *Bija Akshara Ram* aus.

Auch der Ort, an dem wir das *Mantra* aussprechen, ist von Bedeutung. Intoniere die Silbe des Wassers in der Mitte des Schädels, dem größeren Bereich des dritten Ventrikels des Gehirns. Dieser Bereich wird im yogischen Sprachgebrauch als „Mond" bezeichnet, da er das lunare, lebensspendende, aufbauende und nährende *Prana-Reservoir* namens *Amrita* darstellt. Wenn wir in diesem Bereich *Vam* aussprechen, stellen wir uns dieses Zentrum als die Scheibe des Vollmondes vor, die wie ein Ozean aus flüssigem Silber mit einer kühlenden, nektarähnlichen Qualität glänzt.

Während des Sonnenzyklus sprechen wir *Ram* im Feuerkreis aus, d.h. im *Manipura Chakra*. Das *Manipura* wird der Kreis des Feuers genannt, weil es der Sitz von *Agni*, dem Element des Feuers, ist. Jedes *Chakra* steht für ein bestimmtes Element und trägt dieses Element in sich. Das

---

[457] Ein *Ishtamantra* ist ein *Mantra*, das sich auf ein bestimmtes *Ishtadevata* bezieht, z.B. *OM Nama Shivaya* für Lord Shiva.

*Manipura* (*Nabelchakra*) steht für das Element Feuer, im Körper vor allem für das Verdauungsfeuer. Jedem *Chakra* ist außerdem eine Keimsilbe (*bija aksharas*) zugeordnet, die wiederum das Element repräsentiert. *Das Bija-Mantra des Nabelchakras* ist die Silbe des Feuers, *Ram*. Schlage das *Mantra Ram* in den Feuerkreis, den du am Nabel visualisierst, genauer gesagt an dem Punkt hinter dem Nabel, an dem eine vom Nabel ausgehende horizontale Linie auf das Rückenmark treffen würde. Dies ist der Ort des *Manipura Chakras*.

Diese höchst effektive Methode zur Reinigung der *Nadis* kombiniert die Wechselatmung mit Chakra-Visualisierung und *Mantra*. Diese Methode ist so kraftvoll, dass die *Darshana Upanishad* behauptet, dass sie die *Nadis* in 3 bis 4 Tagen reinigt, wenn sie in Abgeschiedenheit in der Natur praktiziert wird, aber darauf würde ich nicht wetten.[458] Wie bereits erwähnt, enthalten *die Shastras* ein Element des *Stuti* (übertriebenes Lob), um sicherzustellen, dass die Schüler/innen die Techniken mit Überzeugung praktizieren.

Die *Rishis* Vasishta und Yajnavalkya sagen beide, dass du die *Nadis* in 3 bis 4 Monaten reinigen wirst, wenn du 18 Runden pro Tag praktizierst (6 Runden an jedem der 3 *Sandhis*, d.h. morgens, mittags und abends) - oder wenn nicht, dann in 3 bis 4 Jahren.[459] Das ist etwas realistischer, wenn auch ziemlich vage. Ich ziehe es vor, wenn die Anweisungen präziser sind. Aber ich kann mir gut vorstellen, wie diese beiden *Rishis* vor 6- oder 8-tausend Jahren in einem Kreis von Schülern saßen und, nachdem

---

[458] *Darshana Upanishad* V.10

[459] *Vasishta Samhita* II.67; *Yoga Yajnavalkya* V.17-20

sie diesen Witz gemacht und die hilflosen Gesichter ihrer Schüler bemerkt hatten, in schallendes Gelächter ausbrachen. Indische Lehrer/innen lieben es, solche zweideutigen Aussagen zu machen: Das gehört dazu, wenn man mit den Schüler/innen spielt. Zum Glück haben wir Methoden, mit denen wir feststellen können, ob wir den Zweck dieser Methode erreicht haben, wie im Folgenden beschrieben.

Sprich die *Mantras Vam* und *Ram* während ihrer jeweiligen Zyklen aus, synchron zum Ticken einer Uhr oder eines Metronoms, und zähle die Sekunden mit deinem Daumen auf den Fingern deiner linken Hand. Auf diese Weise musst du nicht im Kopf zählen und kannst deinen Geist für das *Mantra* und die Visualisierung nutzen. Übe mindestens 10 bis 15 Minuten pro Tag, damit die Methode funktioniert, aber du wirst mit 20, 25 oder 30 Minuten schneller Fortschritte machen. Beginne mit einer 15:15-Zählung und steigere sie langsam, bis du wieder bei einer 30:30-Zählung angelangt bist, wobei du jeden Atemzyklus wieder auf eine Minute ausdehnst. Versuche, deine Zählung während einer Sitzung nicht zu ändern. Wenn du dich entschlossen hast, 24:24 zu üben, dann versuche, dich daran zu halten und mit deiner Zählung während einer Sitzung nicht hoch und runter zu gehen. Das setzt natürlich voraus, dass du deine Zählweise klug gewählt hast und sie auch beibehalten kannst. Wenn du wiederholt eine Zählung gewählt hast, die für dich zu fortgeschritten ist, musst du in der Regel defensiver vorgehen, das heißt, du darfst nicht zu ehrgeizig sein. Die wichtigste Ausnahme von der Regel, sich an die Zählung zu halten, ist der nahende Sommer. Wenn die Tagestemperaturen steigen, musst du die Anzahl reduzieren, da sich dein Körper sonst zu sehr aufheizen könnte.

Sobald du die Zählung von 30:30 erreicht hast, wechselst du wieder zum Verhältnis 1:2, wie im vorigen Kapitel beschrieben, und steigerst dich von da an, bis du eine Zählung von 20:40 erreicht hast. Es ist wichtig, dass du dich jederzeit wohl fühlst und dich nicht anstrengst. Mit *Pranayama* sollte man nicht herumspielen. Es ist ein mächtiges Werkzeug, das respektiert werden muss. Bei der Asanapraxis kannst du dich vielleicht durchsetzen, aber nicht beim *Pranayama*. In den *Shastras* steht, dass *Pranayama* alle Krankheiten heilen kann, wenn es mit Bedacht praktiziert wird. Wenn es jedoch töricht praktiziert wird, verursacht es Krankheiten. Auf der anderen Seite *sagen die Shastras* auch, dass das Vermeiden von *Pranayama* die Krankheiten verursacht. Wir müssen also *Pranayama* üben, aber es muss technisch präzise sein.

Du kannst zur nächsten Technik übergehen, wenn du bequem, ohne dich anzustrengen, täglich etwa 15 Minuten lang das Verhältnis 20:40 mit Wechselatmung, *Mantra* und Visualisierung üben kannst. Alternativ kann dein Lehrer dich auch schneller fortschreiten lassen, vor allem, wenn er an dir die Anzeichen bemerkt, von denen Vasishta spricht, nämlich Leichtigkeit und Strahlen des Körpers und erhöhtes *Agni*.

Die nächste Technik ist ein bedeutender Schritt nach oben, daher ist es gut, wenn du Vasishtas *Nadi Shuddhi* beherrschst.

## Ujjayi mit Kumbhakas

*Ujjayi* steht nicht in direktem Zusammenhang mit der Reinigung der *Nadis*, aber die Technik wird hier als sichere und einfache Methode zum Üben von *Kumbhaka* und zur Integration dieser *Kumbhakas* in das fortgeschrittenere *Nadi Shodhana* eingefügt. Wenn du unter der Aufsicht einer erfahrenen Lehrerin oder eines erfahrenen Lehrers praktizierst, kann sie oder er dich über diese Technik hinausführen und dich dazu bringen, deine *Kumbhakas* direkt in *Nadi Shodhana* zu integrieren. Viele Lehrer ziehen es jedoch vor, die beiden Techniken zu trennen, damit du dich nicht mit der Wechselatmung, den *Mantras* und der Visualisierung beschäftigen musst, während du die neue Aufgabe des *Kumbhakas* in Angriff nimmst. Wie auch immer, das Ziel ist es, *Kumbhaka* innerhalb der Wechselatmung zu üben.

Da es zu schwierig ist, mit beiden Arten von *Kumbhaka* gleichzeitig zu beginnen, müssen wir uns für eine entscheiden und sie üben, bis wir ein gewisses Maß an Perfektion erreicht haben, um dann mit der nächsten fortzufahren. Die Entscheidung, welche Art von *Kumbhaka* zuerst erlernt werden soll, ist nicht leicht zu treffen.

### DAS ARGUMENT FÜR EXTERNES KUMBHAKA

Externes *kumbhaka* ist das von Patanjali ausdrücklich erwähnte, um den Geist zu klären.[460] Es wird auch im *Brhadyogi Yajnvalkya Smrti* und im *Yoga Rahasya* erwähnt. Die wichtigsten Vorteile des äußeren *Kumbhaka* sind:

---

[460] *Yoga Sutra* I.34

- In Kombination mit *Bahya Uddiyana* bietet das äußere *Kumbhaka* die einfachste Möglichkeit, die *Chakren Svadhishthana* und *Manipura* zu reinigen.
- Es führt zur Reinigung des Geistes und zur Erlangung des Raja Yoga.
- T. Krishnamacharya lehrte, dass das innere *Kumbhaka* durch das äußere *Kumbhaka* ausgeglichen werden muss, um ein Gleichgewicht zu erreichen. Er lehrte das innere *kumbhaka* als Teil des *Brmhana kriya* (ausdehnende Handlung) für Menschen mit einem leichten Körperbau und das äußere *kumbhaka* als *Langhana kriya* (reduzierende Handlung) für Menschen mit einem runden Körperbau.[461] Die Überlegung dahinter ist einfach: Inneres *kumbhaka* erhöht die Geschwindigkeit, mit der du *Prana* aufnimmst, und verringert so deine Abhängigkeit von der Nahrung. Wenn du deine Nahrungsaufnahme nicht reduzierst, kannst du an Gewicht zunehmen. Äußeres *Kumbhaka* erhöht *Agni* (ein Teil davon ist das Verdauungsfeuer); dadurch steigt deine Fähigkeit, Nahrung und Fett zu verbrennen. Wenn du deine Nahrungsaufnahme nicht erhöhst, wirst du abnehmen.

*Gründe, die dagegen sprechen, mit externem kumbhaka zu beginnen*

Wenn es ohne *Bahya* (externes) *Uddiyana* praktiziert wird, ist externes *Kumbhaka* sehr apanisch. Das macht den Geist tamasig und hat wenig Nutzen.

---

[461] T. Krishnamacharya, *Yoga Makaranda*, rev. English edn, Media Garuda, Chennai, 2011, S. 79

Wenn es mit *Bahya Uddiyana* (äußeres *Uddiyana*) geübt wird, das *Apana* nach oben dreht, ist das Problem vollständig behoben und das *Kumbhaka* wird Patanjalis Anspruch gerecht. Wenn es jedoch *Bahya Uddiyana* beinhaltet, ist die Technik wirklich ziemlich fortgeschritten und nicht als einführendes *Kumbhaka* geeignet.

## DAS ARGUMENT FÜR INNERES KUMBHAKA

Die meisten Yoga *Shastras* schweigen über äußeres *Kumbhaka*, und wenn sie es erwähnen, heißt es, dass es zum Raja Yoga führt, also Teil des Meditationsyogas ist. Was sie ausgiebig erwähnen, ist das innere *kumbhaka*. Internes *kumbhaka* hat mehrere große Vorteile:

Da die Lungen voll sind, können wir während der Verweildauer weiterhin Sauerstoff aufnehmen. Das ermöglicht es uns, *Kumbhaka* viel länger auszuhalten und diese Zeit für fortgeschrittene Meditationstechniken zu nutzen.

Inneres *Kumbhaka* wird verwendet, um *Prana* in den verschiedenen Organen zu fixieren, und führt daher zu Gesundheit und Lebensverlängerung.

Da wir weiterhin Sauerstoff aus den vollen Lungen aufnehmen können, ist das innere *Kumbhaka* weniger beängstigend, so dass der Schüler/die Schülerin ohne Angst mit dem *Kumbhaka* zurechtkommen kann.

Swami Niranjanananda lehrte, dass externes *Kumbhaka* für den Anfänger so unerreichbar sei, dass er von seinen Schülern verlangte, dass sie zuerst eine 20:80:40-Zählung im internen *Kumbhaka* erreichen, bevor sie überhaupt an externes *Kumbhaka* denken.[462] Das bedeutet, dass externes

---

[462] Swami Niranjanananda, *Prana and Pranayama*, Yoga Publications Trust, Munger, 2009, S. 224

*Kumbhaka* und seine massiven Vorteile für mehr als 98% aller Praktizierenden unerreichbar sind.

Zusammenfassend empfehle ich die folgende Vorgehensweise:

Beginne am Anfang mit der täglichen Praxis von *Nauli*. Mit der Zeit wird *Nauli* zur Beherrschung von äußerem (*bahya*) *kumbhaka* und *Bahya Uddiyana* führen. Sobald du beides beherrschst, kannst du damit beginnen, es in *Tadaga Mudra* nach dem Schulterstand und in *Yoga Mudra* am Ende der Sitzhaltungen zu integrieren. Das ideale *Pranayama*, um das Zählen in deine äußeren *Kumbhakas* zu integrieren, ist *Bhastrika*: Durch die großen Mengen an Sauerstoff kannst du auch die äußeren *Kumbhakas* recht lange halten. Wenn du dich mit gezählten äußeren *Kumbhakas* vertraut gemacht hast, kannst du sie zusammen mit inneren *Kumbhakas* in *Ujjayi* und *Nadi Shodhana* einbauen.

Ich schlage vor, dass du deine gezählte Kumbhaka-Praxis hier mit inneren *Kumbhakas*

beginnst. Das senkt die Einstiegshürde für Anfänger, denn die Vorstellung, den Atem mit vollen Lungen im Inneren zu halten, ist zunächst weniger fremd als ihn mit leeren Lungen außen zu halten.

## KONTRAINDIKATIONEN

Während der Schwangerschaft und bei Bluthochdruck oder Herzkrankheiten wird von der Ausübung von *Kumbhaka* generell abgeraten. Wenn diese Erkrankungen jedoch in leichter Form vorliegen, können sie durch *Pranayama* unter der Aufsicht eines erfahrenen Yogatherapeuten verbessert werden. Das Gleiche gilt für Magengeschwüre.

Die Kumbhaka-Praxis sollte niemals mit der Einnahme von psychedelischen Drogen kombiniert werden. Es gibt Hemmstoffe in unserem Nerven- und Hormonsystem, die uns daran hindern, unsere Atmung und Herzfrequenz zu beeinflussen. Durch jahrelange geschickte Praxis lernt der Yogi, einige dieser Hemmstoffe außer Kraft zu setzen und in Bereiche vorzudringen, die für den Ungeübten nicht zugänglich sind. Es gibt Gründe, warum diese Bereiche für den Ungeübten unzugänglich sind. Allerdings können genau diese Hemmschwellen durch psychedelische Drogen außer Kraft gesetzt werden, und alles mögliche kann passieren, wenn du unter ihrem Einfluss *Pranayama* übst.

## KUMBHAKA MIT JALANDHARA BANDHA

Wie bereits erwähnt, muss jedes innere *Kumbhaka*, das länger als 10 Sekunden dauert, von *Jalandhara Bandha* begleitet werden. Bitte lies das Kapitel über *Jalandhara Bandha*, falls du es noch nicht getan hast. Beim Anhalten des Atems im Inneren übertrifft *Jalandhara Bandha* das *Mula*- und *Uddiyana-Bandha* bei weitem an Bedeutung. Denke daran, dass es nicht ausreicht, das Kinn auf die Drosselgrube zu legen. Das ist nur die *Jalandhara* Bandha-Position. Ein *Bandha* ist jedoch eine Muskelkontraktion, keine Position. Um das *Bandha* herbeizuführen, schlucken wir Speichel und wenn die Halsmuskeln greifen, halten wir diesen Griff aufrecht und lassen ihn nicht los. Erst dann legen wir das Kinn auf die Brust und halten es dort für die Dauer des *Kumbhaka*. Der Test, ob das *Bandha* sitzt oder nicht, ist der Versuch zu atmen. Nur wenn keine Luft durchkommt, hast du das *Bandha* richtig ausgeführt.

# REINIGUNG DER NADIS

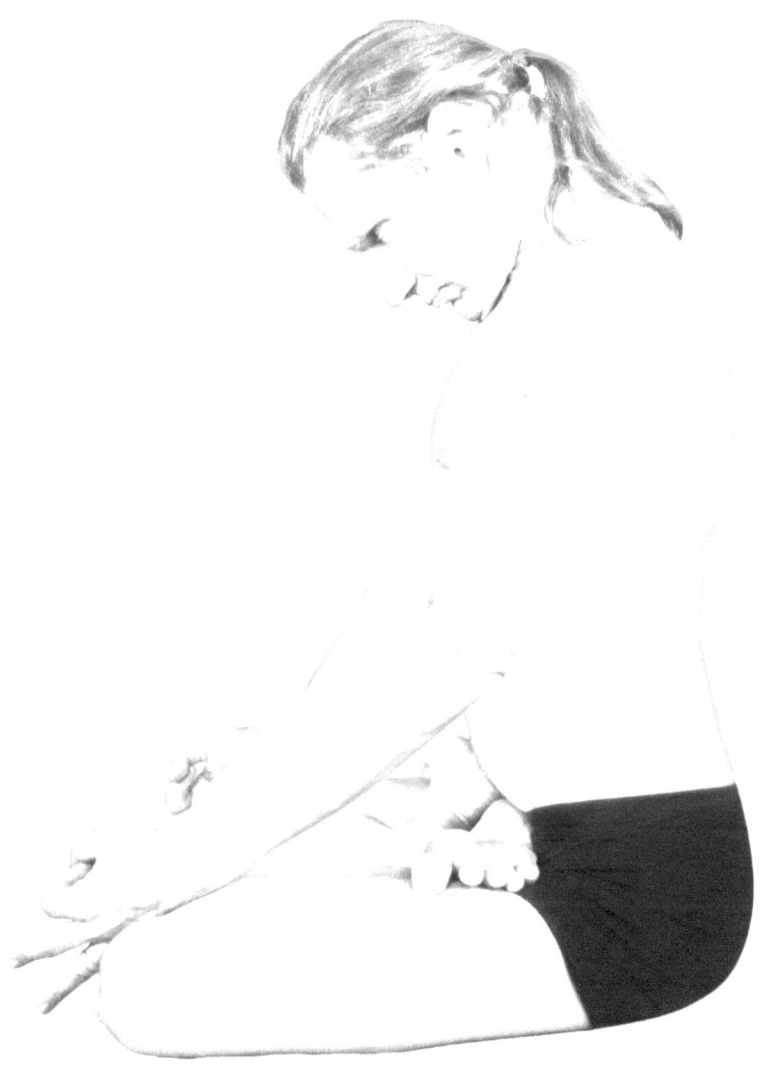

*Inneres Kumbhaka mit Jalandhara Bandha*

Bevor du dein Kinn nach unten legst, hebe deinen Brustkorb so hoch wie möglich. Auf diese Weise ist die Wahrscheinlichkeit geringer, dass du deinen Nacken belastest. Um dieses *Bandha* effektiv auszuführen, ist eine starke Beugung des Nackens erforderlich. Einer der Gründe, warum *Pranayama* idealerweise nach der Asana-Praxis gemacht wird, ist, dass *Sarvangasana* (Schulterstand) deinen Nacken auf *Jalandhara Bandha* vorbereitet. Wenn du zum Ende des *Kumbhaka* kommst, hebe zuerst den Kopf, löse als Nächstes den Griff der Halsmuskeln und atme dann langsam aus - nicht in einer anderen Reihenfolge. Wenn du erst den Griff löst, dann den Kopf anhebst und dann ausatmest, kann immer noch *Prana* in den Kopf gelangen, was du vermeiden solltest.

## ZÄHLUNG

Da wir ein neues Element in unsere Zählung integrieren und eine neue Technik beginnen, kehren wir zunächst zu einer *sama vrtti* Zählung zurück, bei der alle Elemente des Verhältnisses gleich sind. Angenommen, du hast vorher zum Beispiel ein 30:30-Verhältnis in *Nadi Shuddhi* geübt, dann halbieren wir die Einatmung, um auf 15 Sekunden für die Einatmung zu kommen. Wenn wir dann das neue Verhältnis 1:1:1 anwenden, kommen wir auf 15 Sekunden für die Einatmung, 15 Sekunden für das innere *Kumbhaka* und 15 Sekunden für die Ausatmung. Das sollte kein Problem sein, denn die drei Phasen zusammen ergeben 45 Sekunden, während deine vorherige Zählung 60 Sekunden ergab. Wenn deine vorherige Zählung in *Nadi Shuddhi* weniger als 30:30 oder 20:40 war, reduziere die neue Zählung entsprechend.

Setze dich in deine bevorzugte *Meditationsstellung* und zähle beim Ticken einer Uhr oder eines Metronoms an deinen Fingern und spreche dabei einmal pro Sekunde

*OM* oder dein *Ishtamantra* aus. Ziehe deine Stimmritze leicht zusammen und führe eine Ujjayi-Einatmung von 15 Sekunden Dauer aus. Da es sich um ein *Pranayama* mit langsamer Atmung handelt, fügen wir die dreistufige Doppel-Aufwärts-Welle wieder in den kompletten yogischen Atemzyklus ein. Halte so viel Uddiyana Bandha der Einatmung, wie erforderlich ist, um die Einatmung bis ganz nach oben in die oberen Lungenflügel zu ziehen. Wenn du die Einatmung abgeschlossen hast, hebe den Brustkorb hoch, um die notwendige Nackenbeugung für Jalandhara Bandha zu verringern. Leite nun die Kontraktion der Kehle ein, indem du eine Schluckbewegung ausführst und das Kinn tief auf dein Brustbein legst, dort, wo es sich beim Schulterstand befinden würde. Halte die Kehle fest zusammengezogen und prüfe, ob Luft entweichen kann. Wenn es dir gelingt zu atmen, wiederhole das Schlucken, bis deine Kehle hermetisch verschlossen ist und kein *Vayu* mehr in den Kopf eindringen kann.

Zähle mit deinem *Mantra* und deinen Fingern wieder bis 15. Sobald du *Jalandhara Bandha* gemeistert hast, halte *Mula Bandha* während des gesamten Zyklus aufrecht. Hebe nach 15 Sekunden den Kopf, löse den Griff deiner Kehle und atme sanft und mit einem gleichmäßigen Ton über die gesamte Länge der Ausatmung aus. Mit dem Uddiyana Bandha der Ausatmung stößt du die gesamte Luft aus, beginnend knapp unterhalb des Schambeins.

Das ist eine Runde. Sobald du diese Zählung beherrschst, kannst du sie erhöhen, indem du das Verhältnis 1:1:1 beibehältst. Sobald du eine Atemzykluslänge von einer Minute erreicht hast, also 20:20:20, gehst du zu *Nadi Shodhana* über.

Wenn du externes *Kumbhaka* gelernt hast und es gut in *Ujjayi* integrieren kannst, reduziere dein bisheriges Ujjayi-Verhältnis (20:20:20) auf die Hälfte und komme so zu einer Zählung von 10:10:10. Wenn du externes *Kumbhaka* hinzufügst, erhältst du eine neue Zählung von 10:10:10:10, wobei die letzte Zahl das externe *Kumbhaka* widerspiegelt.

Führe die ersten drei Atemphasen wie oben beschrieben durch, aber nach Abschluss der Ujjayi-Ausatmung ziehst du die Kehle fest zusammen (zunächst ohne *Jalandhara Bandha*) und führst eine vorgetäuschte Einatmung durch. Das bedeutet, dass du deine Rippen mit deinen Zwischenrippenmuskeln anhebst, aber da die Kehle verschlossen ist, kann keine Luft einströmen. Stattdessen saugt das entstehende Vakuum das Zwerchfell und damit den Inhalt des Bauches in die Brusthöhle. Dieses *Bandha* wird *Bahya Uddiyana* genannt, und im Idealfall sollte die Bauchdecke die Vorderseite der Wirbelsäule berühren. Studiere die Informationen zu diesem *Bandha* im Kapitel über *Bandhas* gründlich. Am Ende deines 10-sekündigen äußeren *Kumbhaka* lässt du die Kehle los und führst sanft die nächste Ujjayi-Einatmung durch. Dies ist eine Runde.

Sobald du dich an die Zählung gewöhnt hast, erhöhe sie langsam, wobei du das Verhältnis 1:1:1:1 beibehältst. Sobald dein Atemzyklus eine Minute überschreitet, kannst du das äußere *Kumbhaka* in *Nadi Shodhana* integrieren. Du kannst auch *Jalandhara Bandha* in das äußere *kumbhaka* integrieren. Achte jedoch darauf, dass du den Brustkorb so hoch wie möglich anhebst, während du die Arme gerade hältst und die Schultern nach vorne bewegst, um das herabfallende Kinn aufzufangen. Da der Brustkorb entleert ist, ist *Jalandhara* hier viel anspruchsvoller.

Sobald du eine gewisse Fertigkeit erreicht hast, solltest du diese Praxis aufgeben und dich auf *Nadi Shodhana*, die zentrale Pranayama-Technik, konzentrieren. Wir haben *Ujjayi* zu diesem Zeitpunkt nur als Trainingsplattform für *Kumbhakas* verwendet.

Wenn du Schwierigkeiten beim Einschlafen hast nachdem du abends Ujjayi praktiziert hast, solltest du Folgendes bedenken: Einige Ashtanga Vinyasa-Praktizierende sehen einen Zusammenhang zwischen der Ujjayi-Atmung und der Aktivierung des sympathischen Nervensystems. Sobald der Ujjayi-Ton erklingt, aktivert der Körper das sympathische Nervensystem, um sich auf die intensive Vinyasa-Praxis vorzubereiten. Das kann für die Vinyasa-Praxis von Vorteil sein, erfordert aber die Isolierung der Ujjayi-Atmung von einer ernsthafteren Kumbhaka-Praxis, es sei denn, du unterbrichst die Verbindung zwischen *Ujjayi* und dem sympathischen Nervensystem. Ebenso kann es erforderlich sein, dass die *Ujjayi-Praxis* nicht zu spät am Abend durchgeführt wird. Andererseits kann die Verbindung zwischen *Ujjayi* und dem sympathischen Nervensystem genutzt werden, um in der Meditation wach zu bleiben, solange dies nicht zu spät am Abend geschieht.

# Gorakshas Nadi Shodhana

### EINFÜHRUNG IN GORAKSHA NATHA

Der Siddha Goraksha Natha war der berühmte Gründer des Natha-Ordens. Oder besser gesagt: Er *ist* der Gründer, denn er gilt als unsterblich. Es gibt bestätigte Sichtungen, die sich über rund 400 Jahre erstrecken und sich vom 10.

bis etwa zum 14 Jahrhundert datieren. Seitdem hat er sich rar gemacht. Viele Berichte über Yogis, die Wundertaten vollbringen, wie zum Beispiel durch dünne Luft oder über Wasser gehen, Tote auferwecken oder vom Tod zurückkehren, gehen auf die Person Goraksha Natha oder Goraknath, wie er auf Hindi heißt, zurück.

Neben Matsyendra Natha, seinem Lehrer, ist Goraksha Natha der berühmteste der *Siddhas*. Ein *Siddha* ist ein Yogameister, der übernatürliche Kräfte erlangt hat. Goraksha vollbrachte nicht nur zahlreiche Wunder, rekrutierte viele Schüler/innen und verfasste mehrere wichtige *Yoga-Shastras*, sondern war auch ein großer Anführer und Organisator. Er gründete den Natha-Orden mit vielen Klöstern und schuf auch seine eigene Shaiva-Philosophie. Svatmarama, der Autor der einflussreichen *Hatha Yoga Pradipika*, führt seine eigene Linie auf diese beiden *Siddhas* zurück und bei näherer Betrachtung stellt sich heraus, dass die *Pradipika* nichts anderes ist als eine Ausarbeitung der älteren Texte, die von Goraksha Natha verfasst wurden. Es ist faszinierend zu sehen, wie ein so kurzer Text wie das *Goraksha Shataka* im Wesentlichen alles enthält, was Hatha Yoga 400 Jahre später ausmachte.

Einige Gelehrte behaupten, die Lehren der *Yoga-Upanishaden* seien nichts anderes als die Methoden von Matsyendra und Goraksha, die schließlich durch ihre Aufnahme in die *Upanishaden* in den vedischen Status erhoben wurden. Sie argumentieren, dass dies geschah, weil der tantrische Hatha Yoga so einflussreich geworden war, dass er in den vedischen Kanon aufgenommen werden musste. Andere glauben, dass die Lehren der *Yoga Upanishaden* und die der *Siddhas* Teil einer viel älteren tantrischen Tradition sind und dass Goraksha nichts anderes als ihr wichtigster Zusammenfasser und Reformer war. Ich vertrete diese letzte Position, weil ich es für unwahrscheinlich halte, dass eine so umfangreiche, komplexe und brillante Lehre wie die der *Siddhas* einfach von einem oder zwei Menschen in einem einzigen Leben erfunden werden konnte, selbst wenn dieses Leben 400 Jahre lang war. Die *Shastras* selbst sagen, dass sowohl Matsyendra Natha als auch Goraksha Natha diese Lehre von Adhi Natha, dem ersten und ursprünglichen *Natha*, dem Herrn Shiva, erhalten haben.

## WARUM NADI SHODHANA

Goraksha Natha erklärt, dass *Nadi Shodhana* einen von allen Krankheiten befreit. Das *Yoga Rahasya*, das durch T. Krishnamacharya überliefert wurde, verkündet, dass *Nadi Shodhana* das wichtigste *Pranayama* ist.[463] Es erklärt auch, dass *Nadi Shodhana* unzählige Vorteile hat, während andere *Pranayamas* nur begrenzte Vorteile haben.[464] In seinem *Yoga Makaranda* erklärt der *Acharya* (Lehrer), dass *Nadi Shodhana* das *Ajna Chakra* (drittes Auge) reinigt.[465] *Nadi Shodhana* wird auch von den anderen Yoga *Shastras* als das wichtigste *Pranayama* und eines der wichtigsten Elemente des Yoga anerkannt. Da *Nadi Shodhana* ein Gleichgewicht zwischen den lunaren (Ida) und solaren (Pingala) *Nadis* herstellt, bereitet es den Körper auf die Aufnahme von Energie (Shakti) und das Heben der

---

[463] *Yoga Rahasya* I.103

[464] *Yoga Rahasya* I.103

[465] T. Krishnamacharya, *Yoga Makaranda*, rev. English edn, Media Garuda, Chennai, 2011, S. 5

Kundalini vor. Sobald Körper und Geist gereinigt sind, ist der Aufstieg der Energie (*Shakti Chalana*) kein Problem mehr.

## INNERES KUMBHAKA

Der Unterschied zwischen Vasishta's *Nadi Shuddhi* und Goraksha's *Nadi Shodhana* besteht in der Verwendung von *kumbhaka*. Während die Einatmung einen rajasigen und die Ausatmung einen tamasigen Einfluss hat, hat *kumbhaka* einen sattvigen Einfluss. Es beruhigt den Geist, und das zugrunde liegende *Sattva* beginnt durchzuscheinen. Das kann folgendermaßen verstanden werden: Das Denken (*vrtti*) wird von *vata* angetrieben, d.h. von der Bewegung des *Prana*. *Prana* wird in *kumbhaka* gestoppt. Da *Prana* im *Kumbhaka* gestoppt ist, gibt es keine natürliche Bewegung, die das Denken antreibt. Gedankenwellen, die Ausdruck unserer Konditionierung sind, verzerren unsere Wahrnehmung der Welt so sehr, dass wir sie nicht mehr so wahrnehmen können, wie sie wirklich ist. Sie tun dies auf ähnliche Weise wie Wellen, die durch Wind entstehen, wenn er die Oberfläche eines Teiches kräuselt. Die ehemals ruhige Oberfläche verzerrt die Reflexionen, die wieder deutlich zu erkennen sind, wenn die Oberfläche des Teiches wieder zur Ruhe kommt. Die Kraft, die die Oberfläche verfälscht, ist *Tamas* (Trägheit) oder *Rajas* (Raserei), je nachdem, welche von beiden vorherrscht. Yoga lehrt, dass, wenn sie abwesend sind und der Geist frei von Gedankenwellen ist, sich das betrachtete Objekt klar widerspiegeln kann wie der Vollmond in einem Waldsee in einer windstillen, lauen Sommernacht.

Diese Fähigkeit des Geistes, ein Objekt nicht zu verzerren, kann nur beobachtet werden, wenn der Geist völlig still ist. Diese Klarheit der Reflexion, die Stille erzeugt, wird als *Sattva* (Intelligenz) des Geistes bezeichnet. *Sattva* ist automatisch vorherrschend im Geist während *kumbhaka*. Oder sollte ich sagen, vorherrschend mit einer gewissen Einschränkung. Stell dir eine Windturbine vor, die von einem kräftigen Luftzug angetrieben wird: Sobald *kumbhaka* einsetzt, wird der Impuls, der auf die Turbine wirkt, weggenommen, aber sie wird sich aufgrund der Trägheit ihrer Masse noch eine Weile weiter drehen. In ähnlicher Weise wird unser Geist aufgrund der Trägheit unserer Konditionierung weiter denken wollen, auch wenn der Impuls des Atems wegfällt. Wie lange sich der Propeller des Geistes weiterdreht, wird von der „Dicke" der Konditionierung des Einzelnen bestimmt. Diese hängt ganz einfach von der Anzahl der individuellen unterbewussten Prägungen (*Samskaras*) ab, die sie unterstützen.

Während des *Kumbhaka* ist es viel einfacher, die zugrunde liegende Stille des Geistes zu finden, aber viele Praktizierende versäumen es, danach zu suchen. In *kumbhaka* wird der Geist nur dann weitergehen, wenn er weiterhin künstlich von den eigenen Konditionierungen angetrieben wird, und selbst die dickste aller Konditionierungen wird langsam ihren Treibstoff verbrauchen. Suche und finde in *kumbhaka* die zugrunde liegende Stille des Geistes.

Abgesehen von den gerade beschriebenen spirituellen Vorteilen besteht einer der wichtigsten körperlichen Vorteile des inneren *Kumbhaka* darin, dass sich die Lungenbläschen in den oberen Lungenflügeln unter dem Druck der darin enthaltenen Luft öffnen und belüftet werden. Diese vernachlässigten oberen Lungenbläschen sind der Nährboden für viele Atemwegserkrankungen, aber sie beeinträchtigen auch unsere allgemeine Vitalität, indem sie unser Potenzial für $CO_2$- und Sauerstoffaustausch verringern. *Kumbhaka* ist daher eine wichtige Technik, um die Fähigkeit unseres Organismus, *Prana* aufzunehmen, zu erhöhen.

## KONTRAINDIKATIONEN

Bitte beachte die Kontraindikationen, die unter *Ujjayi* mit *Kumbhaka* aufgeführt sind.

## METHODE

Abgesehen von den *Yoga Upanishaden*, deren Alter unbekannt ist, ist der erste Text, der diese Methode detailliert beschreibt, wahrscheinlich das *Goraksha Shataka*. Goraksha rät, durch das linke Nasenloch einzuatmen, dann *Kumbhaka* zu machen und durch das rechte auszuatmen.[466] Nachdem du durch das rechte Nasenloch eingeatmet hast, übe erneut *Kumbhaka* und atme dann nach links aus. Das bildet eine Runde. Der Unterschied zu Vasishtas Methode ist hier die Einbeziehung des inneren (*antara*) *kumbhaka*. Wie Vasishta schlägt auch Goraksha Natha vor, während der Einatmung durch das linke Nasenloch auf den Mond am Gaumendach zu meditieren. Beachte, dass Mond (*chandra*) ein Sanskrit-Begriff ist, der oft auch als Name für Ida, das linke Nasenloch, verwendet wird. *In den Yoga-Shastras* heißt es oft: „Atme durch den Mond ein",

---

[466] *Goraksha Shataka* Strophen 43-46

wenn es um die Einatmung durch das linke Nasenloch geht. Diese Meditation über den Mond soll jedoch während des gesamten Ida-Zyklus fortgesetzt werden, also beim Einatmen durch das linke, *kumbhaka* und beim Ausatmen durch das rechte Nasenloch. Ich werde später erklären, wofür dieser geheimnisvolle Mond steht. Mit der Einatmung durch das rechte Nasenloch beginnt der Surya-Zyklus. Während dieses Zyklus empfiehlt Goraksha, auf die Sonne im Nabel zu meditieren, d.h. auf das *Feuerchakra*, *Manipura*. Beachte, dass der Begriff *Surya* hier sowohl für das rechte Nasenloch als auch für das Feuerchakra, *Manipura*, verwendet wird.

Goraksha äußert sich etwas positiver über den Erfolg und versichert uns, dass nach dreimonatiger Anwendung dieser Technik die *Nadis* gereinigt sein werden. Der *Siddha* legt besonderen Wert darauf, dass man glücklich sein muss, wenn man über den Ozean des Nektars im „Mond" oder die Flammen des Feuers in der „Sonne" meditiert. Das ist während der Praxis besonders hilfreich.

## VISUALISIERUNG

Auch die *Hatha Yoga Pradipika* verkündet, dass der Yogi während des Mondzyklus (links einatmen, *kumbhaka*, rechts ausatmen) auf den Mond meditieren soll.[467] Jayatarama führt in seinem *Jogapradipyaka* aus, dass man nach dem Einatmen auf der linken Seite über den Mond im *Ajna Chakra* kontemplieren sollte.[468] Bhavadeva Mishra unterstützt dies, indem er sagt, dass die Nadi-Reinigung von der Meditation über den Mond und die Sonne

---

[467] *Hathapradipika* (10. Kapitel) IV.12

[468] *Jogapradipyaka von Jayatarama* Strophen 391-418 469

während der Ein- bzw. Ausatmung begleitet werden muss.[469]

In meinem Kapitel „Svara und Nadi-Balance" habe ich bereits erklärt, dass das rechte Nasenloch die Sonnenkraft trägt, die katabolisch (Gewebeabbau), sympathisch (Kampf- oder Fluchtreaktion/Stress), links-hemisphärisch (analytischer, sezierender Verstand), fundamentalistisch („es gibt nur eine Wahrheit"), efferent (ausgehende Nervenströme/Aktion und extrovertierte Psyche) und männlich ist. Auf der Ebene der *Chakren* befindet sich die Sonnenkraft am Nabel im *Manipura*, dem *Feuerchakra*. Um die Wirkung des solaren Atemzyklus zu verstärken, meditiert der Yogi auf das *Feuerchakra*, während er ihn ausführt.

Das linke Nasenloch hingegen trägt die lunare Kraft, die anabolisch (nährendes/ aufbauendes Gewebe), parasympathisch (Entspannung und Erholung), rechts-hemisphärisch (integrierender und synthetisierender Geist), relativistisch („es gibt viele Wahrheiten"), afferent (ankommende Nervenströme / kontemplative, reflektierende, introvertierte Psyche) und weiblich ist. Auf der Ebene der *Chakren* befindet sich die Mondkraft im *Ajna Chakra* (drittes Auge). Obwohl wir das *Ajna* als drittes Auge bezeichnen, befindet es sich nicht auf der Oberfläche der Stirn. In ähnlicher Weise nennen wir das *Vishuddha Chakra* das *Kehlchakra* und das *Manipura Chakra* das *Nabelchakra*, aber diese Namen beziehen sich nur auf den Bezugspunkt auf der vorderen Oberfläche des Körpers. In Wirklichkeit befinden sich diese *Chakren* weit hinten im Körper entlang der *Sushumna-Linie*. Shankara bezeichnet die *Sushumna* in seinem *Yoga Taravali* als *Pashchima Marga*, d.h. als hinteren

---

[469] *Yuktabhavadeva von Bhavadeva Mishra* lxi

Pfad, aus dem offensichtlichen Grund, dass sie sich nahe der hinteren Körperoberfläche, in der Nähe des Rückenmarks befindet. Das *Ajna Chakra* befindet sich in der Mitte des Gehirns, genauer gesagt im Bereich des dritten Ventrikels, einem Hohlraum im Schädel, der mit Liquor gefüllt ist. Diese Kammer ist von den wichtigsten Knotenpunkten des Nerven- und Hormonsystems umgeben, nämlich dem Thalamus, dem Hypothalamus, der Hypophyse und der Zirbeldrüse. In diesem Bereich müssen wir uns die Scheibe des Mondes vorstellen, die wie ein Meer aus silbernem Nektar leuchtet. Wenn es dir schwer fällt, den Mond zu visualisieren, dann geh in einer klaren Vollmondnacht raus in die Natur und schau ihn dir genau an. Das ist hilfreich.

## KUMBHAKA MIT JALANDHARA BANDHA

Bitte studiere die Hinweise zu internem *Kumbhaka* mit *Jalandhara Bandha* unter „Ujjayi mit Kumbhakas" und auch die im Kapitel über *Bandhas*.

## MANTRA UND ATEMWELLE

Das *Standard-Mantra*, das zum Zählen von *Nadi Shodhana* verwendet wird, ist *OM*. Ansonsten ist es dein *Ishtamantra*. Vasishta empfiehlt, den Klang *OM* in seine 3 Bestandteile zu zerlegen und *A* beim Einatmen, *U* beim *Kumbhaka* und *M* beim Ausatmen zu chanten.[470] Dies ist die vedische Form des *Pranayama*.

Die Atemwelle, die mit *Nadi Shodhana* verbunden ist, ist die dreistufige Doppel-Aufwärts-Welle. Wenn du *Nadi Shuddhi* praktizierst, wirst du diese Welle gut beherrschen.

---

[470] *Vasishta Samhita* III.1-4

Wenn du diese Atemwelle in die bisher beschriebene Technik einbaust, wird es dir leichter fallen, die Visualisierung, das *Mantra* und die Konzentration aufrechtzuerhalten. Ohne diese Atemwelle neigt der Geist dazu, tamasig zu werden, besonders bei langen Ausatmungen.

## ZÄHLUNG UND VERHÄLTNISSE

Wenn du *kumbhaka* hinzufügst, schlage ich vor, dass du die Zählung, die du zuletzt während Vasishtas *Nadi Shuddhi* verwendet hast, auf die Hälfte reduzierst. Angenommen, du hast eine Zählung von 20:40 verwendet, wäre das 10:20, wenn du es auf die Hälfte reduzierst. Jetzt fügen wir ein internes *Kumbhaka* im Verhältnis 1:1:2 hinzu, so dass du für den ersten Tag auf eine einfache Zählung von 10:10:20 kommst, mit insgesamt 40 Sekunden.

Manche Lehrer bestehen darauf, erneut eine *sama* vrtti-Phase (alle Komponenten sind gleich lang) zu durchlaufen. In diesem Fall würdest du deine 20:40-Zählung in eine *sama* vrtti-Zählung von 30:30 umwandeln. Wenn du die Einatmung halbierst, wären das 15 Sekunden. Wenn du dann das neue *sama* vrtti-Verhältnis von 1:1:1 anwendest, kommst du auf eine Zählung von 15:15:15, also auf insgesamt 45 Sekunden. Da unsere vorherigen Verhältnisse von 20:40 oder 30:30 jeweils eine Minute ergeben haben, stellen diese beiden neuen Zählungen kein Problem für dich dar. Ich wiederhole, dass keine dieser beiden Zählungen in den yogischen Texten festgehalten wurde. Es war dem Lehrer oder der Lehrerin überlassen, das richtige Verhältnis herauszufinden, und es gab mehrere Wege, die zum Ziel führten. Es geht darum, was gesunder Menschenverstand ist, was funktioniert und was den Schüler unterstützt, nicht darum, was richtig oder falsch ist.

Wähle in diesem Fall das Verhältnis 15:15:15, atme 15 Sekunden lang durch das linke Nasenloch ein (d.h. fünfzehn Mal *OM*) und hebe deinen Brustkorb am Ende der Einatmung. Schlucke, schließe die Kehle, lege dein Kinn nach unten und halte den Atem im Inneren. Zähle weitere 15 *OMs* an deinen Fingern zum Ticken deiner Uhr oder deines Metronoms. Hebe den Kopf, lass die Kehle frei und atme langsam auf 15 aus. Während des gesamten 45-Sekunden-Zyklus meditierst du auf den Mond in der Mitte deines Kopfes.

Beginne nun mit der Meditation auf die Sonne im *Nabelchakra*. Atme sofort durch das rechte Nasenloch ein und zähle dabei 15 Sekunden. Hebe deinen Brustkorb, schlukke, schließe deine Kehle und lege dein Kinn nach unten. Halte den Atem 15 Sekunden lang im Inneren. Hebe den Kopf, entspanne die Kehle und atme 15 Sekunden lang durch das linke Nasenloch aus. Dies ist eine Runde.

Beginne sofort mit der zweiten Runde und übe auf diese Weise etwa 20 Minuten pro Tag. Natürlich wirst du tiefer gehen, wenn du 30 Minuten lang übst, aber die Übung muss in dein Leben passen. Sonst hörst du irgendwann ganz auf. Wenn deine Zählung länger wird, musst du die Anzahl der Runden reduzieren, sonst wird deine Praxis immer länger. Es sei denn, das ist das, was du willst.

Wenn dir die Zählung 15:15:15 leicht fällt, dann gehe am nächsten Tag zu 16:16:16 über. Denke daran, *Kapalabhati* direkt vor deiner *Nadi* Shodhana-Praxis zu üben, und idealerweise deine Asana-Praxis direkt vor *Kapalabhati*. *Kapalabhati* ermöglicht es dir, deine Zählung ohne Anstrengung zu verlängern. Wenn du merkst, dass eine bestimmte Zählung zu leicht wird - und das kann man oft daran erkennen, dass die Übung dich nicht mehr voll in Anspruch nimmt - dann steigere dich am nächsten Tag um eine Stufe. Aber sei nicht zu ehrgeizig.

Sobald die Länge deines Atemzyklus wieder bei oder über 1 Minute liegt, kannst du zum nächsthöheren Verhältnis aufsteigen. Nehmen wir an, deine Zählung war 20:20:20. Das würde bedeuten, dass du jetzt zum nächsten *vishama vrtti* Verhältnis (ungleiche Komponenten) von 1:1:2 aufsteigen kannst. Reduzierst du deine 20:20:20 auf die Hälfte, kommst du auf 10:10:10. Wenn du nun deine Ausatmung auf 1:1:2 erhöhst, kommst du auf 10:10:20. Auch das fällt dir sehr leicht und du kannst dich am nächsten Tag unter Beibehaltung des Verhältnisses 1:1:2 auf 11:11:22 steigern. Über Wochen und, wenn nötig, Monate hinweg kannst du so lange steigern, bis du einen Wert von mindestens 16:16:32 erreicht hast.

Wenn du mit dieser Zählung zufrieden bist, reduziere sie auf die Hälfte (8:8:16) und verlängere dann das *Kumbhaka* im Verhältnis 1:2:2. Deine Zählung wäre dann 8:16:16. Auch das fällt dir sehr leicht und du kannst es am nächsten Tag unter Beibehaltung des Verhältnisses 1:2:2 auf 9:18:18 erhöhen. Wenn nötig, kannst du über mehrere Monate hinweg immer weiter steigern, bis du eine Anzahl von 12:24:24 erreicht hast.

Mach dir klar, dass dein Fortschritt von vielen Faktoren abhängt, z.B. von deiner Ernährung, davon, ob du genug Schlaf bekommst, von der Balance zwischen Arbeit und Ruhe, von der Qualität deiner Asana- und Kriya-Praxis, von deinem Familien- und Sozialleben und von dem Stress, dem du ausgesetzt bist. Halte dein Bild des Göttlichen während des *Pranayama* vor dir und kontempliere über es während des *Kumbhaka*. Denke daran, dass *Prana* das wahrnehmbare Brahman (*pratyaksha brahman*) ist. *Prana* ist nichts anderes als Gott immanent. *Pranayama* zu praktizieren ist eine Form des Gebets und muss mit Hingabe getan werden. Es ist eine Form, die göttliche Kraft in uns nutzbar zu machen. Wenn du dich dabei an das Göttliche erinnerst, wird die Arbeit effizienter und führt schneller zum Erfolg.

Wenn du eine Zählung von 12:24:24 erreicht hast, reduziere sie wieder um die Hälfte und komme so auf 6:12:12. Erhöhe nun das innere *Kumbhaka* auf das Meisterverhältnis 1:4:2.[471] Das *Yoga Rahasya* sagt über dieses Verhältnis, dass es das wichtigste ist.[472] Du würdest nun mit einer Zählung von 6:24:12 beginnen. Wahrscheinlich fällt dir das sehr leicht, und wenn ja, erhöhe am nächsten Tag auf 7:28:14. Steigere dich weiter, bis du auf Widerstand stößt. Viele Schüler/innen, die eine gute Balance in allen Faktoren haben, die ich im letzten Absatz beschrieben habe, können relativ reibungslos bis zu einem Verhältnis von 10:40:20 vorankommen, aber lass dir auf jeden Fall Zeit und überstürze nichts. Ein großer Teil der Magie von *Pranayama*, wie das Verbrennen *von Karma*, das Reinigen des Unterbewusstseins und das Fixieren von *Prana* zur Heilung von Krankheiten, findet oberhalb dieser Stufen statt. Wenn nötig, lies noch einmal den Abschnitt über die Kumbhaka-Länge im Kumbhaka-Kapitel und es wird jetzt viel mehr Sinn machen. Zählungen von 11:44:22 oder 12:48:24 sind bereits sehr kraftvolle Praktiken, bei denen unter der Oberfläche eine Menge passiert. Wenn du nicht weiterkommst, mach dir keine Sorgen und mach einfach mit deiner täglichen Praxis weiter. Analysiere jedoch,

---

[471] Manche Lehrer empfehlen, ein Verhältnis von 1:3:2 zu interpolieren.

[472] *Yoga Rahasya* II.59

welcher der oben genannten Lebensstilfaktoren das Problem sein könnte. Wenn du in deinem Beruf viel Stress hast, viel gebratenes Essen isst, Probleme zu Hause hast oder zu wenig schläfst, wirst du wahrscheinlich nicht weiterkommen, bevor du diese Probleme angegangen bist. Dann ist es besser, in deiner Praxis zu bleiben, wo du bist, denn wenn du sie ausweitest, kommt noch mehr Stress in dein Leben.

Sobald du diesen Punkt erreicht hast, machst du 10 Runden pro Sitzung. Du wirst feststellen, dass der Anfang einer Trainingseinheit oft leicht ist, die Mitte schwierig und die letzten paar Runden wieder leicht, weil du dich daran gewöhnt hast. Diese Erfahrung wirst du nicht machen, wenn du nur 5 oder 6 Runden übst.

So oder so, selbst wenn du auf diesem Niveau bleibst, wird eine tägliche 30-minütige Praxis von 12:48:24 dein ganzes Leben und dich als Person verändern. Es wird erstaunlich nützlich sein. Für viele Schüler/innen liegt der Schlüssel zum Weiterkommen darin, die Praxis von *Kapalabhati* zu verstärken und *Bhastrika* hinzuzufügen, die nächste Technik, die wir beschreiben werden.

Bevor wir jedoch zu *Bhastrika* übergehen, wollen wir einen Blick auf die weitere Ausdehnung der Zählung werfen. Der Weise Vasishta empfiehlt, zu einer 16:64:32-Zählung überzugehen und 16 Runden pro Tag zu üben, die insgesamt mehr als 32 Minuten in *kumbhaka* ausmachen,[473] und diese Praxis dann fortzusetzen, bis die Perfektion erreicht ist. Lass dich von der Aufforderung des *Rishis* nicht entmutigen. Vasishta war einer der mächtigsten Menschen, die je gelebt haben, und er hat fast alle alten Künste und

---

[473] *Vasishta Samhita* III.10-12

Wissenschaften gemeistert. Die *Hatha Yoga Pradipika* bestätigt, dass das angestrebte Verhältnis 16:64:32 sein sollte.[474]

Swami Niranjanananda und andere lehren, dass das Verhältnis 1:4:2 erweitert werden muss, bis eine Anzahl von 20:80:40 erreicht ist, bevor äußere *Kumbhakas* hinzugefügt werden.[475] Der Swami schlägt vor, *Nadi Shodhana* ausschließlich mit internem *Kumbhaka* zu üben, bis diese Zahl erreicht ist, bevor andere *Pranayamas* und/oder externe *Kumbhakas* in Angriff genommen werden.[476] Einige andere Lehrer teilen diese Ansicht nicht.

## Externes Kumbhaka

Die Meinungen über externes *kumbhaka* gehen auseinander. Während die *Hatha Yoga Pradipika* zum Beispiel externes *kumbhaka* im Zusammenhang mit *Nadi Shodhana* nicht erwähnt, tun dies einige andere Texte und Lehrer. Im *Yoga Rahasya* steht, dass *Nadi Shodhana* mit beiden Arten von *Kumbhaka* kombiniert werden sollte,[477] und T. Krishnamacharya praktizierte es auf diese Weise.

Sein Schüler A.G. Mohan lehrt externes *kumbhaka* vor internem *kumbhaka*.[478] Externes (*bahya*) *kumbhaka* ist die Form von *kumbhaka*, die von Patanjali ausdrücklich erwähnt

---

[474] *Hathapradipika* (10 Kapitel) IV.16

[475] Swami Niranjanananda, *Yoga Darshan*, Sri Panchadashnam Paramahamsa Alakh Bara, Deoghar, 1993, S. 328

[476] Swami Niranjanananda, *Prana und Pranayama*, Yoga Publications Trust, Munger, 2009, S. 224

[477] *Yoga Rahasya* I.103

[478] A.G. Mohan, *Yoga for Body, Breath, and Mind*, Shambala, Boston & London, 2002, S. 166

wird.[479] Ähnlich wie A.G. Mohan schlägt Swami Ramdev eine einfache Form des externen *kumbhaka* außerhalb von *Nadi Shodhana* vor, bevor es hier integriert wird.[480] Externes *kumbhaka* ist eine sehr wichtige Form der Praxis, die den Geist klärt und die *Svadhishthana* und *Manipura Chakra* reinigt und aktiviert. Wenn wir alle warten würden, bis wir die 20:80:40-Zählung in *Nadi Shodhana* gemeistert haben, würden nur wenige von uns die vielfältigen Vorteile ernten. Eine einfache Herangehensweise an externes *Kumbhaka* ist, zuerst seine Anwendung während *Nauli* zu lernen. Danach können externe *Kumbhakas* am Ende der Praxis in verschiedene *Mudras*, wie *Tadaga Mudra* und *Yoga Mudra*, integriert werden. Diese beiden Haltungen werden erst durch die Integration von äußerem *Kumbhaka* mit vollständigem *Bahya* (äußerem) *Uddiyana* wirklich zu *Mudras*. Der Vorteil, wenn man hier mit der Anwendung von äußerem *Kumbhaka* beginnt, ist, dass man die Haltephasen nicht zählen und sie nur bis zur Kapazität halten muss.

Wenn du diese *Mudras* und *Nauli* beherrschst, solltest du als Nächstes die äußeren *Kumbhakas* in *Bhastrika* integrieren. *Bhastrika* liefert große Mengen an überschüssigem Sauerstoff, die gut genutzt werden können, wenn man lernt, die externen *Kumbhakas* entsprechend einer Atem-Zählung auszuführen. Sobald die externen *Kumbhakas* im Rahmen von *Bhastrika* gemeistert werden, können sie zuerst in *Ujjayi* und dann hier in *Nadi Shodhana* integriert werden.

Wenn du externes *Kumbhaka* in *Nadi Shodhana* integrierst, ist es auf jeden Fall eine gute Übung, wieder mit

---
[479] *Yoga Sutra* I.34
[480] Swami Ramdev, *Pranayama Rahasya*, Divya Yog Mandir Trust, Hardwar, 2009, S. 93

einem *sama vrtti* Verhältnis von 1:1:1:1 zu beginnen. Da du in letzter Zeit in *Nadi Shodhana* ein Verhältnis von 1:4:2 praktiziert hast, schlage ich die folgende Übergangsformel vor. Behalte die Länge deiner Einatmung bei und gib jeder der vier Komponenten des neuen Verhältnisses diese Länge. Auf diese Weise hast du die Länge der Einatmung beibehalten und die Gesamtdauer von *Kumbhaka* und Ausatmung um die Hälfte reduziert.

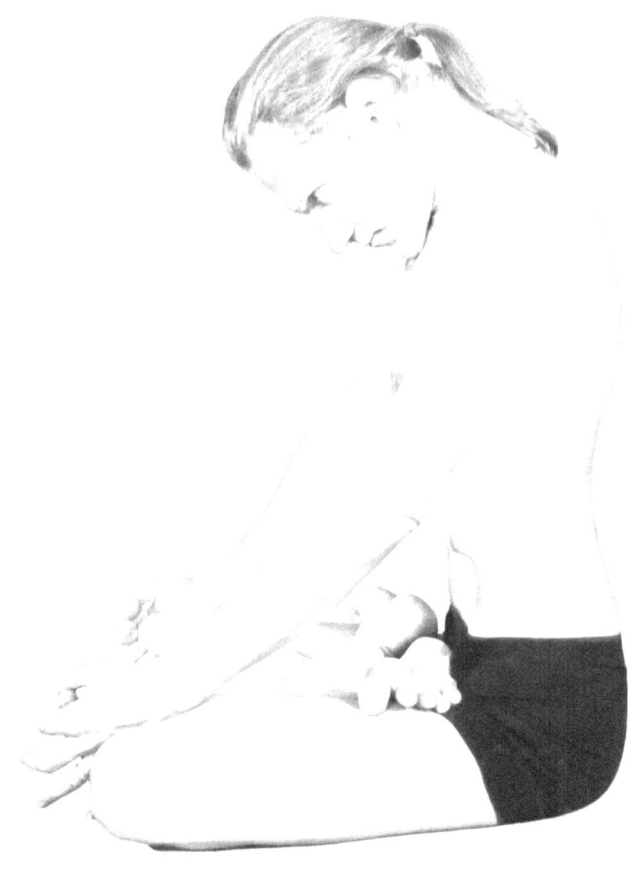

*Äußeres Kumbhaka mit Jalandhara Bandha*

So hast du genügend Spielraum, um das anspruchsvollere externe *Kumbhaka* mit *Bahya Uddiyana* zu integrieren.

Beispiel: Angenommen, du hast bis jetzt die Zählung 12:48:24 geübt, wobei 48 Sekunden die Länge deines inneren *Kumbhaka* ist. Die neue Zählung würde nun 12:12:12:12 lauten. Beide *Kumbhakas* zusammen wären dann 24 Sekunden lang, also halb so lang wie dein vorheriges inneres *Kumbhaka*, und auch die Ausatmung würde sich auf die Hälfte reduzieren.

Du würdest dann auf eine Zählung von 12 durch das linke Nasenloch einatmen, *Jalandhara Bandha* einleiten und das innere Kumbhaka auf 12 halten und dann durch das rechte Nasenloch 12 Sekunden lang ausatmen. Am Ende der Ausatmung wendest du *Bahya Uddiyana* und, wenn du es beherrschst, auch *Jalandhara Bandha* an, aber sei dir der zusätzlichen Dehnung durch die gesenkte Brust bewusst. Dies bildet den gesamten Mondzyklus, während dessen wir auf den Mond in der Mitte des Schädels meditieren. Am Ende des äußeren *Kumbhaka* atmest du durch das rechte Nasenloch ein, wobei alle Elemente des Sonnenzyklus (während dessen wir auf die Sonne im Nabel meditieren) die gleiche Länge haben. Zusammen ergibt das eine Runde. Übe dies täglich 20 bis 30 Minuten lang. Steigere das Verhältnis wieder langsam und gehe schließlich zu einem Verhältnis von 1:1:2:1 über. Nach dem Hinzufügen wendest du das Verhältnis 1:2:2:1, dann 1:2:2:2 und schließlich 1:4:2:2 an, wobei sich die letzte Ziffer immer auf das äußere *Kumbhaka* bezieht. Manche Lehrer/innen erlauben einen direkteren Ansatz und lehren, dass man von einem Verhältnis von 1:4:2 direkt zu 1:4:2:2 übergehen kann - was allerdings nicht so einfach ist, wie es klingt. Ich fand es viel einfacher, externes *Kumbhaka* langsam durch die oben genannten Schritte zu integrieren.

Das königliche Verhältnis für diese wichtigste aller Pranayama-Techniken, *Nadi Shodhana*, ist 1:4:2:2. Sie sollte die Grundlage jeder Pranayama-Praxis bilden und täglich geübt werden. Erst wenn man *Nadi Shodhana* einigermaßen beherrscht, sollte man zu den anderen *Pranayamas* übergehen. Der Grund dafür, dass man zuerst *Nadi Shodhana* beherrschen sollte, ist die Anweisung der *Shastras*, dass höheres Yoga nur dann erfolgreich sein kann, wenn die *Nadis* vorher gereinigt wurden. *Nadi Shodhana* ist die wichtigste Methode, um dieses Ziel zu erreichen.

# BHASTRIKA

Bhastrika, eine Schnellatmungstechnik, hat das größte Atemvolumen und ist die kraftvollste Pranayama-Methode. Sie wird eingesetzt, um den gesamten Organismus mit *Prana* aufzuladen. Sie reduziert und vertreibt gleichzeitig alle drei *Doshas* (Körpersäfte), *Vata*, *Pitta* und *Kapha*. So kann sie, ähnlich wie *Nadi Shodhana*, praktiziert werden, ohne dass ein Ungleichgewicht der Körpersäfte entsteht.

## BEGRIFFSKLÄRUNG DER VERSCHIEDENEN BHASTRIKA-FORMEN

Ich habe in Indien bei verschiedenen Lehrern und Institutionen Formen von *Bhastrika* gelernt, die sich in Bezug auf die Technik und ihre Wirkungen so sehr unterscheiden, dass sie kaum unter demselben Namen laufen können. Anstatt zu „glauben", dass eine dieser Lehren richtig sei, habe ich die verschiedenen Techniken praktiziert, ihre Wirkungen studiert und sie mit den Wirkungen verglichen, die im Yoga *Shastra* beschrieben sind. Außerdem habe ich die meisten Berichte über *Bhastrika* analysiert, die in den aktuellen Printmedien veröffentlicht wurden.

Ich habe vier Denkschulen in Bezug auf *Bhastrika* gefunden. Von diesen vier Schulen behaupten drei, dass *Bhastrika* eine Form der Bauchatmung ist, also nichts anderes als ein modifiziertes *Kapalabhati*. Die vierte Schule behauptet, dass *Bhastrika* eine Brustkorbatmung ist und somit völlig unabhängig von *Kapalabhati* und sich von diesem unterscheidet.

*Denkschulen über Bhastrika*

- Diejenigen, die der Meinung sind, dass *Bhastrika Kapalabhati* mit Kehlkopfverengung darstellt. Das würde *Bhastrika* zu einer Kombination aus *Kapalabhati* und *Ujjayi* machen.
- Diejenigen, die *Bhastrika* einfach als *Kapalabhati* mit einem zusätzlichen *Kumbhaka* sehen.
- Diejenigen, die lehren, dass *Bhastrika* eine Unterleibsatmung wie *Kapalabhati* ist, aber mit einer zusätzlichen aktiven Einatmung, während bei *Kapalabhati* nur die Ausatmung aktiv ist.
- Die vierte Schule betrachtet *Bhastrika* als eine völlig andere Technik und obwohl ihr Ansatz irgendwie einen Ausreißer aus den drei anderen Schulen darstellt, hat diese Schule zahlenmäßig die meisten Befürworter. Swami Ramdev sagt zum Beispiel, dass die Bauchatmung bei *Bhastrika* nutzlos ist,[481] und stattdessen der Brustkorb genutzt werden muss.[482] Andre Van Lysebeth lehrt, dass *Bhastrika* ein vollständiger yogischer Atemzyklus ist, der jedoch viel schneller als normal ausgeführt wird.[483] Shyam Sunder Goswami ist wahrscheinlich am deutlichsten, wenn er *Bhastrika* als thorakale Kurzschnellatmung

---

[481] Swami Ramdev, *Pranayama Rahasya*, Divya Yog Mandir Trust, Hardwar, 2009, S. 38

[482] Swami Ramdev, *Pranayama*, Divya Yog Mandir Trust, Hardwar, 2007, S. 26

[483] Andre van Lysebeth, *Die Grosse Kraft des Atems*, O.W. Barth, Bern, 1972, S. 192

bezeichnet,[484] im Gegensatz zu *Kapalabhati*, das er als abdominale Kurzschnellatmung bezeichnet.[485] Die *Hatha Yoga Pradipika* ergreift in dieser Diskussion eindeutig Partei und erklärt, dass die Luft bei *Bhastrika* bis zum Lotos des Herzens gefüllt werden sollte,[486] was eindeutig auf den Brustkorb hinweist. Auch die *Yoga Kundalini Upanishad* verkündet, dass der Atem während *Bhastrika* bis zum Herzen eingeatmet werden soll.[487] Zu den anderen Lehrern, die *Bhastrika* als Brustatmung lehrten oder lehren, gehören K. Pattabhi Jois, B.N.S. Iyengar und Swami Maheshvarananda.

## UNTERSCHIED ZWISCHEN BHASTRIKA UND KAPALABHATI

Die Verwirrung wird deutlich, wenn sogar Schüler desselben Meisters unterschiedliche Meinungen über die Technik äußern. So tendieren zum Beispiel einige Schüler von T. Krishnamacharya zum abdominalen Lager, während andere *Bhastrika* als thorakale Technik lehren. Um eine Lösung für dieses Problem zu finden, habe ich die Aussagen der *Shastras* in Bezug auf beide Methoden analysiert und mit den Effekten verglichen, die ich sowohl mit dem Bauch- als auch mit dem Brustkorbatem erzielt habe. Die *Yoga Kundalini Upanishad* erklärt, dass

---

[484] Shyam Sunder Goswami, *Laya Yoga*, Inner Traditions, Rochester, 1999, S. 307

[485] Shyam Sunder Goswami, *Laya Yoga*, Inner Traditions, Rochester, 1999, S. 323

[486] *Hatha Yoga Pradipika* II.61

[487] *Yoga Kundalini Upanishad* I.33

*Bhastrika* die drei Granthis[488] durchdringt und *Kapha* und *Pitta* reduziert.[489] Das *Hatha Tatva Kaumudi* erklärt, dass *Bhastrika* alle drei Körpersäfte reduziert, eine Behauptung, die durch das *Hatha Ratnavali von Shrinivasayogi* bestätigt wird.[490] Der *Hatha Yoga Manjari* verkündet enthusiastisch, dass *Bhastrika* die *Doshas* beseitigt, die Kundalini und die 6 *Chakras* erweckt und die 3 *Granthis* durchdringt.[491] *Kapalabhati* hat jedoch ganz andere Auswirkungen. In der *Hatha Yoga Pradipika* steht, dass *Kapalabhati Kapha* reduziert, nicht aber die beiden anderen *Doshas* (*Pitta* und *Vata*).[492] Die meisten Autoritäten sind sich einig, dass *Kapalabhati* während der heißen Jahreszeit entweder nicht erhöht oder sogar reduziert werden sollte.

Das wird durch die Erfahrung bestätigt: Wenn du im Sommer während der Hitze 10 oder 15 Minuten *Kapalabhati* übst, wirst du schnell merken, wie das aufsteigende *Pitta* (der Körpersaft, der Hitze erzeugt) dir den Schlaf raubt oder andere schädliche Auswirkungen zeigt. Das liegt daran, dass *Kapalabhati* nichts anderes ist als *Nauli* Stufe 1 / *Agnisara* ohne das zusätzliche *Kumbhaka*. *Agnisara* bedeutet Feuer anfachen. Das Verdauungsfeuer wird durch das Schlagen der Bauchdecke angefacht. Du kannst dir buchstäblich vorstellen, dass die Bauchdecke wie ein Fächer funktioniert, der, wenn er bewegt wird, das Magenfeuer weckt. Diese Bewegung der Bauchdecke in *Kapalabhati* ist der *Nauli* Stufe 1 / *Agnisara* sehr ähnlich. Bei

---

[488] *Yoga Kundalini Upanishad* I.39

[489] *Yoga Kundalini Upanishad* I.37-38

[490] *Hatha Ratnavali von Shrinivasayogi* II.25

[491] *Hatha Yoga Manjari von Sahajananda* III.14-17

[492] *Hatha Yoga Pradipika* II.35-36

beiden Methoden regt die Bewegung *Agni/Pitta* an und reduziert gleichzeitig *Kapha*. Eine Technik, die das schlagen der Bauchdecke beinhaltet und *Pitta* erhöht, kann nicht gleichzeitig alle drei Körpersäfte, *Vata*, *Pitta* und *Kapha*, verringern. Deshalb kann *Bhastrika* keine Technik sein, die auf dem Bauchatem basiert.

*Kapalabhati* ist eine abdominale Form des Pumpens oder, wie S.S. Goswami es ausdrückte, eine „abdominale Kurzschnellatmung", die *Pitta* erhöht und *Kapha* reduziert. Es ist also klar, dass eine Blasebalg-Technik, die alle Körpersäfte und nicht nur *Pitta* reduziert, nicht bauchbetont sein kann, sondern den ganzen Oberkörper einbeziehen muss. *Bhastrika* muss daher auch das Brustkorb-Pumpen beinhalten, ist aber nicht darauf beschränkt. Man könnte es sogar als „Ganzkörperpumpen" bezeichnen. Da *Bhastrika* ein beschleunigter, vollständiger yogischer Atemzyklus mit hohem Atemvolumen ist, beginnt und endet jeder Atemzug im Bauchraum. Bei hohen Geschwindigkeiten (bis zu 120 Atemzügen pro Minute) scheint es jedoch so, als ob sich nur der Brustkorb bewegt. Aus diesem Grund ist der Begriff Brustkorbpumpen akzeptabel, um es von *Kapalabhati* zu unterscheiden, das ausschließlich ein Bauchpumpen ist. Realistisch betrachtet finden bei *Bhastrika*, je nach Geschwindigkeit, 75-95% des Pumpens im Brustkorb statt.

Die *Yoga Kundalini Upanishad* erklärt, dass Ausatmung und Einatmung beim *Bhastrika* auf die gleiche Weise erfolgen.[493] Das bedeutet, dass *Bhastrika* kein *Kapalabhati* mit einem zusätzlichen *Kumbhaka* sein kann, denn beim

---

[493] *Yoga Kundalini Upanishad* I.34-35

*Kapalabhati* ist die Ausatmung kurz und aktiv und die Einatmung lang und passiv.

Während *Bhastrika* enthusiastisch als Durchbrechung der drei energetischen Knoten (*Granthis*) gepriesen wird,[494] gibt es keine solchen Behauptungen über *Kapalabhati*. Schauen wir uns einmal an, wo sich diese Knoten befinden. Der Yoga geht davon aus, dass es entlang der Wirbelsäule drei energetische Blockaden gibt, die den Aufstieg der spirituellen Energie und damit die spirituelle Entwicklung des Menschen blockieren. Diese Knoten sind verwirrenderweise nach den drei Hauptdarstellungen des Göttlichen benannt, Brahma, Vishnu und Shiva (Rudra ist der vedische Name von Shiva), die die erschaffenden, erhaltenden und zerstörenden Funktionen ein und derselben Gottheit darstellen. Die Knoten heißen so, weil sie sich mit den Bereichen des menschlichen Lebens befassen, die die drei Gottheiten repräsentieren. Der *Brahma granthi* befasst sich mit Blockaden im Bereich der Schöpfung des menschlichen Lebens, d.h. mit Blockaden der Sexual- und Überlebensfunktionen. Es wird angenommen, dass sich diese Blockaden in der Becken- und Unterleibsregion befinden. Bezogen auf die *Chakras* sind es *Muladhara* (Wurzel- oder *Erdchakra*) und *Svadhishthana* (*Wasserchakra*). Der *Vishnu-Granthi* steht symbolisch für Blockaden, die die Aufrechterhaltung des menschlichen Lebens betreffen. Dazu gehören die Assimilation (von Nahrung und Reichtum), die Behauptung des eigenen Platzes in der Gesellschaft (symbolisiert durch die Ausdehnung des Brustkorbs beim Einatmen) und die Selbstdarstellung als vollständiger, integrierter Mensch

---
[494] *Hatha Yoga Pradipika* II.67

(in Verbindung mit dem *Herzchakra*). Der *Vishnu-Granthi* umfasst den oberen Bauchbereich (*Manipura* oder *Feuerchakra*) und vor allem den Brustkorb (*Herzchakra*). Der *Rudra* (Shiva) *Granthi* schließlich befasst sich mit Bereichen des Lebens, zu denen wir nur Zugang haben, wenn wir darüber hinausgehen und unsere Individualität zurücklassen. Shiva wird daher auch der Zerstörer oder Auflöser des Egos genannt. *Rudra-Granthi* steht für das Erkennen des universellen und göttlichen Gesetzes (in Verbindung mit dem *Kehlchakra*, dem *Vishuddha*) und das Erkennen des Göttlichen in der Form (in Verbindung mit dem dritten Auge, dem *Ajna Chakra*, im Schädel). Der *Rudra Granthi* hindert die aufsteigende Kundalini daran, diese beiden *Chakras* zu erreichen.

All das mag auf den ersten Blick abstrakt klingen, ist aber in Wirklichkeit sehr bodenständig und erfahrungsbezogen. Eine Kategorie von Störungen umfasst zum Beispiel Menschen, die sich nicht ausreichend um sich selbst kümmern können (Überlebensprobleme) oder die entweder eine vollständige Blockade ihrer sexuellen Funktion oder eine Besessenheit davon haben. Diese Hindernisse fallen unter die Rubrik *Brahma granthi* und müssen überwunden werden, bevor größere spirituelle Zustände erfahren werden können. Eine Blockade im Bereich des *Manipura Chakras* kann bedeuten, dass die Person entweder nicht genug monetären Erfolg in ihrem Leben hat oder so besessen von materiellem Gewinn ist, dass sie nicht weiterkommt. Wenn eine Person ihren Platz in der Gesellschaft nicht als voll integriertes, verantwortungsbewusstes und fürsorgliches Individuum einnehmen kann, ist das *Herzchakra* blockiert. Sowohl das Manipura- als auch das *Anahata-Chakra* sind Teil des *Vishnu-Granthi* und müssen ebenfalls durchstoßen werden, bevor ein großer spiritueller Zustand eintreten kann. Sobald diese *Chakras* geöffnet sind, können die beiden höchsten *Chakras*, die sich in der Kehle und im Kopf befinden und mit dem *Rudra-Granthi* verbunden sind, geöffnet werden. Selbst ein Mensch, der zeugungsfähig, initiativ, erfolgreich in der Gesellschaft und fürsorglich gegenüber anderen ist, erfährt nicht automatisch transzendentale Zustände.

Das Interessante am yogischen Granthi-Modell ist, dass Yoga diese Blockaden nicht nur als psychologische, sondern als tatsächliche energetische Blockaden im Pranakörper ansieht. Diese befinden sich auf der gesamten Länge der Wirbelsäule. Es ist offensichtlich, dass eine Atemmethode, die nur den Unterbauch einbezieht, die Blockaden im Brustkorb nicht durchbrechen kann. Aus diesem Grund wurde das Bauchpumpen nie für diesen Zweck verwendet. Eine Technik, die die energetischen Blockaden, die entlang der gesamten Wirbelsäule sitzen, durchbricht, muss daher den gesamten Rumpf und insbesondere den Brustkorb einbeziehen. *Bhastrika* muss also das Brustkorb-Pumpen einschließen, was bedeutet, dass Goswamis Begriff „thorakale Kurzatmung" und van Lysebeths „beschleunigter vollständiger yogischer Atemzyklus" die richtige Sichtweise von *Bhastrika* darstellen.

Versteh mich bitte nicht falsch. Ich bin nicht gegen *Kapalabhati*. Ich praktiziere es sogar täglich und tue es gerne ausgiebig. Was ich damit sagen will, ist, dass *Kapalabhati* und *Bhastrika* zwei völlig unterschiedliche Techniken sind. Um den größtmöglichen Nutzen zu erzielen, sollte ein erfahrener Yogi täglich sowohl *Kapalabhati* als auch

*Bhastrika* üben, da es sich um zwei verschiedene Techniken handelt, die unterschiedliche Vorteile bieten.

## EIN WORT DER WARNUNG

*Bhastrika* ist die kraftvollste Atemtechnik, die je erdacht wurde, wenn man sie als Brustkorbpumpen praktiziert. Richtig in die Praxis eines gut vorbereiteten Yogis eingeführt, wird sie das spirituelle Wachstum schneller beschleunigen als fast alles andere. Wenn sie jedoch falsch gehandhabt wird, kann sie gründlich nach hinten losgehen. Hör dir meinen Bericht an:

In den 1960er Jahren erforschte der Psychiater Stanislav Grof in der damaligen Tschechoslowakei die mögliche therapeutische Anwendung des Halluzinogens LSD. Während es damals noch legal war, wurde es bald für illegal erklärt und Grofs Nachschub versiegte. Er suchte nach Möglichkeiten, die Wirkung von LSD zu simulieren und stellte fest, dass eine seiner Wirkungen darin bestand, dass es das Gehirn stark mit Sauerstoff anreicherte. Auf der Grundlage seiner Forschungen entwickelte Grof eine Atemmethode, die er holotropes Atmen nannte und die dem *Bhastrika* sehr ähnlich ist. Eine andere Atemtechnik, die von Leonard Orr entwickelt wurde und Rebirthing genannt wird, weist ebenfalls überraschende Ähnlichkeiten mit *Bhastrika* auf. In den späten 1970er Jahren sikkerte eine Mischung aus beiden Atemmethoden aus der Anwendung durch Psychologen in den Mainstream der Human Potential Bewegung in Form von Gruppentherapien. Es wurde angenommen, dass eine solche Atemtherapie das Geburtstrauma, das unseren Lebensausdruck beeinträchtigt, lösen kann.

Ich habe in den frühen 1980er Jahren an einem solchen Gruppentherapie-Workshop teilgenommen. Wir wurden angewiesen, uns hinzulegen und sehr tief in den Brustkorb zu atmen, was wir über eine Stunde lang tun sollten. Kurz nachdem ich damit begonnen hatte, überkamen mich sehr starke Empfindungen und ich begann zu schreien, zu krampfen, zu schlagen und zu treten. Dieser Prozess wurde Katharsis genannt, ein reinigender und befreiender Zusammenbruch der eigenen Abwehrkräfte. Ich weiß nicht, was genau an diesem Tag aufgewühlt wurde und ob es das Geburtstrauma war oder nicht. Eines der Probleme war wahrscheinlich die Tatsache, dass etwa 30 Personen auf der Etage waren und nur ein Therapeut und ein Assistent zur Verfügung standen, so dass nicht allzu viel Aufmerksamkeit auf die individuellen Probleme gerichtet werden konnte. Was auch immer aufgewühlt wurde, wurde nicht losgelassen, und an diesem Nachmittag geriet ich in eine Depression, die 18 Monate lang anhalten sollte. Innerhalb eines Tages verwandelte ich mich von einem fröhlichen jungen Mann in einen düsteren, grüblerischen, pessimistischen Menschen.

Im Nachhinein betrachtet, habe ich *Bhastrika* etwa 90 Minuten lang ohne jegliche Vorbereitung geübt. Ich empfehle zwar *Bhastrika*, aber ich schlage vor, es anfangs nur 90 Sekunden lang zu üben, nicht 90 Minuten. Mit anderen Worten: Ich erhielt die 60-fache Dosis, die ich einem Anfänger geben würde. Neunzig oder sogar 105 Minuten *Bhastrika* ist eine Form der Praxis, die von sehr fortgeschrittenen Yogis verwendet wird,[495] die es mit 90 Minuten *Nauli*, 90 Minuten *Surya Bhedana* und 90 Minuten

---

[495] *Hatha Yoga Manjari von Sahajananda* IX.7

Kopf- und Schulterstand kombinieren, um die Kundalini zu heben. Du müsstest *Asana*, *Kriya* und *Nadi Shodhana* durch jahrelange Praxis gemeistert haben, um 90 Minuten *Bhastrika* zu versuchen, und selbst dann würdest du es sehr langsam einführen.

Was mir an diesem Tag passierte, würde ich im Sinne des Yoga so interpretieren, dass ich ohne angemessene Vorbereitung die Kundalini nach oben trieb, die sich dann ihren Weg durch bestehende Blockaden und geschlossene *Chakren* brannte. Im *Hatha Tatva Kaumudi* heißt es, dass die große Schlange (d.h. die Kundalini) zischt, wenn sie von *Bhastrika* übermäßig elektrisiert wird, und sich, ihre Haube ausbreitend, erhebt.[496] Ohne die verschiedenen yogischen Glieder zunächst langsam zu vervollkommnen, kann dies die Büchse der Pandora öffnen. Ich bin nicht per se gegen Rebirthing oder holotropes Atmen. Ich respektiere die Arbeit von Stanislav Grof und bin mir sicher, dass es da draußen gut qualifizierte Therapeuten gibt, die in einem geeigneten Rahmen gute Ergebnisse erzielen. Möglicherweise war in meinem Fall der Therapeut nicht ausreichend ausgebildet oder die Gruppe war einfach zu groß. Wie auch immer, *Bhastrika* ist die kraftvollste Atemmethode der Welt und ihre wogenden *Prana-Wellen* müssen langsam und effektiv nutzbar gemacht werden. Sie muss sehr langsam und verantwortungsbewusst eingeführt werden und darf nur auf einem angemessen vorbereiteten Boden praktiziert werden. Wenn sie jedoch richtig eingeführt wird, ist sie absolut sicher und sehr effektiv.

---

[496] *Hatha Tatva Kaumudi von Sundaradeva* XLIV.12

## VORAUSSETZUNGEN

*Bhastrika* ist das sportlichste *Pranayama*. Für die Bhastrika-Praxis musst du *Kapalabhati* und *Nadi Shodhana* beherrschen. Außerdem solltest du eine hochwertige Meditationshaltung beherrschen, idealerweise *Padmasana*. Je besser deine allgemeine Asana-Praxis ist, desto weiter wirst du in *Bhastrika* gehen können. Es ist auch ratsam, lange Umkehrhaltungen zu beherrschen.

Wenn die Praxis auf etwa 3 Minuten begrenzt ist oder wie beschrieben und von einem Yogatherapeuten beaufsichtigt wird, können die oben genannten Voraussetzungen teilweise entfallen.

## KONTRAINDIKATIONEN

*Bhastrika* ist während der Schwangerschaft und der Menstruation sowie bei Bluthochdruck, Epilepsie, Schlaganfall, Herzerkrankungen und tiefen Venenthrombosen kontraindiziert. Eine milde Form von *Bhastrika* kann bei Erkrankungen wie Bluthochdruck, Herzkrankheiten oder verstopften Blutgefäßen von Vorteil sein, wenn diese Erkrankungen noch nicht zu weit fortgeschritten sind und *Bhastrika* langsam genug eingeführt wird. In diesen Fällen muss die Praxis von einem erfahrenen Yogatherapeuten beaufsichtigt werden.

Übe *Bhastrika* nicht, wenn deine Nasenlöcher verstopft oder fast verstopft sind. Die Belastung der zarten Lungenbläschen könnte auf Dauer zu einem Emphysem führen.

## NUTZEN

Durch seine kraftvollen Schwingungen kann *Bhastrika* eingesetzt werden, um verstopfte Blutgefäße zu befreien.[497] Natürlich muss auch in diesem Fall ein Yogatherapeut zu Rate gezogen und die Übung langsam eingeführt werden. *Bhastrika* erhöht die Sauerstoffsättigung im Gehirn und beschleunigt auch den pulsierenden Rhythmus des Gehirns, der mit dem Atem verbunden ist. *Bhastrika* beschleunigt die Blutzirkulation im ganzen Körper. Eine ausgedehnte *Bhastrika-Praxis* lässt jede Zelle im Körper vibrieren und versorgt sie mit Sauerstoff und *Prana*. Der große Swami Kuvalayananda nannte *Bhastrika* die beste Übung, die je für den Körper erfunden wurde.[498] Bhastrika macht den Körper auch alkalisch, verbessert die Widerstandsfähigkeit gegen Kälte, reinigt das Blut, erhöht die Lungenkapazität und macht die Lungen vitaler, steigert die Pranaaufnahme, hilft bei vielen Krankheiten, erhöht und reinigt *Agni* und sorgt dafür, dass das gereinigte *Agni* die *Doshas* (Körpersäfte und -hindernisse, d.h. *Vata*, *Pitta* und *Kapha*) ausstößt und reduziert, durchbricht *die Granthis* (energetische Blockaden), aktiviert die *Chakras* und hebt die Kundalini. Die Liste ließe sich bis zum Überdruss fortsetzen.

---

[497] Swami Ramdev, *Pranayama Rahasya*, Divya Yog Mandir Trust, Hardwar, 2009, S. 49
[498] *Yoga Mimamsa* III.1

## REIHENFOLGE DER PRANAYAMA-TECHNIKEN

*Kapalabhati* und *Nadi Shodhana* müssen vor *Bhastrika* gemeistert werden. Sobald *Bhastrika* eingeführt ist, ist es jedoch gut, es vor *Kapalabhati* und *Nadi Shodhana* zu üben. Nach einer erfolgreichen *Nadi* Shodhana-Praxis haben sich das Atemverhältnis und die Herzfrequenz so weit verlangsamt, dass das Üben von *Bhastrika* jetzt kontraintuitiv erscheint. Eine sinnvolle Abfolge ist:

1. Asana-Praxis einschließlich Schulterstand und Kopfstand
2. *Bhastrika* mit anschließenden Kumbhakas
3. *Kapalabhati*
4. *Nadi Shodhana*
5. Meditation
6. Entspannung

## TECHNIK

In den *Shastras* findest du verschiedene Techniken, die mit dem Namen *Bhastrika* bezeichnet werden. Du kannst das thorakale Pumpen allein oder in Kombination mit innerem oder äußerem *Kumbhaka* finden. Außerdem beschreiben die Texte *Bhastrika* als Pumpen durch beide Nasenlöcher gleichzeitig oder durch abwechselnde Nasenlöcher.

Alle diese Methoden sind äußerst kraftvoll und ein fortgeschrittener Yogi wird es als nützlich empfinden, sie alle anzuwenden. Die grundlegende Technik, die du als Erstes beherrschen solltest, ist *Bhastrika*, das Brustpumpen durch beide Nasenlöcher und ohne *Kumbhaka*. Der eigentliche Mechanismus des Brustpumpens ist das Herzstück aller Bhastrika-Variationen, und du musst ihn beherrschen, bevor du dich weiteren Schwierigkeitsgraden zuwendest.

Um *Bhastrika* auszuführen, musst du in einer geeigneten Meditations-/Pranayama-Haltung sitzen, bei der die Knie auf dem Boden liegen, die Handflächen und Fußsohlen nach oben zeigen und Wirbelsäule, Nacken und Kopf eine gerade Linie bilden. Viele Lehrerinnen und Lehrer bestehen darauf, dass *Bhastrika* in *Padmasana* ausgeführt werden sollte, da dies die einzige Haltung ist, die aufgrund der Fußverriegelung die notwendige Stabilität bietet. Das ist auf jeden Fall der Fall, wenn du auch nur in die Nähe des Maximums von 120 Atemzügen pro Minute kommst. Halte während *Bhastrika* den ganzen Körper absolut ruhig. Hebe beim Einatmen nicht die Schultern und halte den Kopf ruhig. Schaukle deinen Oberkörper nicht hin und her oder von einer Seite zur anderen.

## BHASTRIKA OHNE KUMBHAKA UND OHNE WECHSELN DER NASENLÖCHER

Fortgeschrittenes *Bhastrika* besteht aus einem vollständigen yogischen Atemzyklus mit erhöhter Lautstärke und beschleunigter Geschwindigkeit. Um mit der erhöhten Lautstärke zurechtzukommen, werden wir die Geschwindigkeit jedoch zunächst nicht erhöhen. Nimm ein paar Atemzüge, um den vollständigen yogischen Atemzyklus zu etablieren. Atme die gesamte verfügbare Luft aus allen Bereichen des Rumpfes aus. Beim Einatmen fülle alle verfügbaren Bereiche des Rumpfes und atme nahe am maximalen Volumen ein (ohne dich zu überfüllen oder anzustrengen). Achte besonders auf die oberen Lungenflügel.

Der nächste Schritt ist das Hinzufügen der Bhastrikaeigenen Atemwelle, der zweistufigen Auf-und-Ab-Welle. Alle schnellen Atemmethoden müssen mit einer zweistufigen Welle geübt werden, denn wenn du schnell atmest, kannst du die drei Ebenen des Rumpfes nicht isolieren. Wir werden *Bhastrika* sehr langsam beginnen und es wird dir so vorkommen, als ob du eine dreistufige Welle verwenden könntest. Dass das nicht möglich ist, wirst du merken, wenn du höhere Atemfrequenzen verwendest. Im Unterschied zu *Kapalabhati* werden wir hier den Brustkorb zum Pumpen verwenden. Das bedeutet, dass wir den Brustkorb aktiv ausdehnen, um einzuatmen, und ihn aktiv zusammendrücken, um Luft herauszupumpen. Deshalb verwenden wir hier anstelle einer doppelten Aufwärtswelle wie im *Kapalabhati* eine Auf- und Abwärtswelle, die den Brustkorb zum aktiven Teil beim Ein- und Ausatmen macht. Sobald eine hohe Atemfrequenz erreicht ist, sieht es so aus, als ob nur der Brustkorb benutzt wird und der Unterleib statisch bleibt.

Mit der zweistufigen Auf-und-Ab-Welle füllst du den Oberkörper vom Schambein bis zu den Schlüsselbeinen mit Luft auf und stößt sie dann vom obersten Teil aus. Um diese Bewegung zu lernen, ohne sich zu verkrampfen, ist es notwendig, sie ganz langsam auszuführen. Die meisten Schüler/innen beginnen *Bhastrika* viel zu schnell und lernen es deshalb nie richtig. Wenn eine durchschnittliche Person etwa 16 Mal pro Minute atmet, dauert jeder Atemzyklus im Durchschnitt 3,75 Sekunden.

Ich schlage vor, mit *Bhastrika* darunter anzufangen und etwa 6 Sekunden pro Atemzug zu nehmen (d.h. 3 Sekunden für die Einatmung und 3 Sekunden für die

Ausatmung), sodass du nur 10 Atemzüge pro Minute machst. Wenn du das mit der Tatsache kombinierst, dass du fast dein maximales Atemvolumen verbrauchst, wirst du schon nach 90 Sekunden oder 15 Atemzügen eine deutliche Wirkung spüren.

Am Anfang können schon 15 Atemzüge mit einem so großen Volumen dazu führen, dass dir schwindlig wird, ein Zeichen dafür, dass *das Prana* in deinen Kopf eindringt. Es gibt zwei Möglichkeiten, das zu verhindern. Die eine ist, nicht bis zu den Schlüsselbeinen zu atmen. Stattdessen kannst du etwa bis zur dritten oder vierten Rippe atmen. Mach das so lange, bis die Benommenheit nachlässt. Die andere Methode besteht darin, die Kehle leicht zusammenzuziehen, so wie du es bei *Ujjayi* tun würdest, aber in geringerem Maße. Diese von Swami Sivananda vorgeschlagene Methode begrenzt das Volumen der eingeatmeten Luft und verhindert so die Benommenheit.[499] Der Nachteil ist, dass sie die Lungenbläschen belastet. Ich fand diese Methode anfangs für *Bhastrika* hilfreich, aber es ist wichtig, dass die Kehle nur sehr leicht verengt wird, so dass der Atem kaum hörbar ist. Um die Lungenbläschen nicht zu belasten, ist es außerdem besser, diese Methode auszuschleichen, sobald sich dein Organismus an die erhöhte Sauerstoffmenge und den verringerten Kohlendioxidgehalt in deinem Blut angepasst hat.

Wenn jeder Atemzyklus 6 Sekunden dauern soll, ist jede Ein- und Ausatmung 3 Sekunden lang. Während es unter normalen Umständen nicht so schwierig ist, einen Atemzyklus auf genau 6 Sekunden genau zu timen, sieht

---

[499] Swami Sivananda, *The Science of Pranayama*, BN Publishing, 2008, S. 79

das ganz anders aus, wenn du unter dem Ansturm riesiger Mengen von Sauerstoff stehst. Ich fand, dass die Verwendung eines Metronoms *Bhastrika* viel zugänglicher macht und es dir ermöglicht, eine bestimmte Übung jeden Tag unter ähnlichen Bedingungen zu wiederholen, ohne dass es zu großen Schwankungen kommt. Wenn du dein Metronom auf 20 Ticks pro Minute einstellst, gibt es einen Tick pro 3 Sekunden Einatmung und einen Tick pro 3 Sekunden Ausatmung. Ich habe festgestellt, dass dies eine gute Anfangseinstellung ist, die es dir ermöglicht, dein Atemvolumen gleichmäßig auf die 3 Sekunden zu verteilen.

Für manche Schüler reicht es aus, auf diese Weise 10 volle, voluminöse Atemzüge zu machen, um ihre Kapazität zu erreichen. In diesem Fall solltest du bei diesem Wert bleiben, aber sicherstellen, dass du die Übung täglich durchführst. Andere Schüler/innen werden sich mit 15 Atemzügen wohlfühlen. Gehe in den ersten Tagen nicht über die 2-Minuten-Marke hinaus. Anfänglich können deine Zwischenrippenmuskeln Muskelkater bekommen und du musst sie langsam auf diese kräftige Übung vorbereiten. In der zweiten Woche kannst du zu 2,5 Minuten Übung übergehen, in der dritten Woche zu 3 Minuten, aber du kannst auch viel langsamer vorgehen, wenn du das möchtest. Zu diesem frühen Zeitpunkt sollten 3 Minuten das Limit für eine ununterbrochene *Bhastrika-Sitzung* sein.

Sobald du in der Lage bist, 3 Minuten *Bhastrika* mit einer Atemzykluslänge von 6 Sekunden zu üben, gibt es mehrere Möglichkeiten, deine Praxis zu intensivieren. Die erste und naheliegendste ist, dein Atemvolumen zu vergrößern, indem du weiter nach oben in den Brustkorb atmest und darauf achtest, dass die gesamte Luft anschließend wieder ausgeatmet wird. Der zweite Schritt besteht darin, deine Atemfrequenz zu erhöhen. Bei einer Atemfrequenz von 10 Atemzügen pro Minute handelt es sich um eine sehr einführende *Bhastrika-Praxis*. Ich schlage vor, sie langsam und Schritt für Schritt zu erhöhen. Du solltest einen Lehrer haben, der deine Fortschritte überprüft und feststellt, ob du bereit bist, die Geschwindigkeit zu erhöhen. Der nächste Schritt, um deine Praxis effektiver zu machen, ist das Hinzufügen von inneren und dann äußeren *Kumbhakas*. Wie keine andere Atemmethode versorgt dich *Bhastrika* mit großen Mengen an Sauerstoff. Anstatt nur dazusitzen und zuzusehen, wie sich der Sauerstoff verflüchtigt, solltest du ihn für *Kumbhaka* nutzen.

## BHASTRIKA MIT INNEREM (ANTARA) KUMBHAKA

Ich gehe davon aus, dass du mit den oben beschriebenen Schritten gut zurechtkommst und in der Lage bist, das thorakale Pumpen (*Bhastrika*) mit 10 Atemzügen pro Minute mit maximalem Atemvolumen ununterbrochen 3 Minuten lang zu praktizieren. Unmittelbar nach dem Ausatmen schließt du mit *Shanka Mudra* dein linkes Nasenloch und atmest nur durch das rechte Nasenloch ein. Übe dann mit *Jalandhara Bandha Kumbhaka*. Hebe schließlich den Kopf, schließe das rechte Nasenloch und atme durch das linke Nasenloch aus. Wenn du vollständig ausgeatmet hast, atme sofort wieder durch das linke Nasenloch ein, führe *Kumbhaka* mit *Jalandhara Bandha* aus und atme dann durch das rechte Nasenloch aus. Wird diese Atemtechnik allein ausgeführt, nennt man sie *Agnisoma Pranayama*, wobei *Agni* (Feuer) für das rechte Nasenloch und *Soma* (Nektar) für das linke steht. Hier ist sie jedoch einfach ein Teil von *Bhastrika*. Die allgemeine Regel, dass wir jedes *Pranayama* mit dem linken Nasenloch beginnen, wird hier außer Kraft gesetzt, weil *Pitta* durch den Brustkorbblasebalg aufgelöst wird. Beachte, dass dies nach dem Bauchpumpen (*Kapalabhati*) nicht möglich ist.

Da wir hier vom schnellen Pumpen zur langsamen Atmung wechseln, verwenden wir jetzt die dreistufige Doppel-Aufwärts-Welle, die wir bereits aus *Nadi Shodhana* kennen. Zusammen mit dem thorakalen Pumpen bilden diese beiden Atemzyklen eine Runde *Bhastrika* mit innerem *Kumbhaka*. Verwende anfangs dieselbe Zählweise, die du auch bei *Nadi Shodhana* verwendest. Du wirst feststellen, dass diese Zählung nach dem Blasebalg des Brustkorbs sehr leicht auszuführen ist und dass es normalerweise nicht nötig ist, hier mit einer *sama vrtti* ratio neu zu beginnen. Ich wiederhole an dieser Stelle, dass du *Kapalabhati* und *Nadi Shodhana* beherrschen musst, bevor du mit dieser äußerst kraftvollen Atemtechnik, *Bhastrika*, arbeiten kannst.

## ERHÖHUNG DER ATEMZAHL

Du wirst schnell merken, dass du mit den großen Mengen an Sauerstoff, die dir zur Verfügung stehen, deine Atemzahl bequem erhöhen kannst. Gehe dabei verantwortungsvoll vor. Angenommen, du hast 3 Minuten lang gepumpt und stellst fest, dass du bei deiner *Nadi* Shodhana-Zählung von 11:44:22 immer noch große

Mengen an Sauerstoff hast. Du kannst deine Zählung nun auf 12:48:24 verlängern, aber achte darauf, dass du hier bleibst, bis diese Zählung vollständig integriert ist, bevor du sie erneut verlängerst. *Bhastrika* verleiht große Kräfte, aber sie müssen verantwortungsvoll eingesetzt werden.

Wenn du dich hier einige Tage lang etabliert hast und die Ausatmung durch das rechte Nasenloch abschließt, könntest du eine zweite Runde *Bhastrika* einbauen, die wieder aus dem Pumpen mit zwei aufeinanderfolgenden *Kumbhakas* besteht, von denen eines durch das rechte und das zweite durch das linke Nasenloch eingeleitet wird. Wenn du eine zweite Runde übst, schlage ich vor, dass du das Pumpen auf 2 Minuten pro Runde beschränkst, also insgesamt 4 Minuten. Wenn du dich auf diesem Niveau etabliert hast, kannst du jede Runde langsam auf 2,5 oder 3 Minuten ausdehnen, so dass du insgesamt 6 Minuten pumpen kannst. Das reicht fürs Erste, denn danach musst du noch 5 Minuten *Kapalabhati* und 10 Runden *Nadi Shodhana* üben, die weiterhin deine Hauptform der Pranayama-Praxis sein sollten. Wenn du mehr Runden *Bhastrika* üben möchtest, kommst du schnell auf eine 1-stündige Pranayama-Praxis, da deine *Kumbhakas* sehr lang sein können. In der Anfangsphase ist das zu lang. Ich schlage daher vor, dass du dich in dieser Phase auf maximal 2 Runden *Bhastrika* beschränkst.

## DIE ATEMFREQUENZ ERHÖHEN

Der nächste Schritt besteht nun darin, dein Atemverhältnis während des Pumpens zu erhöhen. Bisher haben wir mit einer Atemzykluslänge von 6 Sekunden gearbeitet, wobei jeweils 3 Sekunden für das Ein- und Ausatmen übrig bleiben. Das entspricht 20 Ticks auf dem Metronom pro Minute. Jetzt stellst du dein Metronom auf 21 Ticks um. Dadurch verringert sich der Atemzyklus von 6 auf etwa 5,7 Sekunden, und das bedeutet, dass du zum Beispiel 10,5 Atemzyklen statt nur 10 in eine Minute einbaust. Das ist zwar nur eine geringe Steigerung, aber wenn du auf diesem Niveau weitermachst, werden sich deine Steigerungen irgendwann zu einer unglaublichen Praxis verdichten, während du sonst möglicherweise aus dem einen oder anderen Grund mit dem Üben aufhören wirst. Wichtig ist, dass du das Atemvolumen nicht für die Geschwindigkeit opferst; sonst hat es keinen Sinn, die Atemfrequenz zu erhöhen. Behalte dein Volumen bei und erhöhe die Geschwindigkeit in kleinen Schritten.

Wenn du eine Zeit lang ein beschleunigtes Atemverhältnis von 21 vollvolumigen Atemzügen pro 2 Minuten geübt hast, wirst du vielleicht feststellen, dass du in der Lage bist, *kumbhaka* wieder zu erhöhen. Wenn ja, dann gehe, unserem obigen Beispiel folgend, zu 13:52:26. Wenn du noch nicht bereit bist, deine Zählung zu erhöhen, bleibst du hier und wartest, bis du die Atemfrequenz wieder beschleunigen kannst. Wenn du dein Metronom auf 22 Ticks pro Minute einstellst, ist jede Ein- oder Ausatmung jetzt 2,73 Sekunden lang und ein voller Atemzyklus 5,45 Sekunden. Du bekommst jetzt 22 Atemzüge mit vollem Volumen in 2 Minuten oder 11 in 1 Minute unter. Das ist immer noch sehr langsam für *Bhastrika*, aber du musst dich erst an diese kraftvolle Praxis gewöhnen, bevor du zu schnell wirst.

Von hier an steigerst du abwechselnd die Atemfrequenz (Atemzüge pro Minute) und die Atemzahl, die die

Gesamtlänge jedes Atemzyklus und damit die im *kumbhaka* verbrachte Zeit bestimmt. Sei im *kumbhaka* nicht untätig, sondern verbringe die Zeit damit, dein gewähltes *Mantra* oder sonst *OM* auszusprechen, und meditiere über die von dir gewählte Form des Göttlichen. Wenn du deinem Geist nicht sagst, was er zu tun hat, wird er sich seine eigenen Aufgaben/Unterhaltungen nach dem Zufallsprinzip oder nach deinen früheren Konditionierungen aussuchen. Das Ergebnis deiner *Sadhana* (spirituellen Praxis) wird dann zufällig.

Steigere langsam, über Monate des Übens, deine Atemfrequenz, bis du 60 Schläge/Atemzüge pro Minute erreichst und erhöhe gleichzeitig deine Atemanzahl entsprechend. Auf dieser Stufe wirst du leicht einen Wert von 16:64:32 erreichen. Dies ist eine kraftvolle Form der Übung, bei der du sicherlich die Anleitung eines erfahrenen Lehrers brauchst. Das Maximum für *Bhastrika* liegt bei 120 Atemzügen pro Minute, auf dieser Stufe *sind Kumbhakas* von mehreren Minuten möglich.

## BHASTRIKA MIT EXTERNEM KUMBHAKA

Aufgrund der großen Menge an Sauerstoff ist *Bhastrika* die ideale Praxis, um mit externen *Kumbhakas* kombiniert zu werden. Diese sind extrem kraftvoll und müssen langsam integriert werden. Sie sind das wichtigste Mittel, um das *Svadhishthana* (2.) und das *Manipura* (3.) *Chakra* zu reinigen, und einige Lehrer meinen, dass sie sogar das einzige Mittel sind. Einige Lehrer sind der Meinung, dass das *Sutra*, in dem Patanjali vorschlägt, den Geist durch das Anhalten des Atems im Außen zu klären, sich auf *Bhastrika* mit äußeren *Kumbhakas* bezieht.[500] Das ist

---

[500] *Yoga Sutra* I.34

durchaus möglich. Der Praxis wird nachgesagt, dass sie das Gehirn aktiviert, die Konzentration verbessert, die Vitalität steigert, Stress und Ängste abbaut, die *Granthis* (energetische Blockaden) durchbrennt, *Karma* zerstört und *Prana* in die *Sushumna* leitet.

Praktiziere keine äußeren *Kumbhakas* während der ersten drei Tage der Menstruation, da *Bahya Uddiyana* (das Saugen des Bauchinhalts in die Brusthöhle), das beim äußeren *Kumbhaka* erforderlich ist, den Menstruationsfluss stoppt.

Wenn du die Anweisungen in Bezug auf das äußere *Uddiyana* (*Bahya Uddiyana*) und *Nauli* befolgt hast, hast du bereits eine gute Basis im äußeren *Kumbhaka*. Andere gute Orte, um sie in deine Praxis zu integrieren, sind *Tadaga Mudra* nach der Rückbeuge und vor den Umkehrhaltungen und in *Yoga Mudra* am Ende deiner Asana-Praxis. Der Unterschied zwischen der Anwendung des äußeren Atemanhaltens während *Nauli* oder *Mudra* und dem Üben als formelles äußeres *Kumbhaka-Pranayama* besteht darin, dass du während *Nauli* und *Mudra* nicht zählen musst. Die Anweisung wird immer lauten: „Übe bis zu deiner Kapazität". In deiner Pranayama-Praxis musst du jedoch auf die Zählung achten, was die Sache noch komplexer macht. Deshalb ist es gut, wenn du dich mit dem äußeren *Kumbhaka* an den oben genannten Stellen vertraut machst.

## ZÄHLEN

Wenn du eine starke *Nadi* Shodhana-Praxis mit inneren *Kumbhakas* hast, kann dein Lehrer an dieser Stelle bestimmen, dass du deine Bhastrika-Praxis den äußeren *Kumbhakas* widmen solltest.

Da die äußeren *Kumbhakas* anspruchsvoller sind, werden sie oft mit einer Zählung von 1:2:2 geübt, wobei sich 1 auf die Einatmung, 2 auf die Ausatmung und 2 auf das äußere *Kumbhaka* bezieht. *Bhastrika* kann insofern eine Ausnahme sein, als dass ein Verhältnis von 1:2:4 angewendet werden kann. Wenn du eine engagierte interne Kumbhaka-Praxis in *Bhastrika* hast, könntest du zum Beispiel zu externem *Kumbhaka* wechseln, indem du einfach die Anzahl der internen *Kumbhaka* halbierst. Wenn dein internes kumbhaka-Verhältnis in *Bhastrika* zum Beispiel 16 (Einatmung) : 64 (internes kumbhaka) : 32 (Ausatmung), wäre ein realistisches anfängliches äußeres Kumbhaka-Verhältnis 8 (Einatmung) : 16 (Ausatmung) : 32 (äußeres *kumbhaka*). Da externes *Kumbhaka* mehr *Agni* anregt als internes *Kumbhaka*, muss die Frage, ob du mit dem linken oder rechten Nasenloch beginnen sollst, von deinem Lehrer oder deiner Lehrerin entschieden werden, je nach deinem aktuellen Zustand und der Jahreszeit und Temperatur des Übungsortes.

In diesem Beispiel gehe ich davon aus, dass du dein Pumpen mit einer Ausatmung durch beide Nasenlöcher beendest und deine Kumbhaka-Zählung mit einer Einatmung durch das linke Nasenloch beginnst, um dem zusätzlichen *Agni* entgegenzuwirken. Atme durch das linke Nasenloch ein und zähle dabei 8 Sekunden lang mit Hilfe des Zählens mit den Fingern und deines *Mantras*. Dann atme durch das rechte Nasenloch aus und zähle bis 16. Am Ende der Ausatmung ziehst du die Kehle zusammen, täuschst eine Einatmung vor und saugst den Bauchinhalt in die Brusthöhle, um *Bahya* (äußeres) *Uddiyana* auszuführen. Lies im Zweifelsfall noch einmal alle Anweisungen im Kapitel über die *Bandhas*. Halte das äußere *Kumbhaka* mit *Bahya Uddiyana* 32 Sekunden lang. Dann atme durch das rechte Nasenloch bis 8 ein, gefolgt von einer Ausatmung durch das linke Nasenloch für 16 Sekunden. Wende erneut *Bahya Uddiyana* an und halte *Kumbhaka* für 32 Sekunden.

Wenn deine bisherige innere Kumbhaka-Zählung 16:64:32 war, sollte diese neue äußere Kumbhaka-Zahl kein Problem für dich darstellen. Höchstwahrscheinlich wirst du sie bald erhöhen können, aber immer dem Verhältnis 1:2:4 entsprechend. Danach kannst du in eine zweite Runde *Bhastrika* einsteigen, gefolgt von 2 äußeren *Kumbhakas*, oder du kannst zu *Kapalabhati* übergehen, gefolgt von *Nadi Shodhana*.

Wenn du dich mit den äußeren *Kumbhakas* mit Zählung vertraut gemacht hast, kannst du auch *Jalandhara Bandha* integrieren. Das ist besonders hilfreich, wenn du längere äußere *Kumbhakas* übst. Bereite dich ausreichend vor, indem du die Zeit, die du in *Sarvangasana* und *Halasana* verbringst, erhöhst. Das sind die Haltungen, die die korrekte *Jalandhara* Bandha-Position einleiten. Nur dann ist dein Nacken ausreichend auf die zusätzliche Belastung vorbereitet. Übe außerdem deine äußeren *Kumbhakas* direkt nach deiner Asana-Praxis. Mit dieser intensiven Praxis sollte man nicht herumspielen, und dein Körper muss im Feuer der Asana-Praxis vollständig gebacken sein, um die Prana-Intensität zu halten. Wenn du *Jalandhara Bandha* während des äußeren *Kumbhakas* übst, hebe deinen Brustkorb so hoch wie möglich und ziehe zusätzlich die Schultern nach vorne, so dass das Brustbein und die Schlüsselbeine nach vorne und oben wandern und das Kinn treffen.

Wenn du die äußeren *Kumbhakas* hier gemeistert hast, kannst du sie zunächst in *Ujjayi* zusammen mit den inneren *Kumbhakas* in eine einzige Zählung integrieren. Sobald du dich daran gewöhnt hast, kannst du sie in *Nadi Shodhana* übernehmen, um das endgültige Verhältnis von 1:4:2:2 zu erreichen.

## BHASTRIKA MIT ABWECHSELNDEM NASENLOCH

Eine noch kraftvollere Form von *Bhastrika* ist das *Bhastrika* durch wechselnde Nasenlöcher. Du musst *Kapalabhati*, *Nadi Shodhana* und *Bhastrika* durch beide Nasenlöcher beherrschen, um diese intensive Praxis zu versuchen. Außerdem musst du einigermaßen offene Nasenlöcher haben, denn das Pumpen durch ein halb geschlossenes Nasenloch kann auf Dauer zu einem Emphysem führen. Achte darauf, dass du täglich *Jala Neti* (*Neti* mit Wasser) praktizierst, und wenn das nicht die gewünschten Ergebnisse bringt, kannst du *Sutra Neti* (*Neti* mit einem Faden) anwenden.

*Vorteile*
*Alternate Nostril Bhastrika* induziert *Prana* in die *Sushumna* und erhebt die Kundalini. Es hat auch viele therapeutische Anwendungen.

*Methode*
Schließe dein rechtes Nasenloch und atme durch das linke ein, dann schließe das linke Nasenloch und blase die Luft durch das rechte aus. Sauge die Luft sofort wieder durch das rechte Nasenloch ein und atme durch das linke aus. Im

Prinzip ist das Wechselnasenblasen eine schnelle Version von *Nadi Shodhana* mit einem großen Atemvolumen.

Da die Methode anstrengender ist, beginne sie mit der gleichen Geschwindigkeit, die du anfangs für *Bhastrika* benutzt hast, also 3 Sekunden pro Einatmung und 3 Sekunden pro Ausatmung. Du wirst merken, dass es schwieriger ist, durch nur ein Nasenloch zu blasen, und dass die Reibung höher ist. Steigere die Geschwindigkeit langsam und beschränke die Technik zunächst auf 3 Minuten. Da es sich um eine äußerst kraftvolle Technik handelt, solltest du unter der Aufsicht eines erfahrenen Lehrers stehen. Auch diese Methode kann mit inneren und äußeren *Kumbhakas* kombiniert werden, wobei die gleichen Überlegungen gelten wie beim Pumpen durch beide Nasenlöcher.

Das Üben von *Kapalabhati*, *Nadi Shodhana* und *Bhastrika* ist für alle geeignet. Im Falle von *Bhastrika* ist dies auf diejenigen beschränkt, die über eine durchschnittliche Gesundheit verfügen und bereits ausreichend in *Asana*, *Pranayama* und *Kriya* geübt sind. Im Gegensatz dazu sind die ab hier beschriebenen *Pranayamas* nicht für alle geeignet. Sie beeinflussen die Dosha-Zusammensetzung des Einzelnen und müssen daher von einem Experten auf die jeweilige Person zugeschnitten werden.

# DOSHA-VERÄNDERNDE PRANAYAMAS

Die *Pranayamas* und *Kumbhakas* in diesem Abschnitt haben eine eindeutige medizinische Funktion und können daher von einem Yogatherapeuten verschrieben werden, der yogische Techniken in einem therapeutischen und nicht in einem primär spirituellen Kontext anwendet. Sie können auch als spirituelle Sadhanas eingesetzt werden, wenn die Dosha-Veranlagung des Schülers oder der Schülerin berücksichtigt wird. Bevor du dich an diese Techniken heranwagst, ist es wichtig, ihre Wirkungen zu verstehen, denn keine von ihnen ist eine eigenständige, ausgewogene Form der Praxis. Da sie unausgewogen sind, können sie eingesetzt werden, um ein existierendes Ungleichgewicht der *Doshas* anzusprechen und zu korrigieren. In einer therapeutischen Umgebung wird *Surya Bhedana* eingesetzt, um *Vata* und *Kapha* zu senken; *Ujjayi Kumbhaka* wird verwendet, um *Kapha* zu reduzieren; *Chandra Bhedana*, *Shitali* und *Sitkari* werden eingesetzt, um *Pitta* zu senken.

Wenn sie in einem therapeutischen Umfeld angewendet werden, ist eine eher kurze, nicht intensive Praxis vorgeschrieben. Das ist etwas völlig anderes als ihre Anwendung für spirituelle Zwecke. Sobald *Nadi Shodhana* hier gemeistert ist, nutzt der spirituell Praktizierende diese Methoden, um die Kundalini zu heben. Zu diesem Zweck werden sie sehr lange mit sehr langen *Kumbhakas* praktiziert; daher ist ihre Wirkung ganz anders. Eine 10- bis

15-minütige Praxis eines dieser *Pranayamas* pro Tag kann zum Beispiel dazu dienen, die *Doshas* wieder ins Gleichgewicht zu bringen. Die gleiche Methode zur Kundalini-Erweckung würde eine Praxis von 1 bis 1,5 Stunden pro Tag erfordern, kombiniert mit anderen Praktiken in der gleichen Größenordnung. Einer solchen Kundalini-Praxis muss die Beherrschung von *Asana*, *Kriya* und *Nadi Shodhana* vorausgehen, sonst wird das empfindliche Nadi-System dem Ansturm der aufsteigenden Schlangenkraft (Shakti) nicht standhalten.

Wenn du diese Techniken liest und dich mit ihnen beschäftigst, solltest du bedenken, dass sie von zwei völlig unterschiedlichen Gruppen von Menschen in zwei völlig unterschiedlichen Situationen angewendet werden. Sei dir über den Nutzen im Klaren, denn es gibt keine Grautöne. Nehmen wir zum Beispiel an, du bist ein Yogatherapie-Patient, der relativ wenig mit Yoga zu tun hat, aber an einer Störung von erhöhtem Vata leidet. Dann kannst du *Surya Bhedana* täglich 10 Minuten lang anwenden, um dein *Vata* zu reduzieren und ausgeglichener zu werden. Wenn du das erreicht hast, kannst du nicht beschließen, den Zweck der Methode zu ändern und dein *Surya Bhedana* auf 1 Stunde pro Tag mit langen *Kumbhakas* zu erhöhen. Wenn du das tun willst, musst du erst ein gewisses Maß an Beherrschung von *Asana*, *Kriya* und *Nadi Shodhana* erreichen. Das muss klar verstanden werden, denn aufgrund des doppelten Zwecks dieser Methoden gibt es viel Verwirrung über ihren verantwortungsvollen Einsatz.

Die beiden folgenden Techniken, *Surya* und *Chandra bhedana*, sind Spiegelbilder voneinander und bilden zusammen *Nadi Shodhana*. Während *Nadi Shodhana* das Ungleichgewicht *der Nadis* langsam korrigiert, kann es mit *Surya* oder *Chandra bhedana* schnell korrigiert werden, wenn das Ungleichgewicht richtig diagnostiziert wurde. Danach wird die *Nadi Shodhana* Praxis wieder aufgenommen.

# Surya Bhedana

*Surya Bhedana* bedeutet „die Sonne durchdringen" und bezieht sich auf die Tatsache, dass alle Einatmungen durch das rechte, solare Nasenloch ausgeführt werden.

Die *Yoga Kundalini Upanishad*,[501] *Hatha Yoga Pradipika*[502] und *Yoga Rahasya*[503] zählen *Surya Bhedana* zu den wichtigsten *Kumbhakas*, von denen angenommen wird, dass sie Krankheiten lindern können. Abgesehen von seiner Fähigkeit, Krankheiten zu beseitigen, die durch eine Erhöhung von *Vata* verursacht werden,[504] findet Surya *Bhedana* seine Hauptanwendung im Heben der Kundalini.[505] Es wird dann oft mit *Bhastrika*, *Nauli* und anderen Techniken kombiniert. Wenn *Surya Bhedana* in der Yogatherapie eingesetzt wird, um *Vata* zu reduzieren, muss es mit Vorsicht behandelt werden, da es auch *Pitta* erhöht. Tatsächlich reduziert *Surya Bhedana* auch *Kapha*, obwohl zu diesem

---

[501] *Yoga Kundalini Upanishad* I.21
[502] *Hatha Yoga Pradipika* II.11-12
[503] *Yoga Rahasya* II.61
[504] *Kumbhaka Paddhati von Raghuvira* Strophen 129-130
[505] *Hatha Yoga Manjari von Sahajananda* IX.8

Zweck in der Regel *Ujjayi Kumbhaka* verwendet wird, das nicht ganz so erhitzend ist.

Um die *Pitta*-erhöhende Wirkung von *Surya Bhedana* zu neutralisieren, wird es oft mit *Shitali* kombiniert, das *Pitta* reduziert. In der Yogatherapie wird *Surya Bhedana* in der Regel auf etwa 10 Minuten begrenzt und meist ohne - oder mit nur sehr kurzen - *Kumbhakas* ausgeführt. Wenn *Surya Bhedana* als spirituelles *Sadhana* eingesetzt wird, wird es 45 bis 90 Minuten pro Tag praktiziert und mit anderen Praktiken kombiniert. Es ist dann eine kraftvolle Praxis zur Steigerung von *Agni* (inneres Feuer) mit dem Ziel, die Kundalini zu heben. Es versteht sich von selbst, dass eine solche Anwendung nur unter der Anleitung eines in diesem Bereich erfahrenen Lehrers durchgeführt werden sollte.

Eines der Probleme, mit denen wir bei *Surya Bhedana* konfrontiert werden, ist, dass es an sich keine ausgewogene Übung wie *Nadi Shodhana* oder *Bhastrika* ist. Beim Entzünden von *Agni* aktiviert *Surya Bhedana* alle Parameter, die mit dem rechten Nasenloch verbunden sind, d.h. die sympathische Kette (Kampf/Flucht-Reaktion), efferente Nervenströme (ausgehende Signale und ausgehende Persönlichkeit), die linke Gehirnhälfte, den Katabolismus (Abbau von Gewebe) und den analytischen, fundamentalistischen Geist (es gibt nur eine Wahrheit), während es die Tendenzen unterdrückt oder abschwächt, die mit dem linken Nasenloch verbunden sind, nämlich die parasympathische Kette (Ruhe- und Entspannungsreaktion), die afferenten Nervenströme (eingehende Signale, introspektive Persönlichkeit), die rechte Gehirnhälfte, den Anabolismus (Pflege und Aufbau von Gewebe) und das intuitive/relativistische Denken (es gibt viele Wahrheiten).

Wenn du dir diese Liste noch einmal durchliest, wirst du Wort für Wort das Drama zwischen der westlichen und der alten indischen Kultur erkennen. Die westliche Kultur ist hoffnungslos surya- oder sonnenlastig, während die traditionelle indische Kultur überwiegend lunarlastig war. Wenn du die Ansichten westlicher Indologen aus dem 19. und frühen 20. Jahrhundert über die indische Kultur und Religion studierst, wirst du in der Regel das typische Unverständnis feststellen, das Menschen, die in einer solaren Kultur aufgewachsen sind, gegenüber einer lunaren Kultur haben. Früher war *Surya Bhedana* ein Allheilmittel für alle Ungleichgewichte, mit denen ein typischer mittelalterlicher oder altindischer Yogi konfrontiert war. Vor Jahrhunderten brauchte er eine gute Dosis *Surya Bhedana*, um den nötigen Eifer und Schub zu entwickeln, um die lunaren Hindernisse zu durchbrechen. Andererseits hat der durchschnittliche westliche Yogi von heute, zumindest zum Zeitpunkt des Verfassens dieses Textes, bereits viel zu viele solare, sympathische, linkshirnige, efferente, fundamentalistische, katabolische, analytische und extrovertierte Tendenzen. Beispiele dafür sind nicht nur die testosterongesteuerte Abholzung der Regenwälder, sondern auch die testosterongesteuerte Versenkung der sicheren Einlagen fast der gesamten Weltbevölkerung im Feuer der globalen Finanzkrise.

Diese Tendenz ist zwar bei modernen weißen Männern stark ausgeprägt, erfasst aber zunehmend auch Frauen und Angehörige orientalischer Kulturen. Stark vereinfacht gesagt, erhöhen der ständige Ruf nach einer Steigerung des Bruttoinlandsprodukts und dessen Hauptmotor, der Binnenkonsum, die solare Einstellung der Bevölkerung und machen sie damit katabolischer (Abbau und Verbrennung von Ressourcen), extrovertierter (längere Arbeitszeiten und schwierigere arbeitsbezogene Aufgaben), sympathischer (gestresster durch mehr Arbeit und immer höhere Bildungsanforderungen) usw. Während all dies lange Zeit als Domäne des weißen Mannes galt, haben Ökonomen längst herausgefunden, dass die globale Wirtschaftsleistung nur dann weiter steigen kann, wenn auch die gesamte weibliche Bevölkerung und die Bevölkerung der ehemals unterentwickelten Länder mitzieht. Die solare, männliche Kultur hat die lunare, weibliche Kultur überrannt, und wenn diese Tendenz anhält, wird der globale Organismus auf ähnliche Weise ausbrennen wie der hoch gestresste und hoch angespannte ehrgeizige Mensch, eine Tendenz, die in der Regel mit dem Atmen durch das rechte Nasenloch verbunden ist. Die *Shastras* besagen, dass man nur noch ein Jahr lebt, wenn man drei Tage hintereinander durch das *Surya* (rechtes Nasenloch) atmet.[506]

Einfach gesagt macht *Surya Bhedana* dich weniger geistig, weniger selbstreflektiert und mehr körperlich, weniger locker und mehr direkt, weniger intuitiv und mehr analytisch, mehr kontaktfreudig und weniger introspektiv, mehr daran interessiert, bestehende Strukturen aufzubrechen (selbst wenn sie nützlich sind), als sie zu pflegen, und mehr an der einen Wahrheit (oft deiner) interessiert als an anderen, die auch einen Sinn haben können. *Surya Bhedana* ist eine kraftvolle Technik für diejenigen,

---

[506] *Hatha Tatva Kaumudi* LVI.8

die zu viel vom Gegenteil, den lunaren Tendenzen, haben. Während man diese Pranayama-Technik den meisten/allen Yogis in Indien vielleicht schon vor 1000 oder 2000 Jahren einstimmig verschreiben konnte, muss man sich fragen, ob viele moderne Yogis nicht schon zu viel von dieser Medizin in sich aufgenommen haben. Diese Technik sollte nur dann praktiziert werden, wenn sie von einem sachkundigen Lehrer verschrieben und auf die Bedürfnisse des einzelnen Schülers zugeschnitten wird. Swami Niranjanananda sagt, dass *Surya Bhedana* nur von denjenigen angewendet werden sollte, die ein Übergewicht des lunaren *Nadi* (Ida) haben, da *Surya Bhedana* das sympathische Nervensystem aktiviert, Hitze erzeugt und Extrovertiertheit hervorruft.[507] Nur wenn dir diese Qualitäten fehlen, solltest du diese Technik praktizieren. Nimm keine Selbstmedikation mit *Surya Bhedana* vor. Ein erfahrener Lehrer oder eine erfahrene Lehrerin muss entscheiden, ob diese Praxis oder *Chandra Bhedana* für dich geeignet ist, und die Auswahl kann sich sogar je nach Jahreszeit und Ort der Praxis ändern. Im Zweifelsfall fahre einfach mit der Praxis von *Nadi Shodhana* fort.

## KONTRAINDIKATIONEN

Übe *Surya Bhedana* nicht während einer Hitzewelle im Sommer oder in der Schwangerschaft (da es katabolisch wirkt). Übe es nicht, wenn dein *Pitta* bereits erhöht ist, denn *Surya Bhedana erhöht es weiter*. Übe es nicht bei Bluthochdruck, Schilddrüsenüberfunktion oder bei Übersäuerung und damit verbundenen Pitta-

---

[507] Swami Niranjanananda, *Prana and Pranayama*, Yoga Publications Trust, Munger, 2009, S. 280

Erkrankungen wie Geschwüren und Gastritis. Praktiziere es nicht bei Herzproblemen wie Angina pectoris.

Übe diese Technik nicht aus, wenn du sehr analytisch/logisch und nicht intuitiv genug bist. Praktiziere sie nicht, wenn die weiblichen, mitfühlenden und fürsorglichen Aspekte deiner Persönlichkeit bereits unterentwickelt sind. Praktiziere sie nicht, wenn du sehr körperlich, ehrgeizig und materialistisch bist und mit erhabenen Konzepten und Idealismus nichts anfangen kannst. Übe sie nicht, wenn du leicht zu Stress neigst, angespannt bist, eine Typ-A-Persönlichkeit bist, Herzprobleme oder Magengeschwüre hast, dich nicht entspannen kannst, unter Schlafstörungen leidest, leicht überhitzt bist oder unter zu viel *Pitta* leidest. Mit anderen Worten, praktiziere *Surya Bhedana* nicht, wenn du ein solarer Persönlichkeits- und Körpertyp bist.

Wenn du *Surya Bhedana* praktizierst und merkst, dass du anfängst, innere Konflikte in die äußere Welt zu projizieren (d.h. Konflikte in deinem Umfeld und in deinen Beziehungen auszuleben, die besser durch einen mentalen Verstehens- und Erkennungsprozess gelöst werden könnten), dann kann das ein Hinweis darauf sein, die Technik zu beenden und durch *Nadi Shodhana* zu ersetzen.

## NUTZEN

Der *Hatha Tatva Kaumudi* empfiehlt *Surya Bhedana* im Winter (zum Aufwärmen) oder zur Heilung von Krankheiten, die durch verschlimmertes *Vata* und *Kapha* verursacht werden.[508] Sie eignet sich hervorragend zum Üben in den Bergen oder in der kalten Jahreszeit und ist gut zur

---

[508] *Hatha Tatva Kaumudi Kaumudi von Sundaradeva* X.1

Reinigung und zum Schüren von *Agni* (inneres Feuer). *Surya Bhedana* kann zur Heilung von Lungenerkrankungen wie Erkältungen, Nasennebenhöhlenentzündungen, Bronchitis und anderen Vata- und Kapha-Störungen eingesetzt werden. Sie ist auch gut bei Depressionen oder wenn du dich schwach und hilflos fühlst, denn diese Technik gibt dir Energie. Sie ist ein hervorragendes Mittel, um übermäßige Mond-Symptome wie Lethargie und Antriebslosigkeit zu lindern. *Surya Bhedana* erhöht die Vitalität und stärkt den Körper. Es macht dich dynamisch, erfolgreich und kontaktfreudig. Es ist anwendbar, wenn unglaubliche körperliche Leistungen oder Willenskraft gefragt sind, wie z.B. im Kriegsfall.

Da es den Katabolismus steigert, kann es zur Gewichtsreduktion eingesetzt werden, d.h. zum Abbau und zur Entsorgung von Fettgewebe. Swami Ramdev empfiehlt, zu diesem Zweck zweimal täglich 27 Runden zu machen.[509] Innere *Kumbhakas* werden in diesem Fall nicht hinzugefügt, aber äußere *Kumbhakas* würden die katabole Wirkung erhöhen, wenn der Schüler in der Lage wäre, sie ohne Anstrengung zu praktizieren.

## TECHNIK OHNE KUMBHAKA

Dies ist eine Methode mit langsamer Atmung und die ihr zugrunde liegende Atemwelle ist die dreistufige Doppel-Aufwärts-Welle. Sitze in einem *Meditations-Asana* und bilde mit deiner rechten Hand *Shanka Mudra*. Verschließe dein linkes Nasenloch mit deinem Ring- und kleinen Finger und atme durch das rechte Nasenloch ein. Dann

---

[509] Swami Ramdev, *Pranayama*, Divya Yog Mandir Trust, Hardwar, 2007, S. 35

verschließt du dein rechtes Nasenloch mit dem Daumen und atmest durch das linke Nasenloch aus. Das ist eine Runde. Schließe sofort wieder das linke Nasenloch und atme durch das rechte Nasenloch ein. Schließe erneut das rechte Nasenloch und atme durch das linke aus. Bei *Surya Bhedana* wird nur durch das rechte Nasenloch eingeatmet und durch das linke ausgeatmet.

Beginne mit einem Verhältnis von 1:1 und mache 10 Runden oder so viele, wie dein Lehrer empfiehlt. Wenn du *Surya Bhedana* in einer Yogatherapie anwendest, solltest du sie nur so weit üben, wie es nötig ist, um die Mondsymptome zu reduzieren. Verlängere langsam, ohne dich anzustrengen oder zu zwingen, deine Zählung, bis du 30:30 erreicht hast, d.h. 30 Sekunden Einatmung und 30 Sekunden Ausatmung. Reduziere dann die Einatmung auf die Hälfte und gehe zu einem Atemverhältnis von 1:2 über. Von hier aus verlängerst du die Atemzählung wieder, bis ein Atemzyklus länger als 1 Minute dauert. Meditiere während des gesamten Atemzyklus auf die Sonne im Nabel, wie während des Sonnenzyklus von *Nadi Shodhana*. Wenn dein Lehrer dir kein anderes *Mantra* gibt, verwende das *Mantra* des Stoffwechsels, *Ram*. Wenn du *Surya Bhedana* über einen längeren Zeitraum praktizierst, auch ohne *Kumbhaka*, brauchst du den Rat eines sachkundigen Lehrers, der nach Anzeichen für eine Überaktivierung des Solaren *Nadi* Ausschau halten muss.

## TECHNIK MIT KUMBHAKA

Wenn du die Technik als spirituelles *Sadhana* verwendest, um *Agni* zu reinigen und zu entzünden und so die Kundalini zu erwecken, musst du *Kumbhaka* hinzufügen.

Die *Kumbhakas* selbst und die Länge der gesamten Übungseinheit müssen ziemlich lang werden. In diesem Fall ist eine Überwachung noch wichtiger. Sobald eine Zählung von 20:40 erreicht ist, reduziere die Einatmung auf die Hälfte und füge inneres *Kumbhaka* im Verhältnis 1:1:2 hinzu.[510] Die neue Zählung wäre dann 10:10:20, d.h. 10 Sekunden für die Einatmung, 10 Sekunden für das innere *Kumbhaka* und 20 Sekunden für die Ausatmung. Verlängere die Zählung, bis jeder Atemzyklus wieder länger als 1 Minute dauert und wechsle dann zu einem Verhältnis von 1:2:2. Von hier aus gehst du nach der gleichen Methode zum Verhältnis 1:3:2 und schließlich zum Verhältnis 1:4:2 über.

Um die Kundalini zu erwecken, muss die Methode mit anderen Techniken wie *Nauli* und *Bhastrika* kombiniert werden, aber Kundalini-Erweckung ist nicht das Thema dieses Buches. Wenn du zu viel Hitze erzeugst und unter ihren Symptomen leidest, erhöhe *Shitali* oder *Sitkari*. Wenn du den solaren *Nadi* zu stark anheizt, d.h. die solaren Symptome überwiegen, kannst du mit *Chandra Bhedana* gegensteuern, das später beschrieben wird. Bei einer akuten Verschlimmerung tauchst du dich in Wasser ein und trinkst große oder, wenn du kannst, extrem große Mengen Milch. Ein indischer Lehrer sagte mir, dass ich

---

[510] Es sei denn, dein Lehrer besteht darauf, dass du wieder ein *sama vrtti* Verhältnis von 1:1:1 durchläufst. Wenn du fest in *Nadi Shodhana* verankert bist, ist eine alternative Möglichkeit, dein *Nadi* Shodhana-Verhältnis zu übernehmen und es einfach um etwa 10% zu reduzieren. Die Reduzierung zollt der Tatsache Tribut, dass *Surya Bhedana* einfach ein *Nadi Shodhana* ohne seinen (kühlenden) Mondzyklus ist. Das bedeutet, dass du anfangs die erwärmenden *Kumbhakas* etwas reduzieren musst.

im Falle einer Verschlimmerung 300 Gläser Milch trinken sollte, damit die Symptome abklingen!

Wenn wir davon ausgehen, dass ein durchschnittliches Glas 0,2 Liter enthält, ergeben 300 Gläser 60 Liter Milch. Das wäre mehr, als der durchschnittliche Laden an der Ecke vorrätig hat. Das ist offensichtlich der Grund, warum sich viele traditionelle indische Yogis nie zu weit von der nächsten Kuh entfernt haben. Auf jeden Fall zeigt dies, wie wichtig es ist, den Rat eines Lehrers einzuholen, wenn man fortgeschrittene Atemzählungen praktiziert.

## Chandra Bhedana

*Chandra Bhedana* (den Mond durchdringen) wird so genannt, weil alle Einatmungen durch das linke Nasenloch und alle Ausatmungen durch das rechte erfolgen. Die Technik ist ein Spiegelbild von *Surya Bhedana*.

Während *Chandra Bhedana* in den goldenen Tagen des alten Indiens nicht sehr beliebt war, ist es heute aus den folgenden Gründen wichtiger geworden:
- Da die Luftverschmutzung in modernen Städten *Shitali* und *Sitkari* (bei denen die Einatmung durch den Mund erfolgt) oft ausschließt, ist *Chandra Bhedana* jetzt das *pitta-reduzierende*, kühlende *Pranayama* der Wahl für moderne urbane Yogis.
- Aufgrund der solaren Vorherrschaft in der modernen Gesellschaft leiden viele Yogis unter einem überaktiven *solaren Nadi*. Dem lässt sich mit diesem Pranayama, das den lunaren Nadi stärkt, leicht entgegenwirken.

## DOSHA-VERÄNDERNDE PRANAYAMAS

*Chandra Bhedana* wird in den *Shastras* weniger gelobt als *Surya Bhedana*, aber wie bereits beschrieben, war *Surya Bhedana* im alten Indien, das damals eine sehr mondlastige Kultur war, viel besser anwendbar. In früheren Zeiten wurde der durchschnittliche indische Yogi durch *Surya Bhedana* ins Gleichgewicht gebracht.

*Chandra Bhedana* wird jedoch in der *Yoga Chudamani Upanishad* beschrieben.[511] Es wird auch in Raghuviras *Kumbhaka Paddhati* empfohlen, wo es als nährendes Mittel bezeichnet wird.[512] In der Therapie kann *Chandra Bhedana* eingesetzt werden, um *Pitta* zu senken und *Kapha* zu erhöhen, aber auch um die Kundalini zu heben.

Die beste Werbung für *Chandra Bhedana* findet sich in Sundaradevas *Hatha Tatva Kaumudi*, wo er erklärt, dass Gift durch *Surya* fließt;[513] deshalb sollte der Yogi kein *Pranayama* praktizieren, wenn Pingala fließt. Auf der anderen Seite fließt der Nektar der Unsterblichkeit durch Ida, und der Yogi sollte Einatmung und *Kumbhaka* nur durch dieses Nasenloch üben, während das rechte Nasenloch nutzlos ist. Sundaradeva nennt dies das große Geheimnis, das von Lord Shiva gelehrt wurde. Die Tatsache, dass Gift durch *Surya* und Nektar (*Amrita*) durch Ida fließt, wird im *Hatha Tatva Kaumudi*[514] zweimal wiederholt und im *Kumbhaka Paddhati* bestätigt.[515]

Im Gegensatz dazu gilt *Chandra Bhedana* bei Swami Satyananda und seinen Schülern als tabu. Swami

---

[511] *Yoga Chudamani Upanishad* Strophe 95
[512] *Kumbhaka Paddhati von Raghuvira* Strophe 130
[513] *Hatha Tatva Kaumudi von Sundaradeva* XXX.8
[514] *Hatha Tatva Kaumudi von Sundaradeva* XLIV.47-48
[515] *Kumbhaka Paddhati* Strophe 14

Niranjanananda sagt, dass *Chandra Bhedana* in Satyanandas Tradition fast nie gelehrt wird, sondern als eingeschränkte Technik gilt, da sie extreme Introvertiertheit erzeugt, die in Depressionen umschlagen kann.[516] Im Gegensatz zu *Surya Bhedana*, das die *Prana Shakti*, also die körperliche Kraft, erweckt, erweckt *Chandra Bhedana die Manas Shakti*, also die geistige Kraft. Swami Satyananda befürchtete, dass die Praktizierenden verrückt werden könnten, wenn sie diese Technik anwenden. Tatsächlich deutet der Begriff „verrückt" darauf hin, dass eine Person einen überaktiven lunaren *Nadi* hat.

Ich bin jedoch auf keine andere indische yogische Denkschule gestoßen, die diese Einschränkungen für *Chandra Bhedana* vorsieht. Yogeshwaranand Paramahamsa lehrte *Chandra Bhedana* sowohl mit *antara* als auch mit *bahya kumbhakas*, ohne irgendwelche Einschränkungen zu machen.[517] Auch in der Tradition von Swami Kuvalayananda wurde Chandra Bhedana auf die gleiche Weise wie andere *Pranayamas* weitergegeben. Sein Schüler und Mitarbeiter M.L. Gharote beschreibt *Chandra Bhedana* ohne jegliche Einschränkungen.[518]

Der/die Praktizierende, der/die *Chandra Bhedana* anwendet, muss jedoch verstehen, dass er/sie alle Funktionen, die mit dem linken Nasenloch verbunden sind, gleichzeitig aktivieren wird. Es ist nicht möglich, einige

---

[516] Swami Niranjanananda, *Prana and Pranayama*, Yoga Publications Trust, Munger, 2009, S. 261

[517] Yogeshwaranand Paramahamsa, *First Steps to Higher Yoga*, Yoga Niketan Trust, New Delhi, 2001, S. 346

[518] Dr. M.L. Gharote, *Pranayama: The Science of Breath*, Lonavla Yoga Institute, Lonavla, 2003, S. 75

zu aktivieren und andere auszulassen. *Chandra Bhedana* aktiviert die parasympathische Kette (Ruhe und Entspannung), die afferenten Nervenströme (eingehende Signale und die introvertierte Persönlichkeit - in extremen Fällen führt das zu einer grüblerischen Haltung), die rechte intuitive Gehirnhälfte, den Anabolismus (Aufbau von Gewebe, Pflege) und den synthetisierenden/holistischen/ relativistischen Geist (es entwickelt sich eine Neigung, viele Wahrheiten anzunehmen und unfähig zu sein, die eine Wahrheit zu sehen). Andererseits unterdrückt oder schwächt es die Tendenzen zur Verbindung mit dem rechten Nasenloch, d.h. die sympathische Kette (Kampf-Flucht-Reaktion), die efferenten Nervenströme (ausgehende Signale und nach außen gehende Persönlichkeit), die linke Gehirnhälfte, den Katabolismus (Abbau von Gewebe) und den analytischen/fundamentalistischen Verstand (Entwicklung einer überwiegenden Neigung zu der einen Wahrheit und Unfähigkeit, die vielen Wahrheiten zu erkennen).

*Chandra Bhedana* ist ein sehr mächtiges Werkzeug, das für diejenigen nützlich ist, die eine kontaktfreudige, analytische, sympathische, gestresste oder Typ-A-Persönlichkeit haben, die mit Eigenschaften ausgeglichen werden muss, die mit der Mondkultur des alten Indiens in Verbindung gebracht werden, wie z.B. übersinnliche Fähigkeiten, tiefe Spiritualität, die Fähigkeit, tief zu meditieren, die Wertschätzung des Göttlichen in allen Wesen, Rücksichtnahme gegenüber anderen, Demut bis hin zur Selbstverleugnung usw.

Du solltest dich nicht selbst mit *Chandra Bhedana* behandeln. Ein erfahrener Lehrer muss entscheiden, ob diese Praxis oder *Surya Bhedana* für dich geeignet ist, und die Auswahl kann sich sogar je nach Jahreszeit und Ort der Praxis ändern.

## NUTZEN

*Chandra Bhedana* ist aufgrund seiner nährenden, aufbauenden und weiblichen Qualität ein gutes *Pranayama* während der Schwangerschaft. Es reduziert *Pitta* und lindert die damit verbundenen Störungen wie Übersäuerung, Geschwüre und Entzündungen. Aufgrund seiner kühlenden Eigenschaft ist es eine gute Übung im Sommer oder an heißen Orten. Es hilft auch gegen Müdigkeit und beruhigt den Geist. Da es nicht so stark von der Qualität der Luft abhängig ist wie *Shitali* und *Sitkari*, ist Chandra Bhedana ein wichtiges Mittel, um *Pitta* zu reduzieren.

Es stimuliert die rechte Gehirnhälfte und weckt die übersinnlichen Fähigkeiten. Es erhöht die Empathie und das Mitgefühl für andere. Chandra Bhedana macht dich intuitiv, entwickelt ganzheitliche und integrative Tendenzen in deinem Geist und ermöglicht es dir, komplexe Kunstwerke und Mystik zu schätzen. Es ist hilfreich bei extremer Extraversion - das heißt, wenn du dir deiner eigenen Gefühle nicht bewusst bist und auf ständige äußere Stimulation angewiesen bist. Es ist hilfreich für die Meditation.

*Chandra Bhedana* aktiviert Ida *Nadi*, den *Nadi*, der *Soma*, den Nektar der Unsterblichkeit, zirkulieren lässt. Es aktiviert das parasympathische Nervensystem, was bedeutet, dass es entspannend wirkt. Es kann daher zur Linderung von Bluthochdruck eingesetzt werden. Es kann auch verwendet werden, um die Kundalini zu heben. In diesem Fall kann es mit *Bhastrika*, *Ujjayi* und *Kapalabhati* kombiniert werden, die alle erwärmend wirken. S.S. Goswami empfiehlt auch, *Chandra Bhedana* mit *Nauli* zu kombinieren, um die Kundalini zu heben.[519]

## KONTRAINDIKATIONEN

Chandra Bhedana sollte nicht angewendet werden, wenn du unter Depressionen, Lethargie, Trägheit oder geringer Motivation leidest. Praktiziere es nicht im Winter, in kalten Ländern oder hoch oben in den Bergen. Übe es nicht, wenn du an erhöhtem *Kapha* und den damit verbundenen Krankheiten wie Erkältung, Grippe, Bronchitis, Lungenentzündung und Asthma leidest. Nur diejenigen, die zu Pingala und allen damit verbundenen Tendenzen neigen, sollten *Chandra Bhedana* anwenden. Es sollte nicht verwendet werden, wenn unglaubliche körperliche Leistungen oder große Willenskraft erforderlich sind. Zum Beispiel ist es für Militärangehörige während eines Konflikts nicht geeignet. Da es anabol wirkt, solltest du es nicht anwenden, wenn du zu Adipositas neigst und abnehmen willst. Übe *Chandra Bhedana* nicht, wenn du bereits zu introvertiert bist und ausdrucksstärker werden willst. Übe es nicht, wenn du zu viele Selbstzweifel hast und dich nicht in der Lage fühlst, dein Leben zu kontrollieren.

Wenn du *Chandra Bhedana* praktizierst und merkst, dass du anfängst, innere Konflikte zu somatisieren (d.h. Konflikte in deinem Körper auszuleben, die besser durch

---

[519] Shyam Sunder Goswami, *Laya Yoga*, Inner Traditions, Rochester, 1999, S. 91

einen mentalen Verstehens- und Erkennungsprozess gelöst werden sollten), dann kann das ein Hinweis darauf sein, dass du die Technik nicht mehr anwenden und durch *Nadi Shodhana* ersetzen solltest.

## TECHNIK OHNE KUMBHAKA

Da es sich um eine langsame Atemmethode handelt, hat *Chandra Bhedana* die dreistufige Doppel-Aufwärts-Welle als ursprüngliche Atemwelle. Setze dich in ein *Meditations-Asana* und bilde mit deiner rechten Hand *Shanka Mudra*. Verschließe dein rechtes Nasenloch mit deinem Daumen und atme durch das linke Nasenloch ein. Dann verschließt du das linke Nasenloch mit dem Ringfinger und dem kleinen Finger und atmest durch das rechte aus. Das ist eine Runde. Schließe sofort wieder das rechte Nasenloch und atme durch das linke ein. Schließe das linke Nasenloch noch einmal und atme durch das rechte aus. In *Chandra Bhedana* wird nur durch das linke Nasenloch eingeatmet und durch das rechte ausgeatmet.

Beginne mit einem Verhältnis von 1:1 und führe 10 Runden durch oder so viele, wie dein Lehrer empfiehlt. Wenn du *Chandra Bhedana* im Rahmen einer Yogatherapie anwendest, solltest du es nur so weit üben, wie es zur Linderung der Sonnensymptome nötig ist. Langsam, ohne dich anzustrengen oder zu zwingen, erweitere deine Zählung, bis du 30:30 erreicht hast, d.h. 30 Sekunden Einatmen und 30 Sekunden Ausatmen. Reduziere dann die Einatmung auf die Hälfte und gehe zu einem Atemverhältnis von 1:2 über. Von hier aus verlängerst du die Atemzählung wieder, bis ein Atemzyklus länger als eine Minute dauert. Meditiere während des gesamten

Atemzyklus auf den Mond in der Mitte des Kopfes im Bereich des dritten Hirnventrikels, so wie du es während des Mondzyklus von *Nadi Shodhana* getan hast. Diese Methode der Konzentration wird in der *Yoga Chudamani Upanishad* vorgeschlagen.[520]

Wenn dein Lehrer dir kein anderes *Mantra* gibt, benutze OM. OM ist sicherer als das *Wasser-Bija, Vam. Vam* ist ein sicheres *Mantra*, wenn du es in Verbindung mit dem *Feuer-Bija Ram* während *Nadi Shodhana* verwendest. Während *Chandra Bhedana* ist die Wahrscheinlichkeit zu groß, dass *Vam* dich mit dem niederen emotionalen Verstand in Kontakt bringt: Es würde dazu führen, dass du ein Sklave deiner emotionalen Triebe wirst. Wenn du stattdessen OM benutzt, kommst du mit dem höheren spirituellen Geist in Kontakt. Alternativ kannst du auch das *Ishtamantra* verwenden, das mit deiner bevorzugten Form des Göttlichen verbunden ist.

Wenn du *Chandra Bhedana* über einen längeren Zeitraum verwendest, auch ohne *Kumbhaka*, brauchst du den Rat eines erfahrenen Lehrers, der nach Anzeichen für eine Überaktivierung des lunaren *Nadis* Ausschau halten muss.

## TECHNIK MIT KUMBHAKA

In der *Yoga Chudamani Upanishad* steht, dass *Kumbhaka* während *Chandra Bhedana* so lange wie möglich gehalten werden muss. In diesem Fall ist die Überwachung noch wichtiger. Sobald ein Wert von 20:40 erreicht ist, reduziere die Einatmung auf die Hälfte und füge internes *Kumbhaka* im Verhältnis 1:1:2 hinzu. Der neue Wert wäre

---

[520] *Yoga Chudamani Upanishad* Strophe 96

dann 10:10:20, d.h. 10 Sekunden für die Einatmung, 10 Sekunden für das innere *Kumbhaka* und 20 Sekunden für die Ausatmung. Verlängere die Zählung, bis ein Atemzyklus wieder 1 Minute überschreitet und wechsle dann zu 1:2:2. Von hier aus gehst du nach der gleichen Methode zum Verhältnis 1:3:2 und schließlich zum Verhältnis 1:4:2 über. Erfahrene Praktizierende können vielleicht die Zählung übernehmen, die sie während *Nadi Shodhana* verwendet haben, es wird jedoch empfohlen, dass du dich mit einem erfahrenen Lehrer berätst.

Um die Kundalini zu heben, muss die Methode mit anderen Techniken wie *Nauli* und *Bhastrika* kombiniert werden, aber das ist nicht das Thema dieses Buches. Sei auf der Hut vor den Symptomen eines überaktiven lunaren *Nadis*, wie z.B. Kältegefühl oder Kapha-bezogene Störungen, Selbstzweifel, Depressionen, Lethargie, Trägheit, geringe Motivation, extreme Introvertiertheit oder jede Art von Verrücktheit. Wie *Surya Bhedana* ist auch diese Methode sehr wirkungsvoll, erfordert aber die Aufsicht eines erfahrenen Lehrers.

## DIE TRIADE AUS NADI SHODHANA, SURYA UND CHANDRA BHEDANA UND IHRE KULTURELLEN ASPEKTE

*Nadi Shodhana* besteht aus einer Runde *Chandra Bhedana* kombiniert mit einer Runde *Surya Bhedana*. *Chandra* und *Surya Bhedana* bilden die isolierten Mond- bzw. Sonnenzyklen von *Nadi Shodhana*. *Nadi Shodhana* ist die Standard-Pranayama-Technik, die in den meisten Fällen von allen praktiziert werden sollte. Langfristig wird *Nadi Shodhana* die meisten oder alle Vorteile erzielen,

## DOSHA-VERÄNDERNDE PRANAYAMAS

die die anderen beiden *Pranayamas* bieten können. Die benötigte Zeit kann jedoch deutlich verkürzt werden, wenn ein erfahrener Lehrer die Ungleichgewichte des einzelnen Schülers erkennt und in der Lage ist, sie in Verbindung mit anderen Faktoren wie Jahreszeit, Klima und Standort zu interpretieren. So kann eine Schülerin mit einem überaktiven *Solar-Nadi* schneller wieder ins Gleichgewicht kommen, wenn sie ihre *Nadi* Shodhana-Praxis während der heißen Jahreszeit oder in den Sommerwochen/-monaten durch *Chandra Bhedana* ersetzt. Dieselbe Schülerin, die in den Rocky Mountains, Sibirien oder Nepal lebt, würde weniger *Chandra Bhedana* benötigen, um wieder ins Gleichgewicht zu kommen. Würde sie hingegen in Mexiko oder im Saharagürtel leben, bräuchte sie mehr Zeit zum Üben von *Chandra Bhedana* als im vorherigen Fall.

*Kulturelle Einflüsse*
Die *Shastras* besagen, dass man den solaren *Nadi* zum Fließen bringen muss, wenn man im Krieg heldenhafte Taten vollbringen will. Es ist erstaunlich, wie sehr die Vorherrschaft von Nasenlöchern und *Nadis* mit dem kulturellen Hintergrund zusammenzuhängen scheint. Bei Menschen, die aus einem Land kommen, das in den letzten Jahrhunderten entweder eine Kolonialmacht war oder sich durch militärische Leistungen hervorgetan hat, ist der solare Nadi besonders stark ausgeprägt. Daher habe ich festgestellt, dass eine starke Aktivität des solaren Nadis bei Schülern angelsächsischer (USA, Großbritannien und Australien), germanischer oder japanischer Herkunft auftritt, von denen viele davon profitieren, wenn sie während der heißen Jahreszeit *Chandra Bhedana* üben

(nur unter Aufsicht). Seit dem Ende der großen Kriege haben viele der Nachkommen dieser Kulturen den Spielplatz ihrer solaren Überaktivität auf akademischen und wirtschaftlichen Erfolg verlagert. Daher finden wir in diesen Ländern jetzt viele Menschen mit hohem Stresslevel, unterbrochenem und unzureichendem Schlaf, überlangen Arbeitszeiten und anderen solaren Symptomen wie Magengeschwüren und Herzerkrankungen. Auch hier kann ein verantwortungsvoller Einsatz von *Chandra Bhedana* viel dazu beitragen, das Gleichgewicht wiederherzustellen.

Andererseits neigen Nachkommen von Kulturen und Völkern, die von Sonnennationen beherrscht wurden und zu Kolonien wurden, dazu, einen verstärkten lunaren *Nadi* zu haben. Sie können (nur unter Berücksichtigung der individuellen Umstände) davon profitieren, *Surya Bhedana* zu praktizieren, besonders in den kalten Monaten des Jahres und noch mehr, wenn sie in kalten Ländern oder in großen Höhen leben.

Im Allgemeinen waren Frauen früher eher lunar und Männer eher solar. Doch im Zuge der Globalisierung und des Konsumverhaltens leiden viele Frauen heute auch unter einem verschärften solaren *Nadi*. Ebenso werden Kulturen, die früher lunar waren, im Zuge des Siegeszuges der solaren Kulturen zu solaren Kulturen. Ein typischer Fall ist Indien. Es war einst das spirituelle, lunare Kraftzentrum des Planeten, aber auf dem Schlachtfeld war es dem solaren Großbritannien natürlich nicht gewachsen. Nachdem es jahrhundertelang der britischen Erziehung und Wirtschaft unterworfen war, hat Indien seine solaren Lektionen so gut gelernt, dass es seinen einstigen

Bezwinger an solaren Qualitäten bald übertreffen und zu einem der Herrscher der Welt werden könnte. So wird wahrscheinlich der Tag kommen, an dem die Inderinnen und Inder von der *Chandra* Bhedana-Praxis profitieren können, um ihre solare Überaktivität zu heilen.

Wenn du dein Ziel erreicht hast und ein Gleichgewicht zwischen der Dominanz der Nasenlöcher und der Hirnhemisphären erreicht hast, dann höre auf, Surya/Chandra *Bhedana* zu praktizieren und kehre zu *Nadi Shodhana* zurück. Den Zustand des Gleichgewichts erkennst du daran, dass keine Symptome einer solaren oder lunaren Erhöhung vorhanden sind oder beide in gleichem Ausmaß. Dann ist es an der Zeit, eine der beiden Techniken durch *Nadi Shodhana* zu ersetzen, das beide miteinander verbindet.

Wenn du über dein Ziel hinausgeschossen bist und Symptome einer Erhöhung des gegenüberliegenden *Nadi* auftreten, kannst du zur gegenüberliegenden Technik wechseln, bevor du zu *Nadi Shodhana* zurückkehrst. Beispiel: Du hast anfangs unter übermäßigen solaren Symptomen gelitten, wie z.B. aggressiv zu sein, dazu zu neigen, in Konflikte verwickelt zu werden, ein hohes Stressniveau zu haben und gesprächig, kontaktfreudig, körperlich und umtriebig zu sein. Dein Lehrer rät dir, eine *Chandra-Bhedana-Kur* zu machen, um wieder ins Gleichgewicht zu kommen. Nach einigen Wochen merkst du, dass du zu sehr in dich gekehrt oder melancholisch bist; du findest keine Motivation, das Bett zu verlassen; du nimmst zu; du führst übermäßige innere Dialoge. Du fragst dich, was andere über dich denken und triffst nur noch langsam Entscheidungen, die dir vorher selbstverständlich erschienen. Dies ist ein typischer Fall eines überaktiven lunaren *Nadis*. In diesem Fall praktizierst du *Surya Bhedana* für etwa 50 % der Zeit, die du *Chandra Bhedana* praktiziert hast, und kehrst dann zu *Nadi Shodhana* zurück.

Als nächstes werden *Shitali* und *Sitkari* besprochen. Beides sind hervorragende kühlende *Pranayamas*, aber da die Einatmung durch den Mund erfolgt, benötigen sie eine gute Luftqualität, die heutzutage in den Städten schwer zu erreichen ist. Daher zeigen diese *Pranayamas* die Wichtigkeit von Chandra Bhedana.

## Shitali

*Shita* (mit langem *i*) bedeutet kühl. Dies ist ein kühlender *Pranayama*. Die *Hatha Yoga Pradipika* listet es unter den wesentlichen *Pranayamas* auf.[521] Auch die *Yoga Rahasya* räumt ihm einen Ehrenplatz ein, indem sie erklärt, dass *Ujjayi*, *Nadi Shodhana*, *Surya Bhedana* und *Shitali* zusammen alle Krankheiten beseitigen.[522]

*Shitali* bildet eine Triade mit *Surya Bhedana* und *Ujjayi*. In der Yogatherapie wird diese Triade genutzt, um ein Ungleichgewicht zwischen den drei *Doshas* zu beheben. *Ujjayi* reduziert *Kapha*, *Surya Bhedana* reduziert *Vata* und *Shitali* reduziert *Pitta*. Um das Gleichgewicht wiederherzustellen, kann auch eine Kombination der drei Methoden eingesetzt werden. *Shitali* ist auch eine hervorragende Methode, um die heizenden Eigenschaften von *Kapalabhati* und *Bhastrika* auszugleichen. *Kapalabhati* ist immer

---

[521] *Hatha Yoga Pradipika* II.11-12
[522] *Yoga Rahasya* II.61

erhitzend und *Bhastrika* kann es auch sein, je nach deinem Zustand. Es kann sein, dass sich dein Körper durch die Praxis von *Kapalabhati* und *Bhastrika* langfristig aufheizt, besonders wenn du in einem heißen Klima praktizierst. Der einfachste Weg, damit umzugehen, ist, die Zeit für diese Übungen zu reduzieren, was während einer Hitzewelle notwendig sein kann. Allerdings würdest du dann auch keinen Nutzen daraus ziehen. Andere Möglichkeiten sind, in einer Wanne mit kühlem Wasser zu üben oder ein nasses Laken auf deinen Körper zu legen. Beides solltest du nur anwenden, wenn die Umgebungstemperatur sehr hoch ist. Eine andere Methode ist es, in die Berge zu gehen, wo es kühler ist. Das ist einer der Hauptgründe, warum Yogis in den Himalaya verschwunden sind. T. Krishnamacharya zum Beispiel lernte im Himalaya, dass er durch *Kumbhaka* das Eis um sich herum schmelzen konnte. Um nicht so extrem zu werden, ist *Shitali* neben *Chandra Bhedana* die einfachste Methode, um sich abzukühlen.

*Shitali* und sein Cousin *Sitkari* haben jedoch einen großen Nachteil. Bei beiden wird durch den Mund eingeatmet - bei *Shitali* durch die eingerollte Zunge und bei *Sitkari* durch die Zahn- und Zungenspalten. Die kühlende Wirkung beider *Pranayamas* entsteht durch die Anreicherung der Luft mit verdunstendem Speichel, ähnlich wie bei einer Verdunstungs-Klimaanlage.

Normalerweise atmen wir nicht durch den Mund ein, weil die Nase dazu da ist, Fremdpartikel, Giftstoffe und Schadstoffe aus der Luft zu filtern. Dies geschieht nicht, wenn wir durch den Mund einatmen. Wenn sie in verschmutzten Städten praktiziert werden, können *Shitali* und *Sitkari* schädlich sein und zu Bronchitis, Lungenentzündung und anderen Lungenkrankheiten beitragen. Sie müssen mit Vorsicht angewendet werden. Wenn du in einer innerstädtischen Wohnung wohnst, kann die Verwendung eines Luftfilters *Shitali* zuträglicher machen. Oft spielt auch die Lage in einer Stadt eine Rolle. Zum Zeitpunkt, an dem ich diesen Text schreibe, lebe ich in der australischen Stadt Perth. Meine Wohnung liegt in einem Vorort in der Nähe des Ozeans. Die Luft hier ist gut genug, um täglich *Shitali* zu üben, ohne dass es mir schadet. Mein Yogastudio liegt jedoch näher an der Stadt - für die meisten meiner Schüler/innen günstig gelegen. Wenn ich dort ein paar Tage hintereinander *Shitali* praktiziere, bekomme ich Halsschmerzen, weil die Luft stärker verschmutzt ist.

Du musst *Shitali* oder *Sitkari* nicht unbedingt direkt nach deiner Asana- und Pranayama-Praxis üben. Für viele Menschen wäre es eine Lösung, einen Ausflug zum Strand bei Sonnenuntergang mit der Shitali-Praxis am Wasser zu verbinden, wenn der Wind zu dieser Tageszeit vom Meer her weht.

## KONTRAINDIKATIONEN

Nicht in verschmutzter Luft praktizieren. Im Winter nur sparsam anwenden. Nicht anwenden bei niedrigem Blutdruck, Erkältung, Husten, Bronchitis, Lungen- oder Mandelentzündung.

## NUTZEN

*Shitali* ist gut während der Schwangerschaft, da es überschüssige Hitze ableitet. In der Yogatherapie kann es eingesetzt werden, um überschüssiges *Pitta* zu reduzieren. Es ist auch wirksam, um überschüssiges *Pitta* zu reduzieren, das durch die Praxis anderer Yogatechniken wie *Surya Bhedana* und *Kapalabhati* entsteht. *Shitali* kann, wenn es ohne *Kumbhaka* ausgeführt wird, zur Senkung von Bluthochdruck eingesetzt werden. Der *Yoga Yajnavalkya* empfiehlt *Shitali* bei Asthma und Diabetes.[523] Die *Hatha Yoga Pradipika* empfiehlt Shitali auch zur Reduzierung von Hunger und Durst und als Gegengift für Gifte,[524] eine Behauptung, die auch in der *Yoga Kundalini Upanishad* aufgestellt wird.[525] Es ist eine gute Übung, um im Sommer kühl zu bleiben[526] und auch hilfreich, um Entzündungen und Geschwüre zu reduzieren. Es ist eine gute Pranayama-Praxis vor dem Schlafengehen, um die Hitze des Tages loszulassen, besonders wenn du ein Pitta-Typ bist. Es ist auch hilfreich, um Übersäuerung zu reduzieren, und es wird gesagt, dass es den Beginn des Alters verhindert. In einigen yogischen Texten wird sogar behauptet, dass es graue Haare wieder schwarz werden lässt.[527]

*Shitali* hat auch eine starke spirituelle Wirkung. Da wir durch die gerollte Zunge einatmen, wird der zentrale Energiekanal (*Sushumna*) stimuliert, von dem ein Zweig durch die Zunge verläuft.[528] Um diese Wirkung zu verstärken, ist es notwendig, die Zunge beim Ausatmen in

---

[523] *Yoga Yajnavalkya* VI.39-49

[524] *Hatha Yoga Pradipika* II.58

[525] *Yoga Kundalini Upanishad* I.31

[526] *Hatha Tatva Kaumudi von Sundaradeva* X.1

[527] *Hatha Tatva Kaumudi von Sundaradeva* X.15-17

[528] M.M. Gharote et al. (eds), *Therapeutic References in Traditional Yoga Texts*, Lonavla Yoga Institute, Lonavla, 2010, S. 215

*Jihva Bandha* zu legen. Hier kommt sie in Kontakt mit dem Zäpfchen, das ebenfalls mit *Sushumna* verbunden ist.

## TECHNIK OHNE KUMBHAKA

Da es sich um ein *Pranayama* mit langsamer Atmung handelt, wird die dreistufige Doppel-Aufwärts-Welle verwendet.

Strecke deine Zunge leicht heraus und rolle sie so, dass sie ein Rohr bildet. Dann atme durch die gerollte Zunge ein, die die einströmende Luft viel stärker befeuchtet als die Nasenschleimhäute es tun würden. Du wirst feststellen, dass die Zunge nach einer langen Einatmung ziemlich trocken wird. Achte also darauf, dass du sie mit genügend Speichel versorgst, um den Kühleffekt während der gesamten Einatmung aufrechtzuerhalten. Bei der Ausatmung legst du die Zunge in *Jihva Bandha* und bringst sie in Kontakt mit dem Zäpfchen. Ein Verhältnis von 1:1 ist in den meisten Fällen einem Verhältnis von 1:2 vorzuziehen, da es die Länge der kühlenden Einatmung verlängert. Mache anfangs nur ein paar Runden und wiederhole dies täglich. Wenn du nach ein paar Tagen keine negativen Reaktion verspürst, kannst du davon ausgehen, dass die Luftqualität an deinem Standort gut genug ist. Du kannst dich jetzt auf 10 Runden steigern, aber wenn du unter überschüssigem *Pitta* leidest, kannst du auch viel mehr machen.

Achte darauf, ob die Wirkung ausreicht, um dir die nötige Abkühlung zu verschaffen, ansonsten erhöhe deine Runden auf bis zu 20. Mehr Runden sind möglich, aber die Situation sollte von einem qualifizierten Lehrer oder Yogatherapeuten beurteilt werden. Wenn du Halsschmerzen, Husten, Angina oder Bronchitis bekommst, solltest du die Technik abbrechen, denn das deutet auf reichlich Luftschadstoffe hin.

## TECHNIK MIT KUMBHAKA

In der *Yoga Kundalini Upanishad* wird die Technik so beschrieben, dass man den Atem durch die Zunge hochzieht, wobei der Zischlaut *sa* erzeugt wird. Dann wird *Kumbhaka* gebildet und anschließend langsam durch beide Nasenlöcher ausgeatmet.[529] Kumbhaka sollte mit *Jalandhara Bandha* und gleichzeitigem *Jihva Bandha* ausgeführt werden. Im Gegensatz zur Technik ohne *Kumbhaka* ist *Shitali* mit *Kumbhaka* nicht zur Senkung des Blutdrucks geeignet, da *Kumbhaka* an sich, zumindest in der Anfangsphase, blutdrucksteigernd wirkt. Außerdem wird die kühlende Wirkung der Technik durch die Ausführung von *Kumbhaka*, das an sich erwärmend ist, etwas abgeschwächt. Wenn du *Shitali* mit anderen Pranayama-Methoden kombinierst, die *Kumbhakas* enthalten, solltest du *Shitali* ohne *Kumbhaka* üben, um seine kühlende Wirkung zu verstärken.

Manche Schüler/innen sind nicht in der Lage, ihre Zunge zu rollen, eine Fähigkeit, die offenbar genetisch bedingt ist. Wenn du deine Zunge nicht rollen kannst, kannst du auf *Sitkari* zurückgreifen, das im Folgenden beschrieben wird.

---

[529] *Yoga Kundalini Upanishad* I.30

## Sitkari

*Sitkari* (mit langem *i*) bedeutet „Zischlautmacher". Das zischende Geräusch wird nicht von den Zähnen, sondern von der Zunge erzeugt.

Die *Hatha Yoga Pradipika* zählt dieses *Pranayama* zusammen mit *Surya Bhedana*, *Ujjayi*, *Shitali* und *Bhastrika* zu den wichtigen *Kumbhakas*,[530] aber andere *Shastras* sehen es als zweitrangig gegenüber *Shitali*. In der *Pradipika* steht auch, dass es einen fast unsterblich macht.[531] Das *Hatha Ratnavali von Shrinivasayogi* verkündet etwas aufgeregt, dass man durch *Sitkari* wie ein Gott der Liebe und frei von Leiden wird.[532] Das *Jogapradipyaka von Jayatarama* empfiehlt, *Sitkari* nur im Sommer und nicht im Winter zu praktizieren.[533]

### BENEFITS

*Sitkari* ist ein hervorragender Ersatz für *Shitali* für diejenigen, die ihre Zunge nicht rollen können. Es reduziert *Pitta* und die damit verbundenen Krankheiten wie Entzündungen, Geschwüre, Übersäuerung und Fieber. Es heilt auch Schlaflosigkeit, die durch zu viel *Pitta* entsteht. Außerdem wird angenommen, dass es den Intellekt fördert. *Sitkari* kann bei Bedarf verwendet werden, um *Kapha* zu erhöhen, aber in diesem Fall muss es ohne *Kumbhaka* durchgeführt werden. Es beseitigt auch Lethargie, Hunger und Durst. Wenn die Zunge in der richtigen Weise gehalten wird,

---

[530] *Hatha Yoga Pradipika* II.11-12
[531] *Hathapradipika* (10 Kapitel) IV.47
[532] *Hatha Ratnavali von Shrinivasayogi* II.16-17
[533] *Jogapradipyaka von Jayatarama* Strophen 481-485

wird die Luft umgeleitet, um den oberen Gaumen zu kühlen, was zur Absonderung von *Amrita* (Nektar) führt. Die enthusiastischen Versprechungen in den *Shastras* in Bezug auf Langlebigkeit beruhen auf dieser Wirkung.

## KONTRAINDIKATIONEN

Übe *Sitkari* nicht, wenn *Kapha* bereits erhöht ist. Praktiziere es nicht im Winter, wenn du frierst oder wenn du hoch in den Bergen bist. Praktiziere es nicht bei Luftverschmutzung. In dieser Hinsicht ist es ähnlich wie *Shitali*. Da wir den Filtermechanismus der Nase umgehen, erzielen wir eine stärkere Kühlwirkung, bekommen aber bei schlechter Luftqualität eher Halsschmerzen oder eine Halsentzündung.

## TECHNIK OHNE KUMBHAKA

Die ursprüngliche Atemwelle für dieses *Pranayama* ist die dreistufige Doppel-Aufwärts-Welle. Öffne deine Lippen weit, als würdest du ein Hollywood-Grinsen aufsetzen (vielleicht kommt daher die Behauptung über den Gott der Liebe), aber halte deine Zähne zusammen. Drücke nun deine Zunge gegen den harten Gaumen und dehne sie seitlich aus, so dass sie an den meisten Stellen fast deine Backenzähne berührt. Atme nun ein und erzeuge dabei ein zischendes Geräusch. Das zischende Geräusch entsteht dadurch, dass die Luft an deiner Zunge vorbeikommt, die ihr fast den Weg versperrt. Erzeuge so viel Reibung, dass du die Einatmung deutlich verlängern kannst. Forme die Zunge so, dass die Luft auf den oberen weichen Gaumen trifft. Wenn die Einatmung beendet ist, schließe deine Lippen, lege die Zunge in *Jihva Bandha* und atme langsam durch die Nase aus. Das ist eine Runde. Mache am Anfang nur ein paar Runden und wiederhole dies täglich. Wenn du nach ein paar Tagen keine negative Reaktion verspürst, kannst du davon ausgehen, dass die Luftqualität an deinem Standort gut genug ist. Du kannst dich jetzt auf 10 Runden steigern, aber du kannst auch viel mehr machen, wenn du unter überschüssigem *Pitta* leidest. Ein Verhältnis von 1:1 ist einem Verhältnis von 1:2 vorzuziehen, da es die Dauer der kühlenden Einatmung verlängert.

## TECHNIK MIT KUMBHAKA

Da *Kumbhaka* wärmend ist und die kühlende Wirkung dieses *Pranayamas* bis zu einem gewissen Grad abschwächt, wird *Sitkari* oft ohne *Kumbhaka* praktiziert, um den wärmenden *Pranayamas* entgegenzuwirken. Wenn du *Sitkari* mit *Kumbhaka* üben möchtest, positionierst du deine Zunge wie oben beschrieben und ziehst den Atem durch die Zahnspalten ein. Am Ende der Einatmung legst du die Zunge in *Jihva Bandha*, schluckst, ziehst die Kehle zusammen und legst das Kinn gegen das Brustbein (*Jalandhara Bandha*). Am Ende von *kumbhaka* hebst du den Kopf, löst die Kontraktion der Kehle und atmest durch die Nase aus, während du die Zunge in *Jihva Bandha* hältst. Dies ist eine Runde. Wiederhole die Übung so oft wie gewünscht.

## Ujjayi Kumbhaka

Ich habe Ujjayi bereits zweimal beschrieben. Zuerst wurde es als einführende Technik verwendet, um den Atem zu verlängern und zu verlangsamen, um dich zur Wechselatmung zu führen. Nachdem ich die grundlegende Technik der Wechselatmung beschrieben hatte, wurde *Ujjayi* erneut verwendet, um innere und äußere Atemanhaltephasen (*Kumbhakas*) einzuführen.

Das hier erwähnte *Ujjayi* ist ein therapeutisches *Kumbhaka*, das zum Abbau von *Kapha* eingesetzt wird. Die normale Ujjayi-Atmung, die eine zischende Einatmung mit einer hauchenden Ausatmung kombiniert, ist nicht so effektiv bei der Zerstörung von *Kapha*, sondern eignet sich eher als allgemeines Stärkungsmittel; daher kann es während der Vinyasa-Praxis eingesetzt werden. Anders als bei der vielseitigen Ujjayi-Atmung wird bei dem hier beschriebenen *Ujjayi Kumbhaka* eine stille Ausatmung durch das linke Nasenloch verwendet.

*Ujjayi Kumbhaka* ist das letzte der wichtigen Kumbhakas[534] und die letzte der drei Techniken, die dazu dienen, das Gleichgewicht der drei Körpersäfte (*Vata*, *Pitta* und *Kapha*) wiederherzustellen. *Ujjayi Kumbhaka* reduziert *Kapha*. Im *Yoga Rahasya* wird erklärt, dass es in Kombination mit *Nadi Shodhana*, *Surya Bhedana* und *Shitali* alle Krankheiten heilen kann.[535]

*In der Hatha Yoga Pradipika* heißt es, dass *Ujjayi* aus einer klangvollen Einatmung durch beide Nasenlöcher, einer Atemanhaltephase und einer abschließenden Ausatmung

---

[534] *Hatha Yoga Pradipika* II.11-12
[535] *Yoga Rahasya* II.61

durch das linke Nasenloch besteht.[536] Dass die Ausatmung durch das linke Nasenloch erfolgen soll, wird auch in der *Yoga Kundalini Upanishad* verkündet,[537] die hinzufügt, dass diese Methode das seltene Kunststück vollbringt, den Kopf zu kühlen und *Kapha* (Schleim) an anderer Stelle zu reduzieren, indem sie *Agni* erhöht.[538] Die *Shastras* stimmen darin überein, dass *Ujjayi* (gemeint ist hier die zischende Ein- und gehauchte Ausatmung durch beide Nasenlöcher) überall und jederzeit (sogar beim Gehen) geübt werden kann, wodurch es geeignet ist, es während *Asana* zu praktizieren. In diesem Fall wird der Atem nicht angehalten und die Ausatmung erfolgt durch beide Nasenlöcher mit einem hörbaren Klang. Das ist der Unterschied zwischen der hier beschriebenen formellen *Ujjayi Kumbhaka-Praxis* im Sitzen und der weniger kraftvollen, vielseitig einsetzbaren, informellen Ujjayi-Atmung, die zuvor beschrieben wurde. Das Ende dieses *Ujjayi Kumbhaka* ist identisch mit dem *Surya Bhedana*, bei dem eine Einatmung durch das rechte Nasenloch mit einer Ausatmung durch das linke kombiniert wird. Zusammen bilden sie einen Sonnenzyklus. Die Ausatmung durch das linke Nasenloch, die zweite Hälfte des Sonnenzyklus von *Surya Bhedana*, verstärkt die *kapha-zerstörende/reduzierende* Funktion von *Ujjayi* mehr als eine Ujjayi-Ausatmung.

## NUTZEN

Lindert *Kapha*-bedingte Beschwerden, insbesondere Atemwegserkrankungen wie Asthma, Erkältung, Husten,

---

[536] *Hatha Yoga Pradipika* II.51-52

[537] *Yoga Kundalini Upanishad* I.26-27

[538] *Yoga Kundalini Upanishad* I.28

Bronchitis und Lungenentzündung. Ohne *Kumbhaka* kann es während der Schwangerschaft praktiziert werden, vor allem, wenn man unter einem *Kapha-Überschuss* leidet. *Ujjayi Kumbhaka* ist auch bei Schilddrüsenerkrankungen, Bluthochdruck, Rheuma, Ohrenentzündungen und Mandelentzündungen hilfreich. *Ujjayi* ist auch eine ergänzende Technik zur Erweckung der Kundalini, obwohl sie als etwas weniger wirksam als *Surya Bhedana* und *Bhastrika* gilt.

## KONTRAINDIKATIONEN

Praktizierenden mit einer kräftigen Ashtanga Vinyasa-Praxis wird im Allgemeinen geraten, diese Methode nicht zu ausgiebig zu praktizieren, da sie wahrscheinlich ihr *Kapha* bereits ausreichend reduziert haben. Außerdem haben viele Vinyasa-Praktizierende *Ujjayi* dauerhaft mit anstrengender Aktivität verknüpft (indem sie beides immer miteinander verbinden). Das löst in der Regel eine Reaktion oder Aktivierung des sympathischen Nervensystems aus, sobald man mit seiner Vinyasa-Praxis beginnt. Das ist kontraproduktiv für eine sitzende Kumbhaka-Praxis, bei der du das parasympathische Nervensystem aktivieren musst, um die Kumbhaka-Länge zu erhöhen. Aufgrund der Aktivierung des Sympathikus kann *Ujjayi* dich auch wach halten, wenn du es zu spät und direkt vor dem Schlafengehen übst. Andererseits kann die neue Verbindung zwischen *Ujjayi* und dem Sympathikusreflex genutzt werden, um dich bei ausgedehnten Meditationssitzungen wach zu halten. Praktiziere *Ujjayi Kumbhaka* nur, wenn du zusätzlich überschüssiges *Kapha* hast, das abgebaut werden muss.

## TECHNIK OHNE KUMBHAKA

Diese Methode wird in der Yogatherapie eingesetzt. Wenn *Ujjayi* als formelles *Pranayama* im Sitzen praktiziert wird, sollte es von *Jihva Bandha* begleitet werden. Während des Ashtanga Vinyasa oder einer anderen kräftigen Asana-Praxis wird dies nicht empfohlen, da es zu übermäßiger Spannung im Kopf und am Gaumen führen kann. Lege die Zunge in *Jihva Bandha* und atme durch beide Nasenlöcher ein, um einen hörbaren Ujjayi-Laut zu erzeugen. Der Ton wird erzeugt, indem man die Kehldeckel halb schließt, so wie man es beim Flüstern tut. Dann formst du *Shanka Mudra*, schließt das rechte Nasenloch und atmest nur durch das linke Nasenloch aus. *Ujjayi Kumbhaka* ist ein *Pranayama* mit langsamer Atmung, die ursprüngliche Atemwelle ist die dreistufige Doppel-Aufwärts-Welle. Führe 10 Runden im Verhältnis 1:1 durch oder wie es dein Lehrer empfiehlt. Verlängere langsam die Zählung deiner Atemzüge, bis du eine Ein- und Ausatmung von mehr als 30 Sekunden erreichst. Reduziere dann die Einatmung auf die Hälfte und ändere das Verhältnis auf 1:2, indem du mit einer Zählung von 15:30 beginnst, oder wie dein Lehrer es empfiehlt.

## TECHNIK MIT KUMBHAKA

Diese Methode wird als ergänzende Technik zum Heben der Kundalini verwendet, aber aufgrund der zusätzlichen Wärme, die bei *Kumbhaka* entsteht, ist sie auch wirksam, um *Kapha* zu reduzieren. Mit der Zunge in *Jihva Bandha* atmest du durch beide Nasenlöcher ein und erzeugst dabei einen hörbaren Klang. Am Ende der Einatmung hebst du den Brustkorb und schluckst, verriegelst die

Kontraktion des Rachens und legst dein Kinn auf das Brustbein, während du *Jihva Bandha* hältst. Am Ende des *Kumbhaka* hebst du den Kopf, lässt die Kehle los, schließt mit *Shanka Mudra* das rechte Nasenloch und atmest durch das linke aus. Nutze die dreistufige Doppel-Aufwärts-Welle, d.h. die Ausatmung beginnt knapp über dem Schambein und geht von dort aus nach oben. Beginne mit einem Verhältnis von 1:1:2 und dehne es wie oben beschrieben aus, bis du das Verhältnis 1:4:2 erreichst. Denke beim *Kumbhaka* daran, die Betonung zuerst auf *Jalandhara Bandha* und dann auf *Mula Bandha* zu legen. Erst wenn du beides beherrschst, füge *Uddiyana Bandha* während des inneren *Kumbhaka* hinzu. Benutze auf jeden Fall das Uddiyana Bandha der Ausatmung, um die Luft auszustoßen, beginnend am tiefsten Punkt der Bauchdecke.

# KUNDALINI- UND MEDITATIONS-PRANAYAMAS

Die in diesem Abschnitt behandelten Techniken sind fortgeschrittene *Pranayamas*. Sie werden angewandt, wenn die *Nadis* gereinigt, die *Doshas* (Körpersäfte) ausgeglichen und ausgestoßen sind und die inneren und äußeren *Kumbhakas* perfektioniert wurden. Zu diesem Zeitpunkt werden die *Kumbhakas* ziemlich lang und werden dann genutzt, um komplexe yogische Meditationstechniken mit Chakra-Visualisierung und *Mantra* anzuwenden.

Eine ausführliche Beschreibung dieser fortgeschrittenen *Pranayamas* würde den Rahmen dieses Buches sprengen, aber eine kurze Beschreibung gibt eine Vorstellung davon, in welche Richtung sich *Pranayama* entwickelt, wenn es über einen längeren Zeitraum hinweg praktiziert wird.

## Shakti Chalana Pranayama

*Shakti Chalana Pranayama* ist nicht der Name einer bestimmten Pranayama-Technik, sondern ein Sammelbegriff für alle yogischen Techniken, die *Pranayama* beinhalten und in erster Linie auf das Heben der Kundalini abzielen. Die Begriffe Shakti, *Prana* und Kundalini werden oft synonym verwendet. Manchmal wird der Begriff *Prana* verwendet, wenn die Lebenskraft zirkuliert, Shakti, wenn die Lebenskraft durch einen Akt göttlicher Gnade herabsteigt, und Kundalini, wenn sie durch die Anstrengung des Einzelnen dazu gebracht wird, sich zu erheben, um unsere göttliche Bestimmung zu erfüllen.

Der Zweck von *Asana* ist es, den Körper gesund und stabil für *Pranayama* zu machen. Durch *Pranayama* werden die *Nadis* gereinigt und *Karma* wird gelöscht.

Dann werden verschiedene Techniken wie *Mantra*, *Pranayama*, *Kriya*, Visualisierung, *Bandha* und *Mudra* kombiniert, um das *Prana* in den zentralen Energiekanal (*Sushumna*) zu treiben, die Energieblockaden (*Granthis*) zu durchdringen und *das Prana* zum *Ajna* (drittes Auge) *Chakra* zu bringen. Sobald es dort ist, werden *Dharana*, *Dhyana* und *Samadhi* fast spontan und mühelos erfahren, während sie ohne diese Techniken mühsam sind. Im *Hatha Tatva Kaumudi* heißt es, dass die Vision des Göttlichen erst dann erlangt werden kann, wenn *Shakti Chalana* stattgefunden hat; daher ist es wichtig.[539]

Während viele yogische Schulen an ihrem eigenen individuellen Rezept für *Shakti Chalana* festhalten, ist Sundaradevas *Kaumudi* eine wahre Enzyklopädie der vielen Varianten. *Shakti Chalana* kann zum Beispiel stattfinden durch:
- *Utkarsha Pranayama* in Kombination mit allen fünf *Bandhas* (*Mula*, *Uddiyana*, *Jalandhara*, *Jihva* und *Maha Bandha*) und *Maha Mudra* praktizieren.[540]

---

[539] *Hatha Tatva Kaumudi von Sundaradeva* XLIV.39
[540] *Hatha Tatva Kaumudi von Sundaradeva* XLIII.20

## KUNDALINI- UND MEDITATIONS-PRANAYAMAS

- Morgens und abends jeweils 90 Minuten lang *Surya Bhedana* üben[541] und dann *Apana* nach oben drehen, d.h. den Pfad des Feuers und der Luft.
- In *Siddhasana* sitzen und das *Muladhara Chakra* mit der linken Ferse blockieren und dann *Bhastrika* üben.[542]
- Schließen der neun Tore (d.h. *Siddhasana* + *Yoni Mudra*) kombiniert mit äußerem *Kumbhaka*[543] und zusätzlich *Bandha, Mudra* und *Utkarsha Pranayama*.
- *Surya* (rechtes Nasenloch) zusammenziehen und *Mula Bandha* ausführen; anschließend treibt *Uddiyana Bandha* die Kundalini durch *Kumbhaka* nach oben.[544]
- In *Siddhasana* sitzen, die neun Tore schließen (*Siddhasana* + *Yoni Mudra*) und durch das *Krähenschnabel-Mudra* einatmen, dann *Kumbhaka* ausführen und, dem inneren Klang lauschend, Feuer und *Apana* erheben.[545]

Dies ist nur eine kleine Auswahl aus einem großen Katalog von Techniken. Es geht darum, dass sie in der Regel *Kumbhaka, Bandhas, Mudras* und *Chakras* sowie Manipulationen des *Pranas* oder eine Kombination davon beinhalten.

---

[541] *Hatha Tatva Kaumudi von Sundaradeva* XLIV.5
[542] *Hatha Tatva Kaumudi von Sundaradeva* XLIV.16
[543] *Hatha Tatva Kaumudi von Sundaradeva* XLIV.36
[544] *Hatha Tatva Kaumudi von Sundaradeva* XLIV.41-44
[545] *Hatha Tatva Kaumudi von Sundaradeva* LIII.26-27

## Bhutashuddhi Kumbhaka

*Das Hatha Tatva Kaumudi von Sundaradeva* definiert *Bhutashuddhi Kumbhaka* als Kontemplation der sechs *Chakras* nacheinander in ein und derselben Haltung (*kumbhaka*). Das ist eine sehr umfangreiche und sehr detaillierte Technik.

*Bhutashuddhi kumbhaka* kann als Meditation oder als *Pranayama* praktiziert werden. Die Meditationstechnik kann auch als Vorbereitung für die anspruchsvollere Aufgabe verwendet werden, sie während des *Kumbhaka* auszuführen. *Bhutashuddhi Kumbhaka* wird im *Yoga Rahasya* erwähnt, das durch T. Krishnamacharya überliefert wurde, und ich habe diese Technik von dem Schüler dieses Lehrers, B.N.S. Iyengar, erhalten. Letzterer führte sie allerdings unter dem Decknamen *Shakti Chalana Pranayama* (Kundalini-erweckendes *Pranayama*) auf. Im Grunde genommen ist *Bhutashuddhi Kumbhaka* eine spezielle Methode von *Shakti Chalana*.

*Bhutashuddhi Kumbhaka* wurde auch von *Yogeshwaranand Paramahamsa* gelehrt, der es *Chakra Bhedana*, das Durchdringen der *Chakras*, nannte.[546] Eine nützliche Beschreibung von *Bhutashuddhi* ist auch in Sir John Woodroffe's *The Serpent Power* enthalten.[547] Die Wirkungen der Ausführung von *Kumbhakas* in verschiedenen *Chakras* sind in Raghuviras *Kumbhaka Paddhati*[548] und Sundaradevas *Hatha Tatva Kaumudi* aufgeführt.[549]

---

[546] Yogeshwaranand Paramahamsa, *First Steps to Higher Yoga*, Yoga Niketan Trust, New Delhi, 2001, S. 352

[547] Sir John Woodroffe, *The Serpent Power*, Ganesh & Co, Madras, 1995, S. 236

[548] *Kumbhaka Paddhati von Raghuvira* Strophen 155-158

[549] *Hatha Tatva Kaumudi von Sundaradeva* XXXVIII.121-122

Eine modifizierte Version von *Bhutashuddhi*, die kein *Kumbhaka* enthält und daher nur *Bhutashuddhi Pranayama* genannt wird, wurde von S.S. Goswami gelehrt.[550] Diese Technik enthält alle grundlegenden Bestandteile der yogischen Meditation.

## TECHNIK (VEREINFACHT)

Während des *Kumbhaka* visualisiert man das *Muladhara Chakra* an seiner (Steißbein-)Position mit seinen vier Blütenblättern, seiner dunkelroten Farbe, dem damit verbundenen Erdelement, dem *Yantra*, dem Geruchssinn und dem *Bija Mantra Lam*.

Man nimmt alle Qualitäten in das *Bija Lam* auf und hebt das *Prana* (durch Konzentration und Visualisierung) an den Ort des *Svadhishthana Chakras*. Hier visualisiert man das *Svadhishthana Chakra* mit seinen sechs Blütenblättern, die orange-rot gefärbt sind, mit dem dazugehörigen Wasserelement, dem Geschmackssinn und dem *Bija Mantra Vam*.

Man nimmt alle Qualitäten des *Chakras* in das *Mantra* auf und hebt das *Prana* (durch Konzentration und Visualisierung) zur (Lenden-)Stelle des *Manipura Chakras*. Hier visualisiert man das *Chakra* mit seinen zehn Blütenblättern und der schwarzblauen Farbe der Sturmwolke, dem damit verbundenen Feuerelement, dem Formsinn (d.h. dem visuellen) und dem *Bija-Mantra Ram*.

Man nimmt alle Qualitäten des *Chakras* in das *Mantra* auf und erhebt das *Prana* (durch Konzentration und Visualisierung) zum (thorakalen) Ort des *Anahata Chakras*.

---

[550] Shyam Sunder Goswami, *Laya Yoga*, Inner Traditions, Rochester, 1999, S. 133

Hier visualisiert man das *Chakra* mit seinen zwölf Blütenblättern, der leuchtend roten Farbe der Manduka-Blume, dem damit verbundenen Luftelement, dem Tastsinn und dem *Bija-Mantra Yam*.

Man nimmt alle Qualitäten des *Chakras* in das *Mantra* auf und hebt das *Prana* (durch Konzentration und Visualisierung) zum (zervikalen) Ort des *Vishuddha Chakras*. Hier visualisiert man das *Chakra* mit seinen sechzehn Blütenblättern, seiner rauchig-purpurnen Farbe, dem damit verbundenen Ätherelement, dem Klangsinn und dem *Bija-Mantra Ham*.

Man nimmt alle Qualitäten des *Chakras* in das *Mantra* auf und hebt das *Prana* (durch Konzentration und Visualisierung) an den (kranialen) Ort des *Ajna Chakras*. Hier visualisiert man das *Ajna Chakra* mit seinen beiden Blütenblättern, die eine strahlend weiße Farbe haben, das damit verbundene Element der Leere und das *Bija-Mantra OM*.

Von hier aus kann das *Prana* zum *Sahasrara Chakra* am Scheitel des Kopfes mit seinen tausend Blütenblättern in allen Farben aufsteigen. Dieses *Chakra* ist jenseits der Elemente, jenseits der Sinne und jenseits des *Mantras*.

Die verschiedenen Ebenen, die in dieser Technik beschrieben werden, werden nach und nach übereinander gelegt. Jedes Mal, wenn der Yogi eine weitere Ebene hinzufügt, muss *kumbhaka* verlängert werden, um der zunehmenden Komplexität der Technik gerecht zu werden. Je länger *kumbhaka* wird, desto klarer und strahlender wird der Geist. Je klarer und leuchtender der Geist wird, desto stabiler wird *das Prana* und *Kumbhaka* kann verlängert werden. In dem Maße, in dem *Kumbhaka* wieder ausgedehnt werden kann, wächst die Kraft, sich zu konzentrieren und *Prana* zu bewegen. So wird der Geist schließlich fähig, das *Prana* in langen *Kumbhakas* zum Scheitel zu heben, ein Prozess, der als Kundalini-heben (*Shakti Chalana*) bekannt ist. Auf diesen Prozess spielt auch Theos Bernard an,[551] der für seine unglaublichen körperlichen Leistungen bekannt ist, wie z.B. Kopfstände über drei Stunden und *Kumbhakas* über eine Stunde lang zu halten. Er beschrieb, wie er bei jedem Atemanhalten die Kundalini durch Konzentration durch die verschiedenen *Chakras* leitete, bis sie in das Bewusstsein aufgenommen wurde. Dies wird durch das *Hatha Tatva Kaumudi*,[552] bestätigt, in dem es heißt, dass der Yogi während des *Kumbhakas* auf die Kundalini meditieren und sie nacheinander durch die *Chakras* nach oben führen muss.

## Kevala Kumbhaka

Der Begriff *Kevala* ist verwandt mit *Kaivalya*, dem Begriff, den Patanjali für Befreiung verwendet. *Kevala* bedeutet frei, unabhängig. Es ist ein eigenständiges *Kumbhaka*, das zum einen unabhängig von Ein- und Ausatmung und zum anderen frei von Absicht und Struktur ist.

Nach allgemeinem Verständnis entsteht *Kevala Kumbhaka*, wenn alle anderen Pranayama-Techniken gemeistert werden. Patanjali nennt es *chaturtah* - das vierte *Pranayama*.[553] Ihm zufolge findet es statt, nachdem das innere, äußere und mittlere Anhalten des Atems gemeistert wurden. Aber der

---

[551] Theos Bernard, *Hatha Yoga*, Rider, London, 1950, S. 95
[552] *Hatha Tatva Kaumudi* LIII.11-15
[553] *Yoga Sutra* II.51

Titel *chaturtah*, den Patanjali wählt, verbindet das *kumbhaka* auch mit *turiya* - dem vierten Zustand, der in der *Mandukya Upanishad* beschrieben wird. Die Zustände sind Wachzustand, Traumzustand, Tiefschlafzustand und Bewusstsein. Dieser vierte Zustand ist der einzige, der dauerhaft ist. Er ist der Zustand, der in allen anderen Zuständen auftritt. Nach einigen Yogaschulen tritt der reine Bewusstseinszustand nur dann ein, wenn *Kevala Kumbhaka* vorhanden ist, und nach einer anderen Ansicht tritt dieses *Kumbhaka* nur dann ein, wenn reines Bewusstsein erlangt wird. In jedem Fall sind die beiden miteinander verbunden.

*Kevala Kumbhaka* wird auch das spontane *Kumbhaka* oder das wahre *Kumbhaka* genannt. Es kann spontan auftreten, wenn der/die Praktizierende in *Samadhi* eintritt, und das ist insofern wahr, als dass keine absichtliche Anstrengung erforderlich ist, um es zu erreichen. Es wird einfach erreicht, wenn der Yogi bereit ist. *Kevala Kumbhaka* bedeutet, dass er oder sie über den Atem hinausgeht, über das Atmen hinaus. Es bedeutet nicht, dass der Yogi den Atem absichtlich anhält, sondern dass der Atem von selbst aufhört.

Die *Gheranda Samhita* definiert *Kevala Kumbhaka* als die Bindung des *Pranas* an den Körper, d.h. es ist festgehalten, fixiert. Aus diesem Grund kann es den Körper nicht verlassen, was zum Tod führen würde.[554] Die *Hatha Tatva Kaumudi* interpretiert *Kevala Kumbhaka* als den Zustand, in dem *das Prana* gleichmäßig über den ganzen Körper verteilt ist.

Der große Shankaracharya verbindet in seinem *Yoga Taravali Kevala Kumbhaka* mit der Beherrschung der drei *Bandhas* in Verbindung mit der Konzentration auf das

---

[554] *Gheranda Samhita* V.84

*Anahata* (Herz) *Chakra*.[555] Er fügt hinzu, dass dieser atemlose Zustand, in dem man weder ein- noch ausatmen muss, das wichtigste der Pranayamas[556] ist und dass durch *Kevala Kumbhaka das Prana* aus Ida und Pingala in den zentralen *Nadi* (*Sushumna*) gezogen wird.[557] So erweckt dieses *Kumbhaka* die schlafende Schlange Kundalini,[558] was zum mühelosen Erfolg in *Dharana* und *Dhyana* führt.[559] Diese letzte Strophe ist besonders wichtig, denn hier bestätigt der große Meister, dass die Erweckung der Kundalini dem Patanjali Yoga nicht fremd ist, sondern wesentlich und zentral für den Erfolg und die Beherrschung des Ashtanga (achtgliedrigen) Yoga von Patanjali ist.

Im *Kumbhaka Paddhati* von Raghuvira wird der Name *Meru Kumbhaka* anstelle von *Kevala Kumbhaka* verwendet.[560] Indem er lehrt, dass es in 47 Stufen erreicht wird, scheint Raghuvira die einzige Autorität zu sein, die *Kevala Kumbhaka* quantitativ definiert, d.h. er beurteilt seine Erreichung nach seiner Länge. Das ist ein großer Unterschied zu Patanjali und Shankara, die nur qualitative Definitionen für die Glieder des Yoga geben.

## TECHNIK

Es gibt nicht nur einen, sondern mehrere Wege, um *Kevala Kumbhaka* zu erreichen. Als Nebenprodukt von *Samadhi* ist es auf die folgenden Arten zugänglich:

---

[555] *Yoga Taravali von Shankaracharya* Strophe 9
[556] *Yoga Taravali von Shankaracharya* Strophe 10
[557] *Yoga Taravali von Shankaracharya* Strophe 11
[558] *Yoga Taravali von Shankaracharya* Strophe 12
[559] *Yoga Taravali von Shankaracharya* Strophe 14
[560] *Kumbhaka Paddhati von Raghuvira* Strophen 285-286

Im Jnana Yoga,[561] erhält man den Zugang dazu, indem man jede Identifikation mit Körper, Geist, Ego und der Welt ablehnt und sich vollständig mit dem formlosen Absoluten (*nirguna brahman*) identifiziert. Dies gilt als der schwierigste Weg. Der *Bhakta* erreicht ihn durch völlige Hingabe an den *ishtadevata* (persönliche Gottheit) als Manifestation des Absoluten mit Form (*saguna brahman*). Zu den wichtigsten Mitteln des Laya Yoga[562] zählt das Heben der Kundalini durch Konzentration, wie es unter *Bhutashuddhi Pranayama* und *Nadanusandhana* (Hören auf den inneren Klang) beschrieben wird. Zu den im Hatha Yoga verwendeten Methoden gehören *Bhramari*, *Shambhavi*, *Khechari* und *Yoni Mudra*.[563]

Innerhalb des *Pranayama-Systems* gibt es zwei Hauptwege zu *Kevala Kumbhaka*. Der erste besteht darin, die Atemzählung in langsam atmenden *Pranayamas* wie *Nadi Shodhana*, *Surya* und *Chandra Bhedana* immer weiter zu erhöhen. Durch langes Üben, unterstützt durch die Beherrschung der *Bandhas*, verlangsamt der/die Übende die

---

[561] Jnana Yoga ist der Yoga der Erkenntnis der Höchsten Wirklichkeit, die im *Brahma Sutra* verschlüsselt ist. Er wird in der Regel praktiziert, nachdem Raja Yoga gemeistert wurde.

[562] Laya Yoga ist der Yoga der Konzentration. Es ist ein alternativer Begriff zum Kundalini Yoga. Laya Yoga nutzt Hilfsmittel wie die Visualisierung der *Chakras*, das Aussprechen von *Mantras* und das Hören auf innere Klänge. In der Regel wird er praktiziert, nachdem man Hatha Yoga gemeistert hat und bevor man sich mit Raja Yoga beschäftigt. Man kann Laya Yoga auch als die oberste Stufe des Hatha Yoga und als die unterste Stufe des Raja Yoga betrachten. Die Grenzen sind eher fließend.

[563] *Gheranda Samhita* VII.5

Lebensfunktionen so weit, dass der Atem schließlich stillzustehen scheint.

Der zweite Weg nutzt die Schnellatmungsmethoden *Kapalabhati* und *Bhastrika*. Wenn sie lange genug praktiziert werden, reichern sie das Gehirn so sehr mit Sauerstoff an und verringern den Kohlendioxidgehalt, dass das Atemzentrum abschaltet und nicht nach dem nächsten Atemzug verlangt. Idealerweise werden alle oben genannten Methoden mit *Bandhas* und inneren und äußeren *Kumbhakas* kombiniert. Eine solche Praxis muss von einem erfahrenen Lehrer oder einer erfahrenen Lehrerin auf die Bedürfnisse des Einzelnen zugeschnitten werden und viele Faktoren berücksichtigen, wie zum Beispiel die Jahreszeit.

# Anhang

## PRANAYAMA ALS BESEITIGER VON HINDERNISSEN

In Sutra I.30 von Patanjalis *Yoga Sutra* listet der Weise die Hindernisse auf, die dem Yoga im Wege stehen: Krankheit, Starrheit, Zweifel, Faulheit, Sinnesverliebtheit, falsche Ansichten, das Scheitern, einen Zustand zu erreichen, und das Scheitern, ihn zu bewahren. Diese Hindernisse stehen in direktem Zusammenhang mit der Prana-Beschaffenheit von Körper und Geist. Das erste Hindernis, Krankheit, wird durch ein Ungleichgewicht der drei *Doshas*, *Vata*, *Pitta* und *Kapha*, verursacht. *Pranayama* ist die wichtigste Methode, um die *Doshas* wieder ins Gleichgewicht zu bringen. *Surya Bhedana Pranayama* wird eingesetzt, um ein erhöhtes *Vata* zu reduzieren, und *Ujjayi Kumbhaka*, um ein erhöhtes *Kapha* zu lindern, während *Shitali*, *Sitkari* und *Chandra Bhedana* eingesetzt werden, um überschüssiges *Pitta* abzubauen. Von allen yogischen Techniken ist *Pranayama* also diejenige, die aufgrund ihres direkten Einflusses auf die *Doshas* direkt zur Heilung von Krankheiten eingesetzt wird.

Das zweite Hindernis, die Starrheit, hängt mit zu viel *Prana* zusammen, das durch den solaren Energiekanal fließt, der mit dem rechten Nasenloch (Pingala) verbunden ist. Starrheit bedeutet, dass du nur deine eigene Wahrheit siehst und nicht in der Lage bist, andere Wahrheiten außerhalb deines Verständnisses zu akzeptieren, was eine solare Haltung ist. Im Allgemeinen ist *Nadi Shodhana* das *Pranayama*, um diesen Zustand zu korrigieren, aber wenn die solare Vorherrschaft stark und anhaltend ist, muss sie mit *Chandra Bhedana kumbhaka* angegangen werden, d.h. alle Einatmungen durch das linke Nasenloch und die Ausatmungen durch das rechte. Das verringert den Fundamentalismus und erhöht den Relativismus, d.h. die Bereitschaft, die Ansichten anderer zu akzeptieren.

Das dritte Hindernis, der Zweifel, ist das Spiegelbild des vorherigen, die Starre. Es bedeutet, dass zu viel *Prana* durch Ida, das linke Nasenloch, fließt. Das führt zu einer lunaren Haltung, d.h. man sieht in allem die Wahrheit, beginnt zu glauben, dass Wahrheit etwas Relatives ist und wird am Ende so gelähmt, dass man keine Entscheidung mehr treffen kann, was man tun soll. Dieses Hindernis wird durch *Surya Bhedana Pranayama* beseitigt, bei dem jede Einatmung durch das rechte Nasenloch und jede Ausatmung durch das linke gemacht wird. Das stärkt den Fundamentalismus, d.h. die Gewissheit über die eigenen Entscheidungen, und verringert den Relativismus.

Das vierte Hindernis, Faulheit, deutet auf ein Übermaß an *Tamas* im Geist und ein Übermaß an *Kapha* im Körper hin. *Kapha* im Körper wird durch *Ujjayi kumbhaka* reduziert, während *Kapalabhati* und *Bhastrika* das *Tamas* im Geist reduzieren. Die beiden letztgenannten Techniken werden eingesetzt, um *Agni*, den Zerstörer von *Tamas*, zu reinigen und zu schüren. Eine weitere Technik zur Reduzierung von *Tamas* im Geist sind äußere *Kumbhakas*, die das sympathische Nervensystem anregen. Außerdem kann die Länge der Einatmung erhöht werden, was *Rajas* fördert und *Tamas* reduziert.

Das fünfte Hindernis, die Sinnesverwöhnung, kann durch die Verstärkung von *Tamas* oder *Rajas* verursacht werden. Die Redewendung „wie ein Schwein im Dreck" zum Beispiel deutet auf eine durch *Tamas* verschlimmerte Sinneslust hin. Das Gleiche gilt für übermäßiges Essen aufgrund von Depressionen oder für die „Einkaufstherapie", d. h. die Bekämpfung von Depressionen durch Shopping. Andererseits ist der Dämonenkönig Ravana im *Ramayana* ein gutes Beispiel für Sinnesgenuss durch verstärktes *Rajas*. Um *Tamas* zu reduzieren, wende die unter dem vierten Hindernis beschriebene Kombination von *Kumbhakas* an, die alle die Leuchtkraft des Intellekts erhöhen werden. Die Verlängerung der Ausatmung bekämpft die durch *Rajas* hervorgerufene Sinnesverliebtheit. Zusätzlich wird *Chandra Bhedana Pranayama* geübt, bei dem alle Einatmungen durch das linke Nasenloch erfolgen. Dieses *Pranayama* macht einen sanftmütig und introvertiert. Auch *Kumbhakas* können eingesetzt werden, aber ob sie äußerlich oder innerlich sein sollten, muss von Fall zu Fall entschieden werden. Es ist auch hilfreich, Meditation hinzuzufügen.

Ein Hindernis namens „Falsche Ansichten" entsteht durch ein Ungleichgewicht von Ida und Pingala. In diesem Fall praktizierst du *Nadi Shodhana Pranayama*, um das Gleichgewicht herzustellen. In extremen Fällen kannst du entweder *Chandra Bhedana* oder *Surya Bhedana* anwenden, um dein spezielles Ungleichgewicht zu beseitigen.

Patanjalis letzte beiden Hindernisse sind „das Versagen, einen Zustand zu erreichen, und das Versagen, einen Zustand aufrechtzuerhalten". Das Scheitern, etwas zu erreichen, bedeutet, dass es an einer siegreichen Sonneneinstellung mangelt. Füge *Surya Bhedana* und *Ujjayi* hinzu. Es ist auch hilfreich, *Agni* durch *Kapalabhati* und

*Bhastrika* zu stärken. Das Scheitern, einen Zustand aufrechtzuerhalten, deutet auf einen Mangel an Versorgung hin. Etwas zu versorgen oder zu unterhalten ist eine nährende, aufbauende, mondähnliche Qualität. Wenn du einen Zustand erreicht hast, nutze *Chandra Bhedana*, um ihn aufrechtzuerhalten. Das Scheitern der Aufrechterhaltung kann auch durch ein Übermaß an *Pitta* und einen Mangel an *Kapha* verursacht werden; in diesem Fall werden *Shitali* und *Sitkari* eingesetzt. Die Aufrechterhaltung eines Zustands hängt auch mit dem „Durchhaltevermögen" zusammen. Die Erhöhung der Kumbhaka-Länge stärkt das Durchhaltevermögen.

# MÖGLICHE REIHENFOLGE DER PRANAYAMA-TECHNIKEN

Alle diese Schritte müssen von einer qualifizierten Lehrkraft gelernt werden.

Schritt 1
Lerne *Nauli*, *Kapalabhati* und *Neti* und praktiziere sie täglich.

Schritt 2
Lerne die verschiedenen Atemwellen.

Schritt 3
Übe den kompletten yogischen Atemzyklus.

Schritt 4
Lerne, den Atem mit *Ujjayi*
auf einen Atemzyklus pro Minute zu verlangsamen.

Schritt 5
Lerne *Nadi Shuddhi*, die Wechselatmung ohne *Kumbhaka*, und verlangsame den Atem auf einen Zyklus pro Minute.

Schritt 6
Lerne innere und äußere *Kumbhakas*, wobei alle *Bandhas* in *Ujjayi* integriert werden. Verlängere die Dauer deines Atemzyklus immer weiter.

Schritt 7
Integriere innere und dann äußere *Kumbhakas* in *Nadi Shodhana* (Wechselatmung).

Schritt 8
Lerne *Bhastrika* und integriere zuerst die inneren und dann die äußeren *Kumbhakas*.

Schritt 9
Lerne, *Nadi Shodhana* durch *Surya* und *Chandra Bhedana* zu ersetzen, je nach deinen Neigungen und der Jahreszeit, dem Klima und dem Ort. Ein Lehrer wird dich diagnostizieren müssen.

Schritt 10
Lerne die Anwendung von *Ujjayi Kumbhaka*, *Shitali* und *Sitkari*, je nachdem, ob du *Kapha* oder *Pitta* reduzieren musst. Verwende *Surya Bhedana*, um *Vata* zu reduzieren, und füge ein kühlendes *Pranayama* hinzu, um der erhitzenden Wirkung entgegenzuwirken.

## ABFOLGE DER YOGISCHEN PRAKTIKEN

Beginne mit *Nauli*, führe dann deine allgemeine Asana-Praxis durch gefolgt von *Asana-Mudras* wie *Tadaga Mudra*, *Viparita Karani Mudra* (Umkehrhaltungen) und *Yoga Mudra*. Übe dann *Kapalabhati* und *Nadi Shodhana*. Wenn du bereits zu *Bhastrika* fortgeschritten bist, übe es vor *Kapalabhati* und füge eventuell externe *Kumbhakas* hinzu. Danach übst du *Kundalini-Mudras* wie *Maha Mudra* und *Maha Vedha Mudra*. Schließe mit einer yogischen Meditation ab, die *Bandha*, *Mudra*, *Mantra* und *Chakra* umfasst.

## MÖGLICHE REIHENFOLGE DER PRANAYAMA-TECHNIKEN

Eine alternative Reihenfolge stellt die Meditation an den Anfang. Der Grund dafür ist, dass man am Ende einer so langen Übungseinheit vielleicht zu müde ist, um zu meditieren. Auch der erste Teil des frühen Morgens - *brahmi muhurta*, die göttliche Zeit - eignet sich gut für die Meditation.

## PRANAYAMA-PRAXIS UND LEBENSABSCHNITT (ASHRAMA)

T. Krishnamacharya sagte, dass in der alten Gesellschaft alle Mitglieder in den yogischen Praktiken bewandert waren. Obwohl es angesichts der Geschwindigkeit, mit der sich das moderne Leben entfaltet, schwierig erscheint, zu diesem Zustand zurückzukehren, werden in den folgenden Abschnitten Wege aufgezeigt, wie man Yoga in sein Leben integrieren kann, indem man die vedischen Kategorien von *ashrama* (Lebensabschnitt) betrachtet. Der Zweck dieser Informationen ist es, modernen Yogis die Möglichkeit zu geben, die vollständige Praxis des Yoga über ihr gesamtes Leben hinweg Stück für Stück einzufügen.

Die wichtigste quantitative Überlegung für *Pranayama* ist, wie wir es langsam in unser Leben integrieren können. Das *Yoga Rahasya* spricht von den Gliedern des Yoga, die für den *Ashrama* passend sind. Nach den Veden entfaltet sich das Leben in vier Stufen. Die erste Stufe, *brahmacharya*, nimmt ungefähr die ersten 25 Lebensjahre ein. Während dieser Zeit (*brahmacharya ashrama*) lernen und studieren wir alles, was wir für den Rest unseres Lebens brauchen. Das *Yoga Rahasya* empfiehlt, sich in dieser Phase auf die Asana-Praxis zu konzentrieren, die mit bestimmten *Mudras* wie *Maha Mudra* und *Tadaga Mudra* durchsetzt ist.

Die nächste Lebensphase ist laut den Veden der *Ashrama des Haushälters* (*Grihastha-Ashrama*). In dieser Phase heiraten wir in der Regel, gründen eine Familie und treten ins Berufsleben ein oder führen ein Unternehmen. Als grober Richtwert gilt, dass das *Grihastha Ashrama* vom Alter von 25 bis 50 dauert. Das *Yoga Rahasya* empfiehlt, in dieser Phase hauptsächlich *Pranayama* zu üben und dabei das Niveau der Asana-Praxis beizubehalten, das man beim Eintritt in den *Ashrama* hatte. Wenn du während der Haushälter-Phase täglich 30 Minuten *Pranayama* zu deiner Asana-Praxis hinzufügst, bist du gut auf die nächste Phase deines Lebens vorbereitet. Die Veden halten es für unklug, während der Haushälter-Phase die Aufmerksamkeit für deine Familie und deine beruflichen, kaufmännischen oder administrativen Dienste für die Gesellschaft zu verringern. Bitte beachte, dass die Veden nicht dazu raten, aus der Gesellschaft auszusteigen, um spirituelle Freiheit zu finden. Stattdessen akzeptierten sie, dass es vier menschliche Ziele (*purusharthas*) gibt: *artha* (Erwerb von Reichtum), *kama* (sexuelles Vergnügen), *dharma* (rechtes Handeln) und *moksha* (spirituelle Befreiung). Die Erfüllung aller vier Ziele sorgt für ein erfülltes Leben. Im Allgemeinen verschiebt sich der Fokus auf dem Weg durch die *Ashramas* von Ziel 1 zu Ziel 4, wobei *dharma* (rechtes Handeln) immer gilt, besonders wenn man *artha* (Reichtum) und *kama* (sexuelles Vergnügen) anstrebt.

Die Situation ändert sich etwas, wenn man in den *Vanaprastha-Ashrama* eintritt, der ungefähr vom 50. bis zum 75. Lebensjahr dauert. *Vanaprastha* bedeutet Waldbewohner und bezieht sich auf die Tatsache, dass man früher mit seinem Partner in den Wald zog und eine Hütte baute. Heute würden wir das als Lebenswandel oder Tapetenwechsel bezeichnen; der Begriff Empty-Nest-Syndrom bezieht sich auf die gleiche Lebensphase. Der *Vanaprastha* steht der Familie und der Gesellschaft immer noch beratend zur Verfügung, aber die Zeit für die Yogapraxis hat sich aufgrund der reduzierten beruflichen Pflichten und der Tatsache, dass die Kinder für sich selbst sorgen, deutlich erhöht. Der Schwerpunkt auf *Asanas* kann weniger werden, während sich die Zeit, in der man *Pranayama* übt, verdoppeln oder verdreifachen kann. Auch die Meditations- und Andachtsübungen nehmen hier einen großen Raum ein. Das Hauptaugenmerk des Vanaprastha-Lebensabschnitts liegt auf der Spiritualität und der Vorbereitung auf *Samadhi*.

Das letzte *Ashrama*, *Sannyasa* (Entsagung), dauert etwa vom 75. bis 100. Lebensjahr. An diesem Punkt gibt man alle materiellen Bindungen auf und konzentriert sich ausschließlich auf seine Praxis und den Dienst am Göttlichen. Wenn wir von extremen Formen der Pranayama-Praxis lesen, geschieht dies meist in dieser Lebensphase.

Die vedische Vorstellung von Yoga besagt, dass man sich in jungen Jahren nicht kopfüber in extreme Formen der Praxis stürzen, sondern seine Praxis langsam entwickeln sollte, während man die verschiedenen Lebensphasen durchläuft und seine Pflichten gegenüber Familie und Gesellschaft erfüllt. Diese Ansicht wird nicht nur im *Yoga Rahasya* vertreten, sondern zum Beispiel auch in yogischen Abhandlungen wie dem *Yoga Yajnavalkya* und der *Vasishta Samhita*.

# Bibliography

Adams, G.C., Jr (transl. & comm.), *Badarayana's Brahma Sutras*, Motilal Banarsidass, Delhi, 1993.

Aranya, H., Sw., *Yoga Philosophy of Patanjali with Bhasvati*, 4th enlarged edn, University of Calcutta, Kolkata, 2000.

Bernard, T., *Hatha Yoga*, Rider, London, 1950.

Bernard, T., *Heaven Lies Within Us*, Charles Scribner's Sons, New York,

Bhagwan Dev, A., *Pranayama, Kundalini & Hatha Yoga*, Diamond Books, New Delhi, 2008.

Briggs, G.W., *Goraknath and the Kanphata Yogis*, 1st Indian edn, Motilal Banarsidass, Delhi, 1938.

Carroll, J., *The Essential Jesus*, Scribe, Melbourne, 2007.

Chandra Vasu, R.B.S. (transl.), *The Gheranda Samhita*, Sri Satguru Publications, Delhi, 1986.

Chandra Vasu, R.B.S. (transl.), *The Siva Samhita*, Sri Satguru Publications, Delhi, 1984.

Desikachar, T.K.V., *Health, Healing & Beyond*, Aperture, New York, 1998.

Desikachar, T.K.V. (transl.), *Nathamuni's Yoga Rahasya*, Krishnamacharya Yoga Mandiram, Chennai, 1998.

Desikachar, T.K.V. (transl.), *Yoga Taravali*, Krishnamacharya Yoga Mandiram, Chennai, 2003.

Deussen, P. (ed.), *Sixty Upanisads of the Veda*, transl. V.M. Bedekar & G.B. Palsule, 2 vols, Motilal Banarsidass, Delhi, 1997.

Digambarji, Sw. (ed. & comm.), *Vasishta Samhita*, Kaivalyadhama, Lonavla, 1984.

Evans-Wentz, W.Y. (ed.), *The Tibetan Book of the Dead*, Oxford University Press, London, 1960.

Gambhirananda, Sw., *Bhagavad Gita with Commentary of Sankaracarya*, Advaita Ashrama, Kolkata, 1997.

Gambhirananda, Sw. (transl.), *Brahma Sutra Bhasya of Sri Sankaracarya*, Advaita Ashrama, Kolkata, 1965.

Ganguli, K.M. (transl.), *The Mahabharata*, 12 vols, Munshiram Manoharlal, New Delhi, 1998.

Gharote, Dr M.L., *Pranayama: The Science of Breath*, Lonavla Yoga Institute, Lonavla, 2003.

Gharote, Dr M.L., *Yogic Techniques*, Lonavla Yoga Institute, Lonavla, 2006.

Gharote, Dr M.L. (ed. & transl.), *Hathapradipika of Svatmarama* (10 chapters), Lonavla Yoga Institute, Lonavla, 2006.

Gharote, Dr M.L. et al. (eds & transl.), *Hatharatnavali of Srinivasayogi*, Lonavla Yoga Institute, Lonavla, 2009.

Gharote, Dr M.L. et al. (eds & transl.), *Hathatatvakaumudi of Sundaradeva*, Lonavla Yoga Institute, Lonavla, 2007.

Gharote, Dr M.L. et al. (eds & transl.), *Kumbhaka Paddhati of Raghuvira*, Lonavla Yoga Institute, Lonavla, 2010.

Gharote, Dr M.L. and Jha, V.K. (eds & transl.), *Yuktabhavadeva of Bhavadeva Mishra*, Lonavla Yoga Institute, Lonavla, 2002.

Gharote, Dr M.M. et al. (eds), *Therapeutic References in Traditional Yoga Texts*, Lonavla Yoga Institute, Lonavla, 2010.

Gharote, M.L. (transl.), *Brhadyajnavalkyasmrti*, Kaivalyadhama, Lonavla, 1982.

Goldman, R.P. (transl., ed. & comm.), *The Ramayana of Valmiki*, 7 vols, Motilal Banarsidass, Delhi, 2007.

Gosh, S. (transl., ed. & comm.), *The Original Yoga*, 2nd rev. edn, Munshiram Manoharlal, New Delhi, 1999.

Goswami, S.S., *Laya Yoga*, Inner Traditions, Rochester, 1999.

Gupta, R.S., *Pranayama: A Conscious Way of Breathing*, New Age Books, Delhi, 2000.

*Hatha Yoga Manjari of Sahajananda*, Kaivalyadhama, Lonavla, 2006.

*Holy Bible*, New King James Version, Thomas Nelson Publishers, London, 1982.

Iyengar, B.K.S., *Pranayama*, HarperCollins Publishers India, New Delhi, 1993.

Jois, K.P., *Yoga Mala*, Astanga Yoga Nilayama, Mysore, 1999.

Joshi, Dr K.S., *Yogic Pranayama*, Orient Paperbacks, Delhi, 1982.

Kaivalyadhama Yoga Institute, *Yoga Mimamsa* (research journal), Lonavla, 1924–2004.

Krishnamacharya, T., *Yoga Makaranda*, rev. English edn, Media Garuda, 2011. (The authenticity of the currently available editions of the Yoga Makaranda is disputed. There could well be interpolations by a later commentator.)

Kunjunni Raja, K., editor, *Hathayogapradipika of Swatmarama*, The Adyar Library and Research Centre, Madras, 1972.

Kuvalayananda, Sw., *Pranayama*, 7th edn, Kaivlayadhama, Lonavla, 1983.

Kuvalayananda, Sw. & Shukla, Dr S.A. (eds and transl.), *Goraksasatakam*, Kaivalyadhama, Lonavla, 2006.

Madhavananda, Sw. (transl.), *The Brhadaranyaka Upanisad*, Advaita Ashrama, Kolkata, 1997.

Maehle, G., *Ashtanga Yoga: Practice and Philosophy*, New World Library, Novato, 2007.

Maehle, G., *Ashtanga Yoga: The Intermediate Series*, Kaivalya Publications, Crabbes Creek, 2024.

Maheshananda, Sw. et al. (eds & transl.), *Jogapradipyaka of Jayatarama*, Kaivalyadhama, Lonavla, 2006.

Mallinson, J., *The Gheranda Samhita*, Yoga Vidya, Woodstock, 2004.

Mohan, A.G., *Krishnamacharya: His Life and Teachings*, Shambala, Boston & London, 2010.

Mohan, A.G. (transl.), *Yoga-Yajnavalkya*, Ganesh & Co, Madras.

Mohan, A.G., *Yoga for Body, Breath, and Mind*, Shambala, Boston & London, 2002.

Muktibodhananda, Sw., *Swara Yoga*, Yoga Publication Trust, Munger, 1984.

Muktibodhananda, Sw. (transl. & comm.), *Hatha Yoga Pradipika*, 2nd edn, Yoga Publications Trust, Munger, 1993.

Muller, M. (ed.), *The Sacred Books of the East*, 50 vols, Motilal Banarsidass, Delhi, 1965.

Nikhilananda, Sw. (transl.), *The Gospel of Ramakrishna*, Ramakrishna Math, Madras, 1942.

Niranjanananda, Sw., *Prana and Pranayama*, Yoga Publications Trust, Munger, 2009.

Niranjanananda, Sw., *Yoga Darshan*, Sri Panchadashnam Paramahamsa Alakh Bara, Deoghar, 1993.

Radhakrishnan, S. (ed.), *The Principal Upanisads*, HarperCollins Publishers India, New Delhi, 1994.

Radhakrishnan, S. (transl. & comm.), *The Bhagavad Gita*, HarperCollins Publishers India, New Delhi, 2002.

Rama, Sw., *Path of Fire and Light*, vol. 1, Himalayan Institute Press, Honesdale, 1988.

Ramaswami, S., *Yoga for the Three Stages of Life*, Inner Traditions, Rochester, 2000.

Ramdev, Sw., *Pranayama*, Divya Yog Mandir Trust, Hardwar, 2007.

Ramdev, Sw., *Pranayama Rahasya*, Divya Yog Mandir Trust, Hardwar, 2009.

Rosen, R., *The Yoga of Breath*, Shambala Publications, Boston, 2002.

Rosen, R., *Pranayama: Beyond the Fundamentals*, Shambala Publications, Boston, 2006.

Satyadharma, Sw., *Yoga Chudamani Upanishad*, Yoga Publications Trust, Munger, 2003.

Satyananda Saraswati, Sw., *Moola Bandha*, 2nd edn, Bihar School of Yoga, Munger, 1996.

Satyananda, Sw., *A Systematic Course in the Ancient Tantric Techniques of Yoga and Kriya*, Yoga Publications Trust, Munger, 1981.

Satyananda, Sw., *Asana, Pranayama, Mudra and Bandha*, Yoga Publications Trust, Munger, 1969.

Shrikrishna, *Essence of Pranayama*, 2nd edn, Kaivalyadhama, Lonavla, 1996.

Sinh, P. (transl.), *The Hatha Yoga Pradipika*, Sri Satguru Publications, Delhi, 1915.

Sivananda, Sw., *The Science of Pranayama*, BN Publishing, 2008.

Tiwari, O.P., *Concept of Kundalini*, DVD, Kaivalyadhama, Lonavla.

Tiwari, O.P., *Kriyas and Pranayama*, DVD, Kaivalyadhama, Lonavla.

Van Lysebeth, A., *Die Grosse Kraft des Atems*, O.W. Barth, Bern, 1972.

Woodroffe, J., *The Serpent Power*, Ganesh & Co., Madras, 1995.

Yogeshwaranand, P., *First Steps to Higher Yoga*, Yoga Niketan Trust,

# Informationen zum Autor

Gregor begann Ende der 1970er Jahre mit *Raja* Yoga und fügte in den frühen 1980er Jahren *Hatha* Yoga hinzu. Kurz darauf begann er, jedes Jahr nach Indien zu reisen, wo er von verschiedenen yogischen und tantrischen Meistern, traditionellen indischen *Sadhus* und Asketen lernte. Er lebte viele Jahre als Einsiedler, studierte Sanskrit und yogische Schriften und praktizierte yogische Techniken.

Gregors Lehrbuchreihe, bestehend aus *Ashtanga Yoga: Praxis und Philosophie, Ashtanga Yoga: Die Weiterführende-Reihe, Pranayama: Der Atem des Yoga, Yoga Meditation: Durch Mantra, Chakras und Kundalini zur spirituellen Freiheit, Samadhi: Die große Freiheit, Wie du die göttliche Bestimmung deines Lebens findest, Chakras, Drogen und Evolution, Mudras: Seals of Yoga* und *Bhakti The Yoga of Love*, hat sich weltweit über 150.000 Mal verkauft und wurde in verschiedene Sprachen übersetzt. Seine Blogartikel findest du unter www.chintamaniyoga.com.

Heute integriert Gregor alle Aspekte des Yoga in seinen Unterricht, ganz im Sinne von Patanjali und T. Krishnamacharya. Sein ausgeprägter Sinn für Humor, seine vielfältigen persönlichen Erfahrungen, sein umfangreiches und tiefgehendes Wissen über Schriften, indische Philosophien und yogische Techniken machen Gregors Lehren für seine Schüler/innen leicht anwendbar, relevant und zugänglich. Er bietet weltweit Workshops, Retreats und Lehrerausbildungen an.

**Kontaktiere Gregor über:**
www.chintamaniyoga.com
www.8limbs.com
https://www.facebook.com/gregor.maehle.

www.ingramcontent.com/pod-product-compliance
Lightning Source LLC
Chambersburg PA
CBHW032122160426
43197CB00008B/482